# Mamo, chcę KUPĘ!

Jamie Glowacki

# Mamo, chcę KUPĘ!

## Jak skutecznie nauczyć malucha robić siku i kupę **tam gdzie trzeba**

Tytuł oryginału:
*Oh Crap! Potty Training: Everything Modern Parents Need to Know to Do It Once and Do It Right*

Przełożył: Bartłomiej Kotarski
Redaktor prowadzący: Małgorzata Święcicka
Redakcja: Monika Pruska
Korekta: Irena Piecha
Projekt okładki: designpartners.pl
Zdjęcie na okładce: © redPanda (Depositphotos.com)
DTP: Maciej Grycz



Wydanie II
Białystok 2020
ISBN 978-83-66520-87-5



WYDAWNICTWO
KOBIECE

www.wydawnictwokobiece.pl

Wydawnictwo Kobiece
E-mail: redakcja@wydawnictwokobiece.pl
Pełna oferta wydawnictwa jest dostępna na stronie
www.wydawnictwokobiece.pl

# SPIS TREŚCI

# WSTĘP

Witam was w książce *Mamo, chcę kupę!*. Jest to kompleksowy poradnik, dzięki któremu wasze dziecko nauczy się załatwiać swoje potrzeby fizjologiczne na nocniku lub sedesie. Mam na imię Jamie i będę waszą przewodniczką podczas tej niezwykłej wyprawy. Co? Niezwykłej? Tak, dobrze przeczytaliście. Na początku naszego szkolenia musicie uświadomić sobie, jak istotny jest to krok. Nauka chodzenia, mówienia, czytania, zawiązywania butów czy jazdy na rowerze to wspaniałe chwile, na które rodzice czekają z niecierpliwością. Natomiast uczenie dziecka korzystania z nocnika napawa nas lękiem, choć nie powinno. Odkryłam, że nauka ta jest doskonałym wglądem w sposób, w jaki dzieci się uczą. Każde dziecko przyswaja informacje w inny sposób, a my możemy to obserwować i dowiedzieć się, jak wyglądają metody i krzywa uczenia się naszych pociech.

Jeżeli mnie nie znacie, możecie zapoznać się z moją biografią na stronie internetowej: www.jamieglowacki.com. Pomimo dziesięciu lat doświadczenia w uczeniu dzieci korzystania z nocnika moja kariera na dobre rozpoczęła się w 2011 roku, gdy zaczęłam pracować z wieloma osobami jednocześnie, co pozwoliło mi zaobserwować nowe trendy, problemy i metody wychowawcze. Wówczas odkryłam też, że nie ma jednego sposobu przyuczania do korzystania z nocnika. Wszystkie podejścia mają pewne elementy wspólne (np. aby nauczyć dziecko korzystania z nocnika, musimy pozbyć się pieluch), ale też każde dziecko jest inne i inaczej reaguje na poszczególne metody. W tej książce pokażę wam najmniej bolesny sposób na odstawienie pieluch, a co ważniejsze – udzielę odpowiedzi na pytania, które mogą pojawić się później. W gruncie rzeczy chodzi o to, że dzieci w odmienny sposób reagują na brak pieluchy – i tego właśnie wszyscy się obawiają. Wkrótce dojdziemy do szczegółów, ale najpierw pora obalić kilka mitów i przygotować was psychicznie do tego procesu. Później opowiem wam, jak wyglądają pierwsze dni uczenia dziecka korzystania z nocnika, a na końcu przejdziemy do pytań.

Mój sposób określałam kiedyś jako plan trzydniowy. Nie bez powodu w Internecie znajdziecie miliony „trzydniowych metod przyuczania do nocnika". Większość dzieci potrzebuje właśnie tyle czasu, by przyzwyczaić się do istotnej zmiany, jaką jest odstawienie pieluch. Wasze dziecko jest jednak niepowtarzalne, tak jak niepowtarzalny jest związek, jaki was z nim łączy. Dziecko ma swoją krzywą uczenia się, a rodzice angażują się w nią emocjonalnie. Jednym z powodów, dla których potrafię nauczyć każdego malucha korzystania z nocnika w zaledwie trzy dni, jest fakt, że nie jestem w to zaangażowana emocjonalnie. To nie jest *moje* dziecko. Rodziców zaś łączy z nim wspaniała, silna więź, co jest zarówno zaletą, jak i wadą. Owszem, po drodze mogą pojawić się różnego rodzaju przeszkody. W ciągu ostatnich lat zauważyłam, że niektórzy rodzice przywiązują nadmierną wagę do trzydniowych ram czasowych tej metody. Z tego powodu rodzi się niepotrzebna presja, której powinniśmy za wszelką cenę unikać podczas takiego szkolenia. Presja potrafi bowiem zniszczyć cały proces.

Warto dodać, że chociaż wiemy, jak bardzo nasze dzieci różnią się od siebie, jednak media wciąż wmawiają nam istnienie jakiejś uniwersalnej metody nauki korzystania z nocnika, która skutkuje w każdym przypadku. To niemożliwe. Jakim cudem jedna metoda miałaby zadziałać na wszystkich ludzi? Nie wydaje wam się to nieco dziwne?

W większości przypadków nauka trwa od trzech do siedmiu dni. Jednym dzieciom zajmuje to dłużej, a innym krócej - i nie dowiemy się, z jakim dzieckiem mamy do czynienia, zanim nie spróbujemy. Jednak niezależnie od czasu trwania tego procesu - wszystko, co się podczas niego wydarzy, jest zupełnie normalne. Przypomina to naukę czytania. Niektóre dzieci uczą się szybko i niemal intuicyjnie, a inne o wiele dłużej składają poszczególne litery w słowa (ten drugi przypadek jest swoją drogą powszechniejszy). Pokażę wam, w jaki sposób śledzić postępy, ponieważ właśnie to jest najważniejsze. Chodzi o postęp, nie o perfekcję. Świadomość waszego dziecka musi się stopniowo zmieniać z fazy „nie mam pojęcia, co się dzieje", poprzez „zrobiłem siusiu", a następnie „właśnie robię siusiu", aż do „chcę siusiu". To wszystko. Każdy z tych etapów trwa około jednego dnia. Niektóre dzieci bez problemu przechodzą przez jeden etap, a nieco dłużej zatrzymują się na innych. Nie dowiecie się, jak będzie w waszym przypadku, dopóki nie zaczniecie.

Musicie przyjąć założenie, że nic nie ma charakteru prawdy absolutnej. Mamy bowiem do czynienia z małymi ludźmi. Ich mózgi nie są jeszcze do końca rozwinięte, jednak ci mali ludzie po swojemu *myślą* i mają już swoją osobowość. Podchodzę z pasją do kwestii przyuczania do korzystania z nocnika, ponieważ widzę mnóstwo różnic pomiędzy dziećmi. Z tego właśnie powodu podczas szkolenia zawsze musicie mieć na uwadze osobowość waszej pociechy.

Pracujemy z żywym człowiekiem. Ale ja nie mam magicznej różdżki. To wy ją macie. Jestem ekspertem w dziedzinie przyuczania dzieci do korzystania z nocnika, ale to wy jesteście ekspertami od swoich dzieci. Jeżeli napiszę coś, co wyda wam się nieprawdą, po prostu to zignorujcie. Nie mam tendencji do kwestionowania własnych opinii, ale lubię się mylić.

Zanim zaczniemy, muszę wspomnieć o kilku sprawach. W tej książce zawarłam wiele artykułów pochodzących z mojego bloga. Zachęcam was do jego subskrypcji. Codziennie uczę się czegoś nowego od moich klientów i często aktualizuję zawarte na blogu informacje. Ludzie mówią mi nawet, że jestem zabawna.

Polecam wam doczytanie niniejszej książki przynajmniej do rozdziału piątego, zatytułowanego *Jak pozbyć się pieluch?* Starałam się, by wszelkie instrukcje były jak najprostsze, ponieważ niektórzy szybko przechodzą przez cały proces, nie kwestionując ani słowa. Reszta książki jest poświęcona wszystkiemu (naprawdę wszystkiemu), co wiem o przyuczaniu dziecka do nocnika. Znajdziecie tu skarbnicę potencjalnych problemów i ich rozwiązań. Być może uznacie, że to przyjemna lektura, ale nie powinniście przejmować się kwestiami, które akurat was nie dotyczą.

W książce znajdziecie wiele prawdziwych sytuacji, z jakimi zetknęłam się podczas pracy z klientami. Chcąc uszanować ich prywatność, zmieniłam ich imiona, a ponadto połączyłam ze sobą kilka opowieści, by całość była bardziej zwięzła.

Często używam wulgaryzmów, sporo we mnie sarkazmu, a moje poczucie humoru bywa określane jako „chore". Nie jest to bynajmniej z mojej strony oznaka braku szacunku. Zarabiam na życie, rozmawiając o kupkach, czasem więc należy mi się trochę mniej powagi. Nie chcę nikogo obrażać i z pewnością nie lekceważę tego, co robię, ale wierzcie mi, nieraz żadne słowo nie pasuje tak dobrze do określenia sytuacji, jak „k***a".

Bardzo się cieszę, że zdecydowaliście się na moją pomoc. Jesteście gotowi na toaletowy trening?

ROZDZIAŁ 1

# NA POCZĄTKU...

Po pierwsze przyznaję, że lubię słowo „kupa", ale w wypadku własnych dzieci zazwyczaj mówię „siusiu" i „kupka". Właśnie takich słów będę używać w tej książce. Wydaje mi się, że są dość powszechne i odpowiednie. Jeżeli nie chcecie, nie musicie jednak ich używać. Sami zadecydujcie o słownictwie, jakie będzie stosowane w waszym domu. Nieważne, jak określacie czynności fizjologiczne – ważne, by zachować przy tym konsekwencję.

W książce często będę omawiać temat wysyłania sprzecznych sygnałów. Robimy to niejednokrotnie, ucząc dzieci korzystać z nocnika, i wydaje mi się, że to właśnie jeden z powodów, dla których jest to tak męczący proces. Słowa, których używamy, to tylko jeden z przykładów. Nieważne, czy mówicie „kupka", „kupa", „sisi", „mocz", „siuśki", „kaka", „fufu", czy cokolwiek innego. Bądźcie w tym jednak konsekwentni. Pamiętajcie, że słowo to będzie przez wasze dziecko *bardzo głośno* wypowiadane w kościele, w bibliotece albo w sklepie. Musicie zatem wybrać wyraz, którego dźwięk nie będzie was denerwował. Pracowałam z rodzicami, którzy w domu mówią „kaka", a w miejscach publicznych wspominają o „ubikacji". Umysł dziecka nie działa w ten sposób. Nie należy wprowadzać dezorientacji.

Wiem też, że nie wszyscy rodzice akceptują samo określenie „przyuczanie do nocnika". Słyszałam, że kojarzy się to bardziej z tresurą zwierząt niż z uczeniem dzieci. Na potrzeby niniejszej książki załóżmy więc, że słowa „przyuczanie" i „szkolenie" to synonimy. Przecież nawet jako dorośli szkolimy się bądź przyuczamy do zawodu przed podjęciem nowej pracy. Uczymy się od kogoś, kto jest już przeszkolony. Czy podczas pierwszego dnia w pracy szef czeka, aż będziecie gotowi? Gotowi na co? Czy jeżeli popełnicie błąd, szef wścieka się na was i zwalnia was z pracy? Nie. Zazwyczaj dowiadujemy się, czego się od nas wymaga i pokazuje się nam, jak to zrobić. Gdy popełniamy błędy, nasi przełożeni informują nas o tym, co zrobiliśmy źle, i uczą, jak robić to poprawnie. Po jakimś czasie szef będzie oczekiwał od nas opanowania nowych obowiązków. W taki sam sposób przebiega przyuczanie do korzystania z nocnika.

Lubię porównywać naukę siadania na nocnik z nauką chodzenia. Zawsze fascynowało mnie to, jak dzieci uczą się chodzić. Przecież tak naprawdę o wiele szybciej przemieszczają się na czworakach. Po co więc uczyć się nowego sposobu? Ponieważ chodzenie w pozycji wyprostowanej jest dla nas czymś naturalnym. Naturalne jest też załatwianie potrzeb fizjologicznych w przeznaczonym do tego miejscu. Nawet kultury niekorzystające z instalacji wodno-kanalizacyjnych robią to w przeznaczonych do tego miejscach.

Przypomnijcie sobie, jak wasze dziecko uczyło się chodzić. Z pewnością stale pilnowaliście, by nie rozbiło sobie o coś głowy. Umieszczaliście je między swoimi nogami, trzymaliście za ręce i pomagaliście mu zrobić pierwsze kroki. Zachęcaliście je i zasypywaliście pocałunkami. Nowo nabytą umiejętnością chwaliliście się przed wszystkimi gośćmi. Gdy dziecko upadło i zaczynało płakać, podnosiliście je, otrzepywaliście z kurzu i zachęcaliście do dalszych prób. Czy w zamian za naukę chodzenia dawaliście dziecku naklejki lub słodycze? Prosiliście je milion razy dziennie i nieustannie pytaliście, czy nie chce pochodzić? Czy wpadaliście w panikę? Czy konsultowaliście się ze wszystkimi znajomymi i nieustannie badaliście ten temat? Prawdopodobnie nie. Wiedzieliście, że dziecko powinno zacząć chodzić w wieku około 12 miesięcy. Być może kupiliście chodzik, by nieco mu w tym pomóc. Na pewno bylibyście zaniepokojeni, gdyby dziecko po ukończeniu osiemnastu miesięcy wciąż nie umiało chodzić. Krótko mówiąc, zapewne pomogliście swojemu dziecku w nauce chodzenia, opierając się na rodzicielskiej intuicji.

Najlepiej zastosować to samo podejście przy nauce korzystania z toalety.

Dziwi mnie przekonanie niektórych rodziców, że ich pociecha sama z siebie się tego nauczy. Dlaczego miałoby się tak stać? Być może faktycznie dzieci wiedzą, że czeka ich to w przyszłości, ale czeka ich też prowadzenie pojazdów. Wydalanie to pierwotna potrzeba, ale nauka załatwiania jej w konkretnych miejscach ma charakter społeczny i tak właśnie należy jej uczyć.

Chciałabym przypomnieć rodzicom, że dzieci nie wiedzą, na czym polega przyuczanie do nocnika. Interesuje je tylko własna wygoda i bezpieczeństwo, jakie zapewnia pielucha. Jest to dla nich niezbadane terytorium. Odkąd opuściły matczyne łono, znały tylko wygodne pieluchy. To prawda: niektórym dzieciom zakłada się pieluchę, zanim jeszcze przystawi się je do piersi! To dla nich największy symbol bezpieczeństwa. Musicie o tym pamiętać, zwłaszcza wtedy, gdy napotkacie opór. Brak pieluchy może być dla dziecka czymś dziwnym, niewygodnym i niebezpiecznym. To wy musicie pomóc mu przejść przez ten nieznany etap. Wy przecież wiecie już, jak korzystać z toalety. Mam przynajmniej taką nadzieję.

Przejdźmy do sedna. Najważniejsze pytanie brzmi: „W czym tkwi sekret nauki korzystania z toalety?". Chcecie się dowiedzieć? Więc uwaga: zapamiętajcie to sobie. Jesteście gotowi?

NAJWAŻNIEJSI JESTEŚCIE WY.

Pozwólcie, że powtórzę. Wy, wy, wy, wy, wy, WY.

To wy jesteście rodzicami. To wy zapewniacie dziecku bezpieczeństwo i wyznaczacie mu granice. To wy jesteście nauczycielami. To dzięki wam czuje się ono kochane i może bezpiecznie się rozwijać. Powtarzam – to wy wyznaczacie granice. Waszym zadaniem jest pomóc dziecku w jak najlepszym wykorzystaniu jego potencjału i to wy wpajacie mu godność oraz szacunek do samego siebie.

Chodzi jednak nie tyle o was, co o wasze zaangażowanie. To bardzo ważne. Uczenie dziecka, jak i kiedy ma siadać na nocniku, to nie fizyka kwantowa. Mogę wam tłumaczyć, co macie robić, aż zsinieję, ale jeżeli nie będziecie zaangażowani, nic z tego nie wyjdzie.

Mówiąc „zaangażowanie", mam na myśli konsekwencję w działaniu. To właśnie umiejętność, którą będziecie się starać przekazać waszemu dziecku. Ludzie uczą się przez powtarzanie. Podkreślam: ludzie uczą się przez powtarzanie.

Nawet dorosłym zdarza się zapomnieć jakiejś umiejętności tylko dlatego, że nie wykonywali jej regularnie. Można podać wiele przykładów. Sama przez lata próbowałam nauczyć się szydełkowania. Zaczynałam, a później, nie ćwicząc wystarczająco często, zapominałam, jak to się robi. Za każdym razem musiałam uczyć się od nowa. I przy każdym kolejnym podejściu było mi nieco łatwiej, ale poprawa nie była znacząca. Podobnie jest z grą na instrumentach. Najważniejsze są regularne ćwiczenia. Mało kto robi postępy, grając raz na jakiś czas. Pomyślcie o swojej pracy. Umiejętności, które obecnie są waszą drugą naturą, kiedyś wymagały wielu przemyśleń i koncentracji. Po kilku lub kilkunastu powtórzeniach umiejętności są po prostu przyswajane.

Ucząc dziecko, jak korzystać z nocnika, musicie być konsekwentni i stanowczy. Pisząc „stanowczy", mam na myśli wykonywanie planu „bez zastanowienia", a nie agresję czy natarczywość. Słowo to jest dziś dość kontrowersyjnym terminem w odniesieniu do wychowywania dzieci. Bardzo wielu moich klientów boi się stanowczości. Jednak zdecydowanie i traktowanie spraw serio to bardzo dobre podejście i wcale nie musi kojarzyć się źle. Wielu współczesnych rodziców obawia się przyjąć rolę autorytetu w swoim domu. Zazwyczaj dzieje się tak dlatego, że ich rodzice byli nadmiernie autorytarni (despotyczni) i odcisnęło to na nich piętno oraz/lub wywołało konieczność podjęcia terapii. Istnieje jednak złoty środek. Wasze dziecko potrzebuje was jako autorytetu i chce, byście rządzili w domu. Brak granic to niekontrolowany bieg przez życie. Nie bójcie się więc asertywności i stanowczości. Raz jeszcze podkreślam, że nie chodzi o agresję czy napastliwość. W dalszej części książki wielokrotnie będziemy do tego wracać.

To dzięki waszej konsekwencji w działaniu dziecko będzie się uczyło bez wysiłku. Ile razy śpiewaliście piosenkę o alfabecie, zanim wasze dziecko zaczęło robić to samo? A może oczekiwaliście, że zaśpiewacie ją kilka razy co kilka tygodni, a później wasza pociecha odśpiewa piosenkę swojej babci? Nie wiem, jak było w waszym przypadku, ale ja musiałam powtarzać ją dwadzieścia razy na godzinę, raz za razem. Pamiętajcie jednak, że dzieci uwielbiają konsekwentność. Wszystkie dzieci, nawet te żądne przygód, kochają rutynę. Wciąż musimy czytać im te same bajki, śpiewać te same piosenki i budować te same budowle z klocków. Dlaczego? Ponieważ powtarzalność daje dziecku poczucie bezpieczeństwa. Wie, czego może się spodziewać, więc czuje się przygotowane. Rutyny potrzebują zwłaszcza energiczne dzieci.

To zadziwiające, że spodziewamy się opanowania przez dziecko trudnej umiejętności załatwiania potrzeb fizjologicznych do nocnika bez zachowywania ze swojej strony stanowczości i wytrwałości. Przykładami tego są sytuacje, w których raz sadzamy dziecko na nocniku, a innym razem zakładamy mu pieluszkę, albo czasem oczekujemy, by sygnalizowało swoje potrzeby fizjologiczne, a czasem tego nie wymagamy. Jest to ciągłe dawanie i odbieranie odpowiedzialności, nic więc dziwnego, że utrudnia to proces przyuczania. Czy nie wydaje wam się to logiczne? Często słyszę od rodziców:

„Póki co się tym nie przejmujemy",

„Poczekamy, aż dziecko będzie gotowe",

„Na razie podchodzimy do tego swobodnie".

## „Póki co się tym nie przejmujemy"

Mówiąc tak, rodzice sygnalizują, że nie przywiązują wagi do tego problemu, że nie jest on dla nich ważny. Rozumiem to. Trzeba być wobec siebie szczerym. Jeżeli nie jest to priorytetem dla was, na pewno nie będzie też ważne dla waszego dziecka. Na prowadzonych zajęciach o tej tematyce poświęciłam temu aspektowi sporo uwagi. Często rodzice boją się zaangażować, ponieważ nie wiedzą, co robić, i boją się porażki.

Jeszcze częściej myślą sobie: „Ech... nie wydaje nam się, że to istotne", „Zajmujemy się czym innym", lub „Po co ten pośpiech? W końcu się nauczy. Przecież nie pójdzie do szkoły w pieluchach". To prawda – do takiej sytuacji raczej nie dojdzie. Wielokrotnie jednak zetknęłam się z klientami, którzy musieli opóźnić wysłanie dziecka do przedszkola, ponieważ nie umiało ono korzystać z nocnika. W ubiegłym wrześniu spotkałam dwie pary, które skarżyły się, że ich dzieci wypisano z przedszkola, ponieważ nie były odpowiednio przygotowane do korzystania z nocnika. Tak więc faktycznie być może teraz nie jest to aż tak ważne, ale czas mija szybciej, niż wam się wydaje. Będę to powtarzać w kółko: im dłużej zwlekacie, tym będzie wam trudniej.

Kolejną przyczyną podejścia typu „nie obchodzi nas to" są ważne obowiązki, które nie pozwalają nam poświęcić nauce korzystania z toalety należytej uwagi. To zupełnie zrozumiałe, pod warunkiem że w końcu uda wam się znaleźć czas. Pamiętam, jak napisała do mnie pewna mama. Wraz z mężem była na stażu lekarskim i spodziewała się drugiego dziecka. Kobieta uznała, że ten etap jej życia nie sprzyja przyuczaniu pierwszej latorośli do nocnika. Odpisałam jej: „Jeszcze długo z pewnością nic w tej kwestii nie ulegnie zmianie". To prawda, że przeprowadzka czy podróż nie są najodpowiedniejszymi momentami na takie rzeczy. Ale jeżeli wasz tryb życia jest wypełniony obowiązkami, tak czy inaczej będziecie musieli ostatecznie znaleźć trochę czasu.

Nie będę was okłamywać. Proces przyuczania dziecka do korzystania z nocnika będzie od was wymagał uwagi i skupienia. Przez co najmniej tydzień będziecie myśleć wyłącznie o tym zadaniu. Dziecko jednak poradzi z tym sobie (a przynajmniej powinno) bez wysiłku.

Czy uważam, że to zadanie powinno mieć dla was wysoki priorytet, niezależnie od tego, co dzieje się w waszym życiu? Zdecydowanie tak właśnie twierdzę. Oto powody:

- **Środowisko.** Do wyprodukowania jednorazowych pieluch, które dziecko zużywa w ciągu jednego roku, potrzeba dwóch dużych drzew. Jeżeli przemnożymy to przez liczbę dzieci, otrzymamy przerażający wynik. Nie ma potrzeby, by przedłużać okres korzystania z pieluch. Nawet jeśli używacie wyłącznie pieluch z tkaniny (co zdarza się coraz rzadziej), wciąż zużywacie cenne surowce, takie jak woda do produkcji bawełny czy prania pieluch.

- **Miejsce na wysypiskach.** Szacuje się, że okres biodegradacji pieluch jednorazowych wynosi 250–500 lat. Na naszych wysypiskach jest ich coraz więcej. Co gorsza, bardzo mało ludzi pozbywa się kupki w ubikacji, zanim wyrzuci pieluchę do kosza. Zapewne nawet nie wiedzieliście, że należy tak robić? Tworzy to kolejny problem w postaci odpadów ściekowych na wysypiskach.

- **Godność waszego dziecka.** Powtarzam to do znudzenia. Wszyscy wiemy, jak mądre jest wasze dziecko. Czy naprawdę zasługuje na to, by wypróżniać się w pieluchy i siedzieć we własnych odchodach? Dobrze się nad tym zastanówcie. Pomyślcie, na jakim etapie rozwoju jest wasza pociecha i jak bardzo jest to poniżające. Często słyszę rodziców zapewniających, że dbają o poczucie własnej wartości swojego dziecka. Samoocena bierze się z opanowywania pewnych umiejętności i zdobywania szacunku do samego siebie. Przyzwyczajenie dziecka do korzystania z nocnika to sposób, w jaki możecie sprawić, by poczuło ono, ile jest warte.

## „Poczekamy, aż dziecko będzie gotowe"

O rany. To jeden z najczęstszych tekstów, jakie słyszę od rodziców opóźniających naukę siadania na nocniku. Wydaje mi się, że ten argument wywołuje najwięcej dramatów związanych z tą nauką. Nie ma on najmniejszego sensu. Po pierwsze – chcę zwrócić waszą uwagę na pewien aspekt dzieciństwa. W jakich innych obszarach życia i rozwoju dziecka czekacie, aż będzie ono gotowe? Czy czekacie, aż dziecko będzie gotowe, by pójść do łóżka? (Mam nadzieję, że nie. To temat na oddzielną książkę). A może czekacie, aż dziecko będzie gotowe, by bawić się nożami? Jeżeli macie do załatwienia jakąś ważną sprawę, czy czekacie, aż dziecko będzie gotowe do wyjścia z domu? A może dziecko nie jest gotowe, by wsiąść do samochodu? Czy w takiej sytuacji odjeżdżacie bez niego?

Trochę przesadzam, ale staram się uświadomić wam, że są rzeczy, których z maluchami nie negocjujemy. Nie pozwalamy im decydować o wielu rzeczach, ponieważ ich mózgi nie są jeszcze w pełni rozwinięte. Stale podejmujemy za nie decyzje, dla ich dobra, dla dobra ich rozwoju emocjonalnego oraz dla ich bezpieczeństwa. Są to kwestie niepodlegające dyskusji, gdyż jesteśmy bardziej doświadczeni i rozumiemy niektóre rzeczy lepiej niż dzieci.

Jedną z moich ulubionych książek na temat rodzicielstwa jest *Simplicity Parenting* Kima Johna Payne'a. Dzięki niej nauczyłam się, że (krótko mówiąc) dajemy dzieciom za dużo wyboru. Co więcej, oczekujemy, że będą one myśleć jak dorośli. Dzieci nie mają jeszcze w pełni rozwiniętych płatów czołowych, które są odpowiedzialne za ocenę sytuacji. Dlatego nie możemy dawać im nieograniczonego wyboru. Jeżeli tak zrobimy, ich decyzje na dłuższą metę nie będą właściwe. Wymagając od nich racjonalnego myślenia, staramy się przyspieszyć ich dorastanie, co nie ma większego sensu. Wydaje mi się, że „czekanie, aż dziecko będzie gotowe" jest typowym przykładem dawania dziecku zbyt dużej swobody.

Z doświadczenia wiem, że takie czekanie prowadzi zazwyczaj do katastrof. Jeżeli nie żyjecie w jaskini, z pewnością słyszeliście, że dziecko zwykle bywa „gotowe", gdy ma trzy lata. To nieprawda. Wtedy jest już za późno. Gdy dziecko skończy trzeci rok życia, zaczyna przejawiać cechy indywidualne – uświadamia sobie, że jest odrębną osobą, ma wolną wolę i może samodzielnie dokonywać wyborów. Hmmm. Zastanówcie się, co się stanie, kiedy postanowi, że nie chce mieć do czynienia z nocnikiem, bo pieluszka mu odpowiada?

Powiem wam, co się stanie: czeka was katastrofa i wieczne dramaty. Bardzo trudno jest przyuczyć trzylatka do korzystania z toalety. Ma on już swoją wolę i wie, jak ją wykorzystać.

Tak więc czekanie na gotowość malucha jest niedorzeczne. Będziecie musieli zaangażować się w naukę i skupić się na niej niezależnie od tego, czy wasza pociecha ma dwa, trzy czy sześć lat, ponieważ niezależnie od wieku dziecko będzie potrzebować waszej uwagi i pomocy. Proszę was, nie czekajcie, aż maluch skończy cztery lata – obniży to znacznie jego samoocenę. Jeżeli będziecie czekać tak długo, to prawdopodobnie powinniście zacząć oszczędzać pieniądze nie na studia, lecz na terapię.

Pozostaje jeszcze pytanie, co tak naprawdę znaczy „gotowe". Jeżeli czekacie na ten magiczny dzień, w którym dziecko nagle oświadczy, że pieluchy już mu nie odpowiadają i zacznie korzystać z ubikacji, to możecie marzyć dalej. Takie dziecko to fikcja. Może nie jest to nierealne, ale tego typu sytuacje zdarzają się niezwykle rzadko. Nieważne, co słyszeliście na temat innych dzieci. Matki, które twierdzą, że ich dziecko samo zaczęło korzystać z nocnika lub toalety, mogą według mnie nieco ubarwiać fakty. Wiem, że może to być dla was szokiem, ale niektóre matki bardzo lubią rywalizować z innymi. Podejrzewam, że trudności związane z przyzwyczajaniem dziecka do korzystania z nocnika przypominają nieco bóle porodowe: czas sprawia, że zapomina się o szczegółach.

Muszę przyznać, że jako osoba szkoląca rodziców, w jaki sposób oduczać dzieci od pieluch, najwięcej trudności miałam właśnie z podejściem typu „poczekamy, aż dziecko będzie gotowe". Walczę z tym tylko ze względu na dzieci. W swojej pracy stykam się z wieloma klientami i wiem, do czego prowadzi takie podejście - do katastrofy. W takich sytuacjach nawet sześciolatki proszą o pieluchy, by móc załatwić swoje potrzeby fizjologiczne. Moja przyjaciółka czytała na internetowym forum dla rodziców, że pewna matka, chcąc uniknąć ewentualnego „wypadku", założyła swojemu dziecku pieluchę, kiedy miało po raz pierwszy nocować u przyjaciół. Po powrocie do domu malec był zażenowany. „To wszystko twoja wina", usłyszała matka. Tak to wygląda. Mimo to inne matki na forum pocieszały ją: „Nie martw się, nauczy się, jak będzie gotowy". Boże! Może rzeczywiście niektóre dzieci pójdą na studia w pieluchach?

Wszystko sprowadza się do tego: niektóre dzieci same z siebie nigdy nie będą „gotowe". A oduczanie od pieluch starszego dziecka jest trudne. Podejrzewam też, że mięśnie odpowiedzialne za trzymanie oraz uwalnianie moczu i kału rozwijają się około drugiego roku życia. Jeżeli będziecie czekali dłużej, być może okaże się, że nawet mięśnie nie są do tego odpowiednio przygotowane. To moja teoria wysnuta na podstawie wiedzy o rozwoju mięśni oraz o tym, że wiele dzieci powyżej trzeciego roku życia zmaga się z nietrzymaniem moczu i stolca.

Znany pediatra dr T. Berry Brazelton zasłynął orędownictwem późnego oduczania od pieluch. Już od lat 60. XX w. zdecydowanie opowiadał się za opóźnianiem tego procesu i „czekaniem, aż dziecko będzie gotowe". Jak się później okazało, był on opłacany przez firmę Pampers. Pamiętajcie, że jednorazowe pieluchy to przemysł wart 450 miliardów dolarów rocznie, więc ktoś na pewno ma interes w tym, aby mieszać wam w głowach na ten temat.

Jeżeli chcecie poznać moją bezkompromisową ocenę (to znaczy, że co dwa zdania wtrącam słowo na „k"), możecie przeczytać artykuł „I'm Pissed and I'm Naming Names" („Jestem wkurzona i mówię po nazwiskach"), który zamieściłam na swoim blogu.

Zamiast nad gotowością powinniście zastanowić się nad zdolnością do opanowywania pewnych umiejętności. Zadajcie sobie pytanie: „Czy moje dziecko może się tego teraz nauczyć?".

Tłumacząc to rodzicom, często podaję przykład mojego syna, który uczył się wiązać sznurowadła. Nigdy tak naprawdę nie zapytał mnie, czy mogę go tego nauczyć, a rzepy znacznie ułatwiały mi życie. Wiem jednak, że dzieci uczą się wiązać buty mniej więcej w wieku przedszkolnym i jestem zdania, że to bardzo istotna umiejętność. Podjęłam więc świadomą decyzję i gdy syn osiągnął określony wiek, zaczęłam mu kupować wyłącznie wiązane buty. Wiedziałam, że jeżeli będzie miał obuwie na rzepy, któregoś szalonego poranka po prostu się poddam. Los zawsze utrudnia nam życie i jeżeli chcemy coś zmienić, musimy podjąć wysiłek. Każdego dnia poświęcałam trzydzieści minut na to, by uczyć syna, jak ma wiązać sznurowadła. To zajęcie dość frustrujące, a najgorsze było to, że jakaś część mnie wmawiała mi, że się do tego nie nadaję; że jestem złą nauczycielką, chociaż sama wiążę buty od lat. Oboje musieliśmy wykazać się cierpliwością, ale po sześciu dniach wytrwałej nauki *voilá!* – syn umie już sam wiązać sobie buty. Czy w jakiś sposób było po nim widać, że jest gotowy? Raczej nie. Skorzystałam z zewnętrznej wytycznej dotyczącej wieku oraz mojego „matczynego zmysłu pająka" i uznałam, że nadszedł już czas.

Z doświadczenia wiem, że wiele dzieci, które nie potrafią jeszcze żyć bez pieluch, mogłoby się już nauczyć korzystać z nocnika, a nawet zdradza oznaki gotowości do tego. Jednak nasz szalony styl życia sprawia, że często nie dostrzegamy tych oznak. Wielu ludzi wierzy, że chęć i gotowość siadania na nocniku czy sedesie wzrośnie z czasem. Dziecko rzekomo prosi, by posadzić go na nocniku tylko sporadycznie, ale za miesiąc będzie to robić już za każdym razem. Z własnego doświadczenia wiem, że jeżeli nie wykorzystacie okazji, dziecko po prostu o wszystkim zapomni i będzie dalej zachowywać się tak jak dawniej. Innymi słowy – zainteresowanie tematem korzystania z toalety nie zwiększa się z czasem. Osiąga natomiast pewien punkt szczytowy, a później zanika.

Wiele mam trzyma w rękach moją książkę, ponieważ w głębi serca wiedzą one, że ich dziecko jest już gotowe. Zaufajcie temu instynktowi. Nauczę was korzystać z wewnętrznego głosu w sprawach związanych z oduczaniem dziecka od pieluch. Głęboko wierzę w maksymę „kieruj się intuicją".

## „Na razie podchodzimy do tego swobodnie"

Często słyszę tę wymówkę i w pewnym sensie ją rozumiem. Musicie tylko pamiętać, że jeżeli wy będziecie swobodnie traktować temat oduczania dziecka od pieluch, to ono będzie podchodziło do niego w ten sam sposób. Pisząc „swobodnie", nie mam na myśli wyluzowanego sposobu bycia. Chodzi mi o to, że każecie dziecku siusiać do nocnika fakultatywnie, raz lub dwa razy dziennie, a innym razem zakładacie mu pieluchę. Problem polega na tym, że przyjdzie czas, kiedy nie zda to egzaminu. Być może żłobek lub przedszkole, do którego zdecydujecie się posłać dziecko, nie będzie przyjmować dzieci używających pieluch. Swobodne podejście będzie wam odpowiadać w przypadku dwu- lub trzylatka, ale gdy wasze dziecko skończy cztery lata, przyjdzie czas zająć się tym problemem na poważnie. Jeżeli zbyt długo będziecie lekceważyć ten aspekt, przegapicie okazję, wskutek czego nauka stanie się znacznie trudniejsza. Będziecie zmuszeni walczyć z własnym dzieckiem, a wtedy wasze życie może zmienić się w piekło.

„Swobodne podejście" to także wysyłanie sprzecznych sygnałów. Spójrzmy na to oczami dziecka. Pamiętajcie, że maluchy są jak gąbki – uczą się niezwykle szybko, ale myślą liniowo i nie znają pojęcia czasu. Tak więc ogłaszacie światu, że zaczynacie oduczać malucha od pieluch. W gruncie rzeczy chodzi jednak o to, że będzie on korzystać z nocnika lub sedesu w określonych, wygodnych dla was i dla niego sytuacjach, na przykład rano, przy ubieraniu się, lub wieczorem, przed kąpielą. Co osiągniecie? Dziecko nauczy się, że może siusiać do nocnika czasami, ale nie zawsze.

Załóżmy teraz, że stosowaliście to podejście przez rok, bo zazwyczaj tak właśnie jest. Nadchodzi czas, w którym naprawdę należy odstawić pieluchy. Mówicie sobie „w porządku, teraz czas zająć się sprawą na poważnie".

Dziecko pomyśli sobie: „Co jest, kurde? Przecież już umiem. Robię to, o co mnie prosili". Zmieniając podejście, dodaliście kolejny skomplikowany krok do całego procesu. W rezultacie musicie oduczyć dziecko tego, czego już się nauczyło. Rozumiecie?

Prawdopodobnie wielu rodziców oczekuje, że dziecko samo w naturalny sposób uświadomi sobie konieczność załatwiania potrzeb fizjologicznych do sedesu, ale prawdę mówiąc, są to zbyt wysokie wymagania wobec malucha. Dlaczego niby miałby tak pomyśleć, skoro od urodzenia korzystał z pieluchy?

Swobodne podejście sprawia, że się wzdrygam. Mniej więcej 80 procent moich obecnych klientów podeszło do sprawy właśnie w ten sposób i teraz mają starsze dziecko, które wciąż korzysta z pieluch. Zwracają się o pomoc do mnie. A uczenie cztero- czy pięciolatków tego, jak korzystać z toalety, nie jest łatwe – możecie mi wierzyć. Nie chcę was osądzać, ale JEŻELI ODZWYCZAICIE DZIECKO OD PIELUCH WE WŁAŚCIWYM MOMENCIE, BĘDZIE

TO O WIELE PROSTSZE! Przepraszam za wielkie litery, ale jestem o tym święcie przekonana.

Większość dzieci w wieku między osiemnastym a dwudziestym czwartym miesiącem życia zaczyna się interesować toaletą. Często ma to większy związek z samym pomieszczeniem i obracającym się papierem toaletowym niż z czynnościami fizjologicznymi. Dziecko chce też naśladować mamę i tatę. Taka faza niekoniecznie oznacza jednak gotowość do rezygnacji z pieluch; warto poszukać innych oznak. Dochodzimy w tym momencie do kolejnej ważnej kwestii.

ROZDZIAŁ 2

# KIEDY ZACZĄĆ?

Powiem krótko: „kiedy" jest równie ważne, co „w jaki sposób". Powszechnie uważa się, że nauka jest najłatwiejsza, jeśli rozpoczniemy ją pomiędzy dwudziestym a trzydziestym miesiącem życia dziecka. Z pewnością można to zrobić wcześniej albo później, ale są pewne zastrzeżenia. Na przykład większość dzieci młodszych niż dwudziestomiesięczne nie skojarzy faktów tak szybko, jak dzieci nieco starsze, co oznacza, że będzie to wymagać szybszego reagowania na sygnały wysyłane przez malucha (a nie oczekiwania, aż dziecko zacznie działać samo).

Uczenie dzieci młodszych niż dwudziestomiesięczne jest jednak nieporównywalnie łatwiejsze niż dzieci po ukończeniu trzydziestego miesiąca. Maluchy w tym wieku o wiele lepiej radzą sobie bowiem z manipulowaniem ludźmi. Wiedzą już, co to wolność wyboru i wolna wola. Moja mama mówi: „Najlepiej zabrać pieluchy, zanim dziecko uświadomi sobie, że ma w tej sprawie coś do powiedzenia". Każdy, kto ma trzyletnie dziecko, powie wam, jak dobitnie wyraża ono swoją wolę. Przyuczanie takiego dziecka będzie niczym próba sił. I wiecie co? Nie uda wam się wygrać.

Okres pomiędzy dwudziestym a trzydziestym miesiącem sprawdza się w przypadku większości dzieci. Idealny wydaje się wiek dwóch lat. Wówczas wasz maluch pragnie się wam przypodobać, kojarzy fakty dotyczące otaczającego go świata, wciąż jest podatny na sugestie i bardzo chce się usamodzielniać. Zastanówcie się. Dzieci w tym wieku uwielbiają pomagać i czuć się ważne. Chcą pomagać wam przy gotowaniu, sprzątaniu i innych obowiązkach domowych – to świetny moment, by dać im odpowiedzialne zadanie. Musicie wykorzystać ten etap ich życia. To naturalna tendencja, która niestety nie trwa wiecznie. Uwierzcie mi.

Oczywiście zawsze istnieją wyjątki. Ostatnio poznaję coraz więcej mam, które wiedzą, że ich dzieci potrafią oduczyć się korzystania z pieluch jeszcze przed dwudziestym miesiącem życia. Jest też wiele dzieci, którym całkiem sprawnie idzie nauka siadania na nocniku czy sedesie w wieku trzydziestu do trzydziestu sześciu miesięcy. Z doświadczenia wiem jednak, że na tym etapie sprawy zaczynają się komplikować. Jeżeli jeszcze nie zrozumieliście, to powtarzam, że czekanie do trzeciego roku życia przysporzy wam trudności. Szczegółami związanymi z nauką młodszych i starszych dzieci zajmę się w dalszych rozdziałach.

## Skąd takie ramy czasowe?

- Istnieją w rozwoju dziecka określone momenty, kiedy może ono wykonać pewne zadania przy minimalnym wysiłku. Dzieciństwo cechuje się wieloma takimi etapami. Weźmy za przykład odstawienie od piersi. Wiele dzieci przestaje ssać pierś w wieku dwunastu miesięcy, ponieważ na tym etapie jest to szczególnie łatwe. Udokumentowane korzystne momenty na zaprzestanie karmienia piersią to czwarty, dwunasty, dwudziesty czwarty i trzydziesty miesiąc życia dziecka. Czy można to zrobić w innym czasie? Naturalnie, ale wymaga to nieco więcej wysiłku zarówno od matki, jak i od dziecka. Takie same dogodne momenty istnieją w wypadku uczenia się języka. Naukowcy i rodzice wiedzą, jak szybko dziecko przyswaja drugi język, zanim skończy pięć lat. To samo dotyczy zresztą pierwszego języka. Zajmowałam się kiedyś dzieckiem, które wraz ze swoją uzależnioną od narkotyków matką żyło w izolacji od świata przez pierwsze pięć lat życia. Brak kontaktu ze społeczeństwem sprawił, że dziecko przegapiło moment, w którym mogło szybko nauczyć się swojego pierwszego języka, czyli angielskiego. Do dziś chodzi ono na terapię logopedyczną i ma trudności w szkole. Jeżeli chcecie oduczyć dziecko od pieluch przy możliwie najmniejszym wysiłku, najlepiej zrobić to pomiędzy dwudziestym a trzydziestym miesiącem jego życia. Wówczas jest to po prostu najłatwiejsze.

- Na tym etapie rozwoju pojawia się też spadek zdolności uczenia się nowych umiejętności. Wasze dziecko prawdopodobnie nauczyło się podstawowych rzeczy, takich jak jedzenie, chodzenie i radzenie sobie z odosobnieniem. Okres ten to czas na doskonalenie już nabytych zdolności. Nie dzieje się wówczas nic szczególnie istotnego z punktu widzenia rozwoju. Warto jednak dodać, że jeżeli dziecko przyswoiło istotne umiejętności z opóźnieniem, to pojawią się też opóźnienia przy odstawianiu pieluch.

- Przyzwyczajanie dziecka do korzystania z nocnika daje mu poczucie godności i szacunku do samego siebie. W tym wieku maluch uczy się z prędkością światła. Pewnie jesteście zachwyceni tym, co już potrafi. No właśnie. Nigdy nie lekceważcie tego, do czego wasze dziecko jest zdolne. Widuję setki rodziców chwalących się geniuszem swojej pociechy, a jednocześnie pozwalających mu siedzieć we własnych odchodach. To nie jest właściwe podejście. Jeżeli sądzicie, że dziecko nie jest w stanie nauczyć się tej nowej umiejętności, to uwłaczacie jego inteligencji.

◎ Istnieje wiele powodów, dla których zbytnia zwłoka w przyzwyczajaniu dziecka do prawidłowych nawyków toaletowych po ukończeniu przez niego trzydziestego miesiąca może stać się udręką zarówno dla was, jak i dla waszej pociechy. Czekają was wówczas konflikty, próby sił i inne nieprzyjemności. Wszystko będzie trwało znacznie dłużej niż powinno. Z doświadczenia wiem, że jeżeli dziecko nie wyszło z pieluch do czwartego roku życia, prawdopodobieństwo nocnego moczenia się w łóżku wzrasta o 50 procent. Chcecie, żeby wasze dziecko miało zaniżoną samoocenę? Poślijcie go na noc do przyjaciół i poczekajcie, aż zmoczy łóżko.

◎ Jak już wspomniałam, po trzydziestym miesiącu życia wasza pociecha zacznie wykształcać indywidualne cechy – będzie się uczyć tego, że jest odrębną osobą. Proces ten charakteryzuje się buntem i sprzeciwem, ponieważ maluch nauczy się wyrażać własną wolę. To normalne, ale może przysporzyć nam problemów, jeżeli dopiero wówczas zaczniecie odstawiać je od pieluch. Czeka was walka o dominację i to właśnie wasze dziecko po raz pierwszy będzie rozdawać karty, bo przecież to od niego zależy, kiedy zrobi siusiu czy kupkę. Nie uda wam się wygrać.

Idealny moment na wyjście z pieluch pojawia się wraz z innymi oznakami, których szukam, zanim jeszcze dowiem się, w jakim wieku jest dziecko:

- Czy dziecko udaje się w róg pokoju lub jakieś ustronne miejsce, gdy chce zrobić kupkę?
- Czy dziecko potrafi wyrecytować całą piosenkę o abecadle?
- Czy dziecko potrafi zakomunikować swoje potrzeby, to znaczy:
  Czy w jakikolwiek sposób prosi o wodę, sok czy mleko, gdy jest spragnione?
  Czy w jakikolwiek sposób prosi o jedzenie, gdy jest głodne?
  Czy potrafi urządzić awanturę o słodycze, gdy jesteście z nim w sklepie?
  Czy potrafi urządzić awanturę o cokolwiek?

Jeżeli wasz maluch udaje się w odosobnione miejsce, na przykład pod stół, do innego pokoju albo chociaż odwraca się do was plecami, oznacza to, że musicie bezwzględnie natychmiast zacząć je uczyć korzystać z nocnika. Takie zachowanie oznacza bowiem, że dziecko utożsamia wypróżnianie się z intymnością, co jest naturalnym i właściwym odruchem. Czynności fizjologiczne to rzecz zupełnie normalna i nie powinniśmy dawać mu powodów do wstydu. Jednak wraz z uspołecznianiem się dziecka pojawia się u niego poczucie wstydu przed wypróżnianiem się przy innych. Gdybyście siedzieli na moich zajęciach i narobili w spodnie, byłoby wam wstyd. Ostrzegam was – jeżeli nie rozpoznacie tych oznak gotowości i nie zaczniecie od razu działać, dziecko szybko zapomni, że powinno odczuwać wstyd. A gdy tak się stanie, zostaniecie z pięciolatkiem, który bez skrępowania załatwi się w spodnie.

Z doświadczenia wiem, że piosenka o alfabecie to powszechny (choć oczywiście nie jedyny) wskaźnik postępu rozwoju dziecka.

Maluchy, potrafiące wyrecytować cały alfabet, znają już trochę język, którego nauczyły się przez powtarzanie. Być może wasza pociecha nie składa jeszcze pełnych zdań, ale nawet jeśli nie potrafi wyrecytować słów piosenki – i tak prawdopodobnie jest gotowa. Piszę to, polegając na własnych doświadczeniach, ponieważ dostrzegłam korelację między znajomością tej piosenki a gotowością do samodzielnego korzystania z nocnika.

Awantury pojawiają się zwykle wówczas, gdy dziecko czegoś chce, a wy nie możecie mu tego dać. Jeżeli wasz maluch rozumie, czym jest pragnienie, głód i inne potrzeby (zachcianki), a także potrafi już działać w celu ich zaspokojenia, to znaczy, że jest świetnie przygotowany do tego, by regulować własne funkcje fizjologiczne. To dobry moment na wyjście z pieluch.

Gdybyście jeszcze nie byli przekonani, powtórzę: najlepszym czasem na przyzwyczajenie dziecka do korzystania z nocnika czy sedesu jest okres między dwudziestym a trzydziestym miesiącem jego życia. Uwierzcie mi. Nawet sobie nie wyobrażacie, z jak wielkim oporem dziecka stykają się rodzice usiłujący zrezygnować z pieluch dopiero po ukończeniu przez nie trzydziestego miesiąca.

Załóżmy więc, że wasze dziecko spełnia wszystkie kryteria, o których wspomniałam, a wy i tak nie jesteście przekonani, że jest gotowe. Może macie wątpliwości, może po prostu nie chcecie schrzanić sprawy, a może wszyscy wokół wmawiają wam, że dwudziesty czwarty miesiąc to za wcześnie na wyjście z pieluch.

PO RAZ KOLEJNY PODKREŚLAM: jeżeli chcecie oduczyć dziecko używania pieluch, a macie co do tego spore wątpliwości, nie skończy się to dla was dobrze. Widywałam to dziesiątki razy. POWINNIŚCIE UWIERZYĆ, ŻE ROBICIE TO, CO NALEŻY. Musicie wiedzieć, że wasze dziecko potrafi to zrobić. Nie ma nic złego w niewielkiej dozie niepewności, ale macie obowiązek być zdeterminowani. Jeżeli nie możecie się zdecydować, wasze dziecko też nie będzie mogło. Czeka was niezły bałagan. Nie wiem, jak racjonalnie i bez użycia słów „wibracje" czy „energia" wytłumaczyć wam, że dziecko momentalnie przejmuje wasze nastawienie. Jeżeli zatem będziecie niezdecydowani, wasza pociecha to dostrzeże i też nie będzie pewna. Gdy spotykam klientów wykazujących brak zdecydowania, zwykle pytam ich, czy na pewno wiedzą, czego chcą. Na moim blogu pełno jest wpisów podkreślających wagę determinacji. Wrócę do tego tematu w kolejnych rozdziałach. Wspomniałam wcześniej o wibracjach, ponieważ ciągnie mnie do ezoteryki, ale jeżeli jesteście realistami, pamiętajcie o dużym znaczeniu komunikacji niewerbalnej.

Sygnały niewerbalne łatwiej jest zrozumieć, jeżeli przebywało się kiedyś ze zwierzętami, a zwłaszcza z psami. Dawniej nie przepadałam za psami, ale odkąd mamy jednego w domu, uwielbiam je. Mam więc psa i pięciolatka. Zauważam wiele podobieństw między tymi dwiema małymi istotami. Szybko zorientowałam się, jak wiele informacji pies wyczytuje z komunikacji niewerbalnej. Moja suczka (kocham ją, ale nie wydaje mi się, aby była w tym wyjątkiem) zna odgłosy, jakie wydają naczynia w kuchni, i wie, który dźwięk oznacza, że czeka ją przekąska. Wie, że kiedy słyszy odgłos parzonej kawy, przyszła pora na pobudkę i spacer. Co więcej, potrafi wyczuć moje podniecenie, ekscytację i strach, reagując na te emocje.

Kilka tygodni temu wybraliśmy się na wycieczkę, by spotkać się z moją najlepszą przyjaciółką. Stella (suczka) była z nami, ale najwyraźniej nic nie rozumiała. Wszyscy pakowaliśmy walizki, a nasze podniecenie doprowadzało ją do szału. Cały czas plątała nam się pod nogami i piszczała. W końcu wsadziłam ją do samochodu, by tam na nas czekała, i wtedy wreszcie się uspokoiła. Wiedziała, że coś się dzieje, ale nie była pewna, o co chodzi. Gdy usiadła w samochodzie, wszystko wróciło do normy. Pomyślała sobie: „W porządku, jadę z nimi".

DZIECI SĄ TAKIE SAME. Dopiero poznają otaczający nas świat. Szukają nowych informacji i najczęściej odbierają właśnie sygnały niewerbalne. Obserwują nas, słuchają i wyczuwają to, co my czujemy. Ich reakcje będą odzwierciedlały nasze zachowania.

Wydaje mi się, że większość ludzi nawet nie zdaje sobie sprawy, jak wyczulone są nasze dzieci, ponieważ rozmawiamy z nimi i uznajemy, że nas rozumieją. Sądzimy, że nawet jeżeli trzęsiemy się ze strachu, zdołamy ukryć prawdę słowami. Dzieci jednak lepiej rozumieją nasze emocje niż słowa.

Wiem, że czasami samo wspomnienie o oduczaniu od pieluch sprawia, że rodzice bledną, na ich twarzach maluje się panika, a na Facebooku pojawiają się najbardziej szalone komentarze. Wielu rodziców rozpoczyna przyuczanie dzieci do nocnika od tych samych emocji: paniki, grozy i strachu, a później nie mają pojęcia, dlaczego dziecko opiera się i awanturuje. Pomyślcie jednak, czemu to dziecko miałoby chcieć robić coś, co doprowadziło mamę lub tatę do takiego stanu?

Wyobraźcie sobie, że idziecie z dzieckiem na pierwszą wizytę u dentysty i emanujecie takim samym strachem. Cóż... Powodzenia.

Jak to naprawić? Jak zachować spokój i zaufać intuicji?

Musicie traktować tę sprawę jako kamień milowy w rozwoju dziecka, a nie jako potencjalną wojnę. Głęboko w sercu wiecie, że wasze dziecko potrafi zrobić to, o co je prosicie. Gdy będziecie gotowi zacząć proces oduczania go od pieluch, nie proście innych o radę na Facebooku, ponieważ otrzymacie sześćdziesiąt cztery rozbieżne opinie. Wiecie już, że wasze dziecko ma własną krzywą uczenia się. Zdajecie sobie sprawę, że być może nie nauczy się tak szybko, jak dzieci waszych najlepszych przyjaciół, i że nie jest to wyznacznikiem waszego sukcesu jako rodziców. To po prostu czynność, którą staramy się wpoić dziecku.

Panika, strach i przerażenie tylko utrudnią wam pracę. Kluczem do sukcesu jest spokój.

Od czasu pierwszego wydania tej książki coraz więcej rodziców uczy swoje dzieci korzystania z nocnika między osiemnastym a dwudziestym drugim miesiącem ich życia. Tak właśnie uczono dzieci w poprzednim pokoleniu. Współczesne mamy rozpoczynające tę naukę w tym okresie odnoszą spore sukcesy, ponieważ jest to po prostu kolejna umiejętność, którą zdobywa dziecko. Nie wiążą się z tym żadne inne konflikty, jak na przykład bunt dwulatka. Więcej o dzieciach w wieku poniżej dwudziestu i powyżej trzydziestu miesięcy napiszę w rozdziale 15 *Dzieci młodsze niż 20 miesięcy i starsze niż trzy lata.*

Teraz zaś obalę kilka mitów i błędnych przekonań, które mogą przeszkodzić wam w oduczeniu dziecka korzystania z pieluch.

ROZDZIAŁ 3

# MITY I BŁĘDNE PRZEKONANIA

Znacie już idealny moment na wyjście z pieluch, więc teraz chciałabym napisać kilka słów o popularnych mitach i błędnych wyobrażeniach, o których zapewne słyszeliście. Niektóre z nich są tak powszechne, że traktuje się je niemal jako pewnik. Można o nich usłyszeć w żłobkach, w piaskownicach i w domach kultury. Część z nich to zwykłe slogany. Chciałabym rozłożyć je wszystkie na czynniki pierwsze, abyście mogli logicznie podejść do sprawy.

Uwaga: w dalszej części książki być może będziecie musieli używać zdrowego rozsądku, więc przygotujcie się.

Zastanówcie się, czy poniższe zdania są prawdziwe czy nie:

- Najlepiej zaczekać, aż dziecko zacznie dawać sygnały świadczące o gotowości do nauki.
- Chłopców trudniej jest nauczyć korzystania z nocnika niż dziewczynki.

- Najłatwiej jest najpierw zająć się siusianiem, a dopiero potem kupką.
- Zanim zacznie się uczyć dziecko korzystać z nocnika, powinno się postawić go w widocznym miejscu, aby maluch mógł się do niego przyzwyczaić.

## MITY

**Mit 1**: Najlepiej zaczekać, aż dziecko zacznie dawać sygnały świadczące o gotowości do nauki.

**Nieprawda.** W pewnym zakresie omówiliśmy już ten temat przy okazji „czekania, aż dziecko będzie gotowe", ale zastanówmy się raz jeszcze. Co rodzic ma na myśli, gdy mówi: „Poczekam, aż dziecko zasygnalizuje mi, że jest gotowe"? O jakie sygnały mu chodzi? Czasami dzieci, które jeszcze noszą pieluchy, potrafią nie zmoczyć się podczas drzemki lub obudzić się rano z suchą pieluchą, ale zdarza się to rzadko. Niektóre maluchy interesują się ubikacją, ale inne nie zwracają na nią uwagi. Czekacie, aż dziecko wystawi flagę z napisem „muszę zrobić siusiu"? Pamiętajcie, że wasze dziecko od urodzenia żyje w pieluszce. Jaki więc miałoby dać sygnał, skoro nawet nie wie, co powinno sygnalizować? Pomyślcie trochę. Jak sygnalizować coś nowego? Kiedy już zaczniecie przyzwyczajanie do nocnika, wasze dziecko rzeczywiście nauczy się sygnalizowania swoich potrzeb. Może na przykład zacząć „tańczyć" tak, jakby chciało mu się siusiu. To klasyczne przeskakiwanie z nogi na nogę. Inny sygnał to zastyganie w bezruchu. Być może zaczniecie dostrzegać, gdy dziecko zacznie robić się nerwowe czy niespokojne. Niezależnie od tego, jakie konkretne sygnały zacznie wam dawać wasza pociecha, pojawią się one dopiero po rozpoczęciu nauki, a nie wcześniej. Czekanie na sygnały gotowości dziecka do rozpoczęcia nauki załatwiania potrzeb fizjologicznych na nocniku to proszenie się o kłopoty.

### **Mit 2**: Chłopców trudniej jest nauczyć korzystania z nocnika niż dziewczynki.

**Absolutna nieprawda.** Strasznie mnie to denerwuje. Strasznie. Głównie dlatego, że tak wiele osób wierzy w te bzdury. Zamknijcie oczy i dobrze się nad tym zastanówcie. Z jakiego powodu miałoby to być prawdą? Niektórzy uczestnicy moich zajęć sugerowali, że przecież dziewczynki dorastają szybciej niż chłopcy. Może to prawda, ale różnice te wychodzą na jaw znacznie później, dopiero między 9 a 12 rokiem życia. Gdy widzę grupę dwulatków, wszyscy wyglądają na mniej więcej tak samo rozwiniętych. Zabawa odbywa się na zasadzie „nie bijcie się i dzielcie się zabawkami". W gruncie rzeczy wydaje mi się, że to chłopców łatwiej jest przyzwyczaić do sygnalizowania swoich potrzeb. Ponieważ to oni mogą siusiać praktycznie wszędzie. Waszemu malcowi zachciało się siusiu na parkingu? Ściągamy mu spodnie i pozwalamy załatwić się na oponę. To wprawdzie tylko moje spostrzeżenia, ale skoro chłopcy mają swoje narządy na zewnątrz, a narządy dziewczynek są bardziej schowane, to chłopcom lepiej wychodzi sygnalizowanie, że chcą siusiu. Poza tym nie przyjmę do wiadomości, że w tym wieku mój chłopiec miałby ustępować bystrością jakiejś dziewczynce! Trzeba zachować zdrowy rozsądek i intuicję. Istnieją pewne różnice między płciami, ale nie znaczy to, że nauka którejś z nich miałaby być trudniejsza.

**Mit 3**: Najłatwiej jest najpierw zająć się siusianiem, a dopiero potem kupką.

**Absolutna nieprawda.** Słyszałam to wcześniej, ale nie mam nawet pojęcia, jak miałoby to wpłynąć na naukę. Mam podstawiać nocnik, gdy dziecko chce siusiu, a zakładać pieluchę, gdy chce zrobić kupkę? To jeden z najdziwniejszych mitów, jakie do mnie dotarły, ale skoro krąży po świecie, postanowiłam się nim zająć.

Wasze dziecko bardzo szybko zauważy, że choć potrzebę siusiania odczuwa się w innym miejscu niż konieczność zrobienia kupki, obie są czynnościami fizjologicznymi, które należy załatwiać do nocnika. Nie znaczy to, że rodzice i dzieci nie natrafiają czasem na trudności w tej kwestii. Kupka zasługuje tak naprawdę na oddzielny rozdział. Muszę zaznaczyć, że to najdłuższy rozdział w całej książce. To ważna sprawa, a ostatnio stała się jeszcze ważniejsza.

Na razie po prostu pamiętajcie, że jak dotąd wasze dziecko jest zaznajomione jedynie z uczuciem mokrej kupki dotykającej jego pupy. Brzmi to obrzydliwie, ale to uczucie jest mu znane i jest mu z tym wygodnie. Malutkie ciała naszych pociech produkują bez żadnego wysiłku absurdalne ilości stolca. Kupka wylatująca z pupy i niezalegająca dłużej wokół niej to dla dziecka trochę przerażająca wizja.

Ogólnie rzecz biorąc, należymy do kultury, która gardzi tą istotną czynnością fizjologiczną i właśnie tego uczymy nasze dzieci. Czy to dziwne, że niektóre z nich wcale nie chcą się załatwiać? Przyjrzyjcie się, jak sami traktujecie tę czynność zarówno w przypadku swoim, jak i dziecka. Musicie dać mu do zrozumienia, że to coś normalnego i ważnego. Od momentu przeczytania tej książki do chwili rozpoczęcia nauki siadania na nocnik powinniście pozwalać dziecku obserwować, jak załatwiacie własne czynności fizjologiczne. To bardzo ważne, by dziecko zobaczyło, że to coś normalnego, co wcale nie boli i nie musi być traktowane jak tajemnica. Jeżeli należycie do osób, które lubią czytać w ubikacji, zabierzcie dzieci ze sobą. Niech dziecko siedzi na podłodze, a wy czytajcie sobie albo jemu. Czy to was przeraża? Jeżeli tak, to znaczy, że wpojone wam normy są w tej kwestii bardziej surowe niż wam się wydawało. Wyluzujcie się… to tylko pomoże waszemu dziecku.

Często słyszę słowa niektórych rodziców: „Oczywiście, takie rzeczy nam zupełnie nie przeszkadzają. Nie mamy z tym żadnych problemów". Później jednak okazuje się, że ich dziecko ma trudności z załatwianiem się do sedesu lub nocnika. Gdy podpowiadam im, że powinni zabrać dziecko ze sobą do ubikacji, zaczynają protestować, bo według nich to dziwaczne i obrzydliwe. Ale jeżeli załatwianie potrzeb fizjologicznych jest dla was czymś dziwacznym i obrzydliwym, wasze dziecko przejmie od was to przekonanie.

Tak czy inaczej, cały rozdział 10 jest poświęcony kupce. Pewnie nie możecie się już go doczekać.

**Mit 4** (najlepsze zostawiłam na koniec): Zanim zacznie się uczyć dziecko korzystać z nocnika, powinno się postawić go w widocznym miejscu, aby maluch mógł się do niego przyzwyczaić.

**Jest to tak wielka bzdura, że aż mózg się lasuje.** Jeżeli sami tego nie praktykujecie, to na pewno przynajmniej o tym słyszeliście. Gratuluję, że nie zakradliście się do dziecka i nie wystraszyliście go widokiem nocnika, ale czytając następne linijki, uruchamiajcie swój zdrowy rozsądek. Mały nocnik wynaleziono jako mniej straszną wersję wielkiej porcelanowej muszli. Sedes faktycznie jest dla dziecka trochę przerażający. Jest duży, spłukiwanie wody jest głośne i onieśmiela, a pupa dziecka jest o wiele za mała, aby mogło bezpiecznie usiąść na desce. Dlatego ktoś bardzo mądry wymyślił nocnik, który jest idealny!

Teraz czas na kilka pytań do was. Po pierwsze rozejrzyjcie się po swoim domu i zwróćcie uwagę na przedmioty, z których korzysta dziecko: krzesło do karmienia, spacerówka, bujaczek i gadające zabawki. Założę się, że mały nocnik jest najbardziej nieszkodliwym plastikowym przedmiotem w całym domu! Czy pokazywaliście dziecku krzesło do karmienia, by mogło do niego przywyknąć, zanim je na nim posadziliście? Nie, zapewne posadziliście w nim malucha zaraz po jego zmontowaniu i chwilę potem wzięliście pierwszy prysznic od tygodni. Czy wkładaliście dziecko do krzesełka „na próbę"? Nie – siedziało tam podczas posiłków. Gdy już zjadło, najpewniej je stamtąd wyjmowaliście. Czy ustawialiście w dużym pokoju spacerówkę, by wasza pociecha się z nią oswoiła? Nie – wsadziliście dziecko do niej i ruszyliście na spacer. Zastanówcie się nad tym!

Kolejne pytanie: czy pozwolilibyście dziecku bawić się w ubikacji, by mogło się z nią oswoić? Czy dalibyście mu wrzucać różne rzeczy do muszli? Nie, to miejsce ma tylko jeden cel: robienie siusiu i kupki. Zbiorniki na kał i mocz zwykle nie mają dodatkowego zastosowania.

Wystawianie nocnika, aby dziecko mogło się z nim oswoić, jest bezcelowe i przynosi efekt odwrotny do zamierzonego. Jeżeli już to zrobiliście, to pewnie wiecie, że nocnik pełni teraz rolę kosza do koszykówki, wózka, kapelusza, skrzyni na skarby, garażu dla samochodów, stołka lub basenu dla lalek. Wasze dziecko nie musi być oswajane z nocnikiem. Wystawienie go przed rozpoczęciem nauki zmniejszy tylko zainteresowanie dziecka. To przedmiot służący wyłącznie do jednego celu.

Jeżeli już jednak popełniliście ten błąd, nie martwcie się. W rozdziale 5 zatytułowanym *Mamo! Chcę kupę!?* dowiecie się, w jaki sposób to naprawić.

Rozpoczynając zajęcia, pytam uczestników, na jakim etapie nauki znajdują się ich dzieci. Najczęściej słyszę coś w stylu: „Postawiliśmy nocnik w widocznym miejscu, aby maluch mógł się przyzwyczaić. Czasem na nim siada. Niekiedy mówi, że chce siusiu lub kupkę, ale nie zawsze. Wczoraj rano usiadł na nim, ale to tyle. Gdy jest nago, zwykle siada na nocniku, ale kiedy jest ubrany, nie chce. Można powiedzieć, że jest częściowo nauczony". Według większości rodziców taka sytuacja to sukces. Brzmi znajomo?

## „Częściowo nauczony" to coś jak „trochę w ciąży"

Poranne siusiu do nocnika nie oznacza, że nauka dobiegła końca. To, że nauczyliście dziecko siadać na nocniku, gdy jest nieubrane, nie znaczy, że przestało korzystać z pieluch. Muszę być szczera i może wam się to nie spodobać: większość znanych mi rodziców, którzy wystawiają nocnik, by dziecko się z nim oswoiło, tak naprawdę robi to, by sprawdzić, czy ono przypadkiem samo nie zacznie na nim siadać. Rodzice ci żywią złudną nadzieję, że gdy w pokoju będzie stał nocnik, dziecko nauczy się z niego korzystać. W gruncie rzeczy nie poczynili oni jeszcze żadnych kroków w celu wyjścia z pieluch.

Po raz kolejny podkreślam, że korzystanie z nocnika to umiejętność, której trzeba dziecko nauczyć, tak jak trzeba nauczyć je wszystkich innych umiejętności. Wspomnę to, co pisałam w rozdziale 1: dzieci uczą się przez powtarzanie. Jeżeli wystawiacie nocnik, musicie być gotowi, by rozpocząć konsekwentną naukę korzystania z niego.

Rodzice „usiłujący" nauczyć dziecko samodzielnego załatwiania potrzeb fizjologicznych wykazują się brakiem konsekwencji w działaniu i wysyłają dziecku sprzeczne sygnały.

Cytując Mistrza Yodę z filmu *Gwiezdne wojny*: „Rób albo nie rób. Nie ma próbowania". Zielony mędrzec wiedział, co mówi.

Pokrywa się to z moją teorią „trochę nauczonych dzieci" lub „podejmowania prób" nauki korzystania z nocnika. Albo to robicie, albo nie. Nie ma mowy o próbach. Często porównuję to do palenia. Palacz usiłujący zerwać z nałogiem to wciąż palacz. Tacy ludzie wciąż palą, gdy są zestresowani lub gdy życie staje się dla nich zbyt trudne. Palacz, który rzucił palenie, już nie pali, niezależnie od sytuacji, w której się znalazł.

Czy „usiłujecie" nauczyć dziecko korzystania z nocnika, by mieć wymówkę? Dlaczego? Z wygody? Ze strachu przed porażką? Obawiacie się, że będziecie to robić nieodpowiednio?

Wierzcie w siebie i wierzcie we własne dziecko. Naprawdę można tego dokonać szybko, skutecznie i bez problemów.

Kiedy jedynie „podejmujecie próby" odzwyczajenia dziecka od pieluch, zwykle wygląda to następująco: prosicie dziecko o to, by zrobiło siusiu do nocnika, ale potem nakładacie mu pieluszkę dla własnej wygody. Dziecko mówi wam, że chce siusiu, ale prosicie je, by poczekało chwilę, bo akurat jesteście zajęci. Wystawiacie na widok nocnik, ale nie uczycie dziecka, by korzystało z niego regularnie. Później jednak przychodzi taki dzień, w którym mówicie: „Dość tego, pora zająć się tym na poważnie". Zapowiadacie dziecku, że teraz już nie ma wyjścia, ale ono zdążyło się nauczyć, że wyjście istnieje.

Tak więc nie! Nie oswajajcie dziecka z nocnikiem. Wystawiajcie go wtedy, gdy zachodzi potrzeba. Potrzeba fizjologiczna.

## Powszechne błędne przekonania (lub popularne slogany)

Istnieje kilka błędnych przekonań, które często słyszę i które warto omówić. Mogą one, choć nie muszą, dotyczyć także was.

### **Hasło 1**: „Nie chcę go zmuszać"

To prawdopodobnie drugie co do popularności hasło, które rodzice wygłaszają podczas nauki dziecka korzystania z nocnika, ustępujące jedynie słynnemu „poczekamy, aż będzie gotowe". Na początku musimy ustalić, skąd w ogóle wziął się ten banał i czym stał się dla współczesnych rodziców.

Unikanie „zmuszania" podczas oduczania dziecka od pieluch, podobnie jak czekanie, aż będzie ono „gotowe", było reakcją na metody przyzwyczajania do nocnika stosowane w latach 40., gdy dzieci sadzano na nocnikach już w wieku dziewięciu miesięcy. Maluchom aplikowano czopki z mydła, by mogły się wypróżnić. Dzieci były karane za wpadki lub kazano im godzinami siedzieć we własnych odchodach. Trzeba powiedzieć sobie jasno – to *jest* zmuszanie. Rzeczywiście były to drastyczne i niedopuszczalne metody.

Później pojawił się przedstawiciel nowego nurtu w psychologii dziecięcej – dr Spock, według którego dziecko to mały człowiek odczuwający ból, na skutek którego może wyrosnąć na jednostkę niedostosowaną do życia w społeczeństwie. Przez następne pięćdziesiąt lat stopniowo pojawiały się współcześnie uznawane filozofie opieki nad dzieckiem, w tym tak zwane rodzicielstwo bliskości (które notabene wcale nie jest nową koncepcją). Wahadełko dalej wychylało się w przeciwną stronę i moim zdaniem obecnie znajdujemy się jak najdalej od metod stosowanych w latach 40.

Na skutek głupiej okładki magazynu „Time" (z kwietnia 2012 roku), która przedstawiała kobietę karmiącą piersią dość duże już dziecko, okazało się, że niektóre współczesne metody wychowywania dzieci wywołują olbrzymie kontrowersje. Ja sama wychowywałam mojego syna (zwłaszcza w pierwszym roku jego życia) w duchu współczesnego wcielenia rodzicielstwa bliskości. Niemal nieustannie trzymałam go w nosidełku, karmiłam na żądanie i spałam razem z nim. Później jednak przestałam czytać poradniki oraz zwracać uwagę na „zasady" i zaczęłam słuchać głosu intuicji. Doskonałą lekturą, w której (jeżeli dobrze pamiętam) nawet nie pojawia się termin „rodzicielstwo bliskości", jest *The Continuum Concept* autorstwa Jean Liedloff. Z książki tej dowiedziałam się przede wszystkim, że dzieci powinny znajdować się w centrum naszego codziennego życia, by poznały swoje miejsce w świecie. W ten sposób uczą się, że stanowią część większej całości – rodziny lub wspólnoty – oraz dowiadują się, jak wygląda codzienna egzystencja.

Pracując jako instruktorka pomagająca dzieciom wyjść z pieluch, widzę, że współczesne trendy wychowawcze nieco wymknęły się spod kontroli. W wielu przypadkach – zamiast znajdować się w centrum – dziecko samo stało się centrum. Cała uwaga została skupiona na nim i permanentnie traktuje się je w sposób wyjątkowy. Ponadto, jak pisałam w rozdziale 1, rodzice uznali nagle, że dziecko powinno podejmować decyzje w swojej sprawie.

Być może macie odmienne zdanie niż ja. Rozumiem to. Chciałabym jednak raz jeszcze podkreślić, że to my musimy dać dziecku impuls do nabycia nowych umiejętności. Jesteśmy ludźmi, a ludzie lubią być dobrzy w tym, co robią. Psychologowie odkryli, że bezpodstawne chwalenie dziecka może sprawić, że ograniczy się ono wyłącznie do robienia tego, co już potrafi. Nie lubimy, kiedy coś nam się nie udaje. W rezultacie ludzie – wszyscy, nie tylko ci mali – chętnie trzymają się status quo, gdyż uczenie się nowych rzeczy oznacza, że przez jakiś czas będzie się w nowej dziedzinie nieudolnym.

Jako rodzice jesteśmy odpowiedzialni za uczenie dzieci i zachęcanie ich do nauki. Pomyślcie: jeżeli w życiu waszego dziecka wszystko gra, jaką będzie miało motywację, by coś zmienić? Dlaczego korzystanie z nocnika czy sedesu miałoby być lepsze od pieluchy? Spójrzcie na to z perspektywy dziecka. Ono nie będzie miało z tego żadnych korzyści. To wy wykonujecie za nie całą pracę. Dziecko nie musi zastanawiać się nad swoim postępowaniem. To wy po nim sprzątacie. Status quo bardzo mu odpowiada, więc po co miałoby chcieć coś zmieniać? Impuls do zmian powinien wyjść od was, ponieważ (jak to zwykle bywa w wypadku uczenia się i ćwiczenia nowych umiejętności) wiecie, że maluch na tym skorzysta.

Niezależnie od tego, jaką stosujecie filozofię, rozumiem, że nie chcecie do niczego zmuszać swojego dziecka. Nakłanianie do zmian nie jest jednak zmuszaniem. Nie musicie znęcać się nad dzieckiem. Wystarczy, że przeprowadzicie je przez etap, przez który nie ma ochoty przechodzić. Czasami musimy zmotywować dziecko na przykład do ćwiczeń na fortepianie czy do odrobienia pracy domowej. Wcale nie trzeba być tyranem – wahadełko może zatrzymać się gdzieś w połowie drogi.

Pamiętam, jak uczyłam synka jeździć na nartach. Musiałam nakłaniać go do przezwyciężenia lęku, bo wiedziałam, że potrafi to zrobić, więc nie miałam zamiaru pakować się, schodzić ze stoku i wracać do domu. Nie zmuszałam go, lecz przekonywałam. Robiłam to bardzo usilnie. On był zły na mnie, a ja na niego. Oboje byliśmy sfrustrowani i oboje płakaliśmy, ale postanowiłam nie schodzić z tej góry. Wykorzystałam to, co wiem o swoim dziecku, obniżyłam nieco wymagania i spróbowaliśmy zjechać razem. Teraz mój syn uwielbia jazdę na nartach.

Przezwyciężanie wątpliwości i strachu zarówno u rodziców, jak i u dzieci to nieodłączny element bycia rodzicem. Naturalnie mogłam wówczas zrezygnować. Malec czegoś się wtedy jednak nauczył, a dzięki temu mógł się wykazać. Nauka nowych umiejętności często wiąże się z obawami i wątpliwościami, ale na końcu naszych starań zawsze, ale to zawsze, czeka nas coś pięknego.

Wspaniale jest uczyć się czegoś nowego, przezwyciężać ograniczenia nie tylko własne, ale i dziecka.

Owszem, przez około tydzień będziecie koncentrować się wyłącznie na odzwyczajeniu malucha od pieluch. Docenicie jednak swój wysiłek, gdy zobaczycie wyraz dumy na twarzy dziecka, które zrobiło coś, co jeszcze tydzień temu wydawało mu się niemożliwe. Być może napotkacie opór. W pierwszym tygodniu pracy przedszkola byłam świadkiem buntu dziesięciorga dzieci, które narobiły tyle szumu, jakby chciały umyślnie torturować opiekunów. Były krzyki i kopanie. Ich rodzice jednak uparli się, by dzieci pozostały w przedszkolu. Gdy maluchy zrozumiały, że nie ma innego wyjścia, uspokoiły się, a teraz kochają przedszkole. Kiedy nowa rzeczywistość stała się rutyną, okazało się, że strach miał wielkie oczy. Wyobrażacie sobie jednak, co by się stało, gdyby rodzice nie „naciskali" na swoje pociechy?

Kwestię oporu omówię szerzej w dalszej części książki. Na razie nie chcę, byście postrzegali oduczanie od pieluch jako zmuszanie dziecka, by robiło coś, czego nie potrafi. Nikt nie rozpoczyna takiej nauki, myśląc: „Będę przeć do przodu, nie zważając na nic. Dziecko usiądzie w końcu na nocniku, czy mu się to podoba czy nie". Tak nie należy robić. Na pewno nie postąpi tak nikt, kto kupił moją książkę. Tacy rodzice zwykle nie są moimi klientami.

Mimo to często spotykam się z podobnymi sytuacjami:

„Jasiu, chcesz na nocnik? Musisz teraz zrobić siusiu. Chodź, zrobisz siusiu. Proszę cię. Mamusia idzie. Idziesz ze mną? No chodź, Jasiu, ja nie żartuję. Zaraz czas na bajkę i musimy zrobić siusiu. Wiem, że chcesz siusiu, bo od rana nie siusiałeś. NO, DALEJ. Masz teraz zrobić siusiu. Widzę, że ci się chce. No już, siusiamy. Proszę! Chcesz siusiu? Chcesz siusiu? Chcesz siusiu?".

Nieee... tu nie ma mowy o żadnej agresji.

To podejście stosowane przez tych samych rodziców, którzy mówią o „niezmuszaniu" dzieci. Nie wiem, jak wam, ale mi to wygląda na przymuszanie. Większość z nas nawet nie zdaje sobie sprawy z tego, jak silną presję wywiera na dziecko, zamęczając je w ten sposób. Istotnym elementem nauki jest obdarzanie dziecka odpowiedzialnością i zaufaniem.

### **Hasło 2**: „Gdy dziecko jest już odzwyczajone od pieluszek, nie ma mowy o wpadkach"

Uwielbiam to hasło. Wciąż widuję je w komentarzach na Facebooku i na blogach. Słyszę ten tekst także przy piaskownicach, zwykle wypowiadany złośliwie. „Nauczone dziecko nie powinno mieć wpadek".

Czy dziecko kiedykolwiek nauczyło się czegoś i już nigdy więcej nie popełniało błędów? To niedorzeczne, nie uważacie? Oczekiwanie od niego, by nie miało żadnych wpadek jest po prostu dziwne. Tak jakby dziecko miało jakiś przycisk, po wciśnięciu którego już zawsze załatwiałoby swoje potrzeby do nocnika czy sedesu.

Wszyscy dobrze wiemy, że to nierealne. Oczywiście, że wypadki będą się zdarzać. Odnoszę jednak wrażenie, że rodzice się ich nie spodziewają. Większość z nich nie jest na nie przygotowana i niemal 90 procent oczekuje, że po jednym lub dwóch dniach dziecko zostanie raz na zawsze nauczone, gdzie należy robić siusiu i kupkę. Być może czeka was kilka dni sukcesów, ale gwarantuję wam, że niespodzianki dalej będą się przytrafiać.

Uczenie dziecka korzystania z nocnika to proces. Wasza pociecha stopniowo będzie radzić sobie coraz lepiej. Niniejsza książka pomoże wam szybko zacząć ten proces. Z każdym tygodniem będzie łatwiej i sprawa nie będzie już wymagała tyle uwagi. Wpadki wciąż będą się jednak zdarzać, głównie dlatego, że my – rodzice – zapominamy o sygnałach (lub je ignorujemy) albo nie podpowiadamy dziecku, co ma robić. Warto pamiętać, że wpadki to po prostu wpadki – nie są zamierzone. Zwykle ostrzegam rodziców, by się na nie przygotowali. I tak nosicie przy sobie torbę z pieluchami. Czy zrobi wam to wielką różnicę, jeżeli na wszelki wypadek spakujecie ubrania na zmianę?

W pierwszym tygodniu wpadki mają raczej charakter pomocy naukowej. Zarówno wy, jak i wasze dziecko wciąż jesteście w fazie dopracowywania szczegółów. Naturalnie, jeżeli dziecko ciągle zalicza wpadki i nigdy nie udaje mu się dobiec do nocnika, trzeba zwrócić na to uwagę. Zajmę się tym później.

Prawdziwe „wpadki" zdarzają się raczej po kilku miesiącach. Wtedy korzystanie z nocnika przestaje być czymś niezwykłym. Nie nagradzamy już dziecka słowami pochwały. Wiemy, że zna ono własne sygnały i sądzimy, że powie nam, gdy poczuje potrzebę zrobienia kupki albo siusiu. Poważne cofnięcie się poczynionych do tej pory postępów wymaga jednak należytej uwagi ze strony rodziców. Skoro już o tym wspomniałam, przyjrzyjmy się tej kwestii nieco bliżej.

## Regresja

Ten problem często pojawia się przed narodzinami kolejnego potomka. Rodzice obawiają się, że przyzwyczajanie niemowlaka do nocnika nie uda się, gdyż pod wpływem obecności nowego członka rodziny nauczone już dziecko może doświadczyć regresji. Regresja to po prostu krok wstecz. Dzieci czasami cofają się w rozwoju, gdy w domu pojawia się młodsze rodzeństwo. Zazwyczaj regresja taka ma charakter sporadycznych wpadek. Nigdy nie spotkałam się z dzieckiem, u którego objawiałaby się całkowitym powrotem do stanu sprzed nauki korzystania z nocnika. Każda duża zmiana – nowe rodzeństwo, przeprowadzka, rozwód rodziców – może spowodować regres. Jest to sposób, w jaki dziecko reaguje na to, co dzieje się wokół niego, ponieważ jest zbyt małe, by mogło wyrazić swoje uczucia słowami. W takich sytuacjach zawsze chodzi o uwagę. Smutno mi, gdy słyszę, jak ludzie mówią: „Ono to robi tylko dlatego, by zwrócić na siebie uwagę".

Regresja faktycznie może stanowić problem, ale nie powinniście opóźniać nauki wyłącznie ze względu na potencjalne problemy. Po pierwsze, ta kwestia może was w ogóle nie dotyczyć. Po drugie, kolejne dziecko będzie wymagało od was tak dużej uwagi, że dobrze by było, aby przed jego narodzinami pierwsza pociecha opanowała chociaż podstawy korzystania z nocnika czy sedesu. Nawet jeżeli wasze dziecko rzeczywiście cofnie się w rozwoju, będzie wam sto razy łatwiej zapanować nad sytuacją, niż gdybyście zaczynali od zera.

Nie zakładajcie też, że regresja będzie polegała tylko na wpadkach. Niektóre dzieci reagują na zmiany w zupełnie inny sposób. Jeżeli w domu pojawia się nowe dziecko, starsze może je bić, gryźć was lub ignorować nowe rodzeństwo. Niektóre dzieci w ogóle nie reagują. Szczegóły tego zagadnienia omówię w rozdziale 19 zatytułowanym *Porady i pytania*.

Oto najczęstsze mity i błędne przekonania. Większość z was niestety je zna i często powtarza, jednak gdy się nad nimi zastanowicie, okaże się, że nie mają żadnego uzasadnienia. Tak więc, moi przyjaciele... nadszedł czas na przygotowanie mentalne.

## ROZDZIAŁ 4

# NASTAWIENIE

W tym rozdziale dowiecie się, jak nie stracić głowy. Najwyższy czas przygotować się do wielkiej chwili!

Wiem, że czekacie na konkrety dotyczące nauki korzystania z nocnika, ale właściwe nastawienie to bardzo istotny element całego procesu (a także bycia rodzicem).

Najważniejsze to wyzbyć się wszelkich oczekiwań co do czasu trwania nauki. Powiedziałam już, co sądzę o magicznym trzydniowym procesie. Owszem, niekiedy można oduczyć dziecko od pieluch w trzy dni. Można to zrobić także w jeden dzień, ale zazwyczaj trwa to tydzień. Ciekawi mnie, dlaczego każdy z nas tak bardzo pragnie podkreślić niepowtarzalność swojej pociechy. Z jednej strony zachwyca nas fakt, że każde dziecko jest inne i unikalne jak płatek śniegu, a z drugiej oczekujemy uniwersalnego planu nauki korzystania z toalety. Coś takiego po prostu nie istnieje. To, że wasza sąsiadka, matka dwójki dzieci, zapewnia was o swojej absolutnej wiedzy na ten temat, jest wielce denerwujące.

Istnieje wiele „metod" przyuczania dziecka do korzystania z nocnika, ale tak naprawdę większość z nich sprowadza się do dwóch sposobów:

1. Stosowanie nagród.
2. Konsekwencja w postępowaniu i poświęcenie.

To wszystko.

My zajmiemy się drugim systemem. Wasze dziecko jest wyjątkowe; ma swój niepowtarzalny zestaw genów. Uczy się we własnym tempie, a my musimy to uszanować. Gdyby istniał *uniwersalny* sposób odzwyczajenia dziecka od pieluch – jakaś gwarantowana, bezproblemowa trzydniowa metoda – na pewno dowiedzielibyście się o tym z telewizji. Wieść rozeszłaby się po świecie błyskawicznie. Wszyscy byśmy ją znali i stosowali. Mamy tu jednak do czynienia z ludźmi, którzy reagują odmiennie, mają własne (nie zawsze zgodne z logiką) procesy myślowe i doskonale potrafią wami manipulować.

Korzystanie z nocnika to jedna z pierwszych czynności, których aktywnie uczymy swoje pociechy, i jedna z pierwszych umiejętności, jakich dzieci aktywnie się uczą. W trakcie nauki dowiecie się, w jaki sposób myśli nasze dziecko. Założenia dotyczące czasu trwania takiego procesu Z CAŁĄ PEWNOŚCIĄ pokrzyżują wam plany. Dlaczego? Ponieważ nieświadomie będziecie wywierać zbyt wielką presję na dziecku, a sami doprowadzicie się do białej gorączki. Uwierzcie mi, wiem, co mówię.

Bardzo często obserwuję, jak rodzice popełniają ten błąd. Nauka ma być przeprowadzana konsekwentnie i nie powinna trwać rok. Mogę wam zdradzić, że większość dzieci opanowuje umiejętność załatwiania czynności fizjologicznych na nocniku po około 7–10 dniach. W ciągu minionych lat zauważyłam, że w życiu dziecka istnieje pewien trwający dwa tygodnie magiczny okres, w którym nauka korzystania z nocnika przebiega tak gładko, że aż trudno w to uwierzyć. Moment, w którym pojawi się to okno czasowe, nie jest jednak nikomu znany i dziecko w żaden sposób go nam nie zakomunikuje. Jeżeli od znajomych, sąsiadów czy rodzeństwa usłyszycie tego typu cudowne historie, to wiedzcie, że po prostu im się poszczęściło zgrać naukę z tym idealnym czasem.

Zanim przystąpicie do nauki, będziecie musieli poczynić pewne przygotowania.

## Ustalcie datę

Musicie zaplanować początek nauki. Może to być dowolny dzień. Zazwyczaj radzę rodzicom, by zaczęli dwa tygodnie po przeczytaniu mojej książki, ale równie dobrze można rozpocząć od jutra. Dwutygodniowa przerwa ma wam pozwolić przygotować się i odpocząć od natłoku informacji. Prawdopodobnie ostatnio dużo czytaliście o wychodzeniu z pieluch, długo myśleliście na ten temat, pytaliście innych rodziców, odpieraliście ataki wszystkowiedzących „ekspertów" i towarzyszyło wam poczucie winy za każdym razem, gdy zmienialiście kolejną pieluszkę. Dajcie sobie dwa tygodnie odpoczynku od tych spraw. Ustalcie datę, która pozwoli wam skupić się na nauce przez dwa do trzech dni. Najlepsze do tego celu są długie weekendy. To podobna sytuacja, jak w przypadku osób, które chcą zacząć ćwiczyć, przejść na dietę czy rzucić palenie. Dzięki temu macie kilka ostatnich dni „wolności". Po ustaleniu daty zmieniajcie pieluchy bez żadnego poczucia winy. Okres oczekiwania pozwoli wam też przygotować się na wielką zmianę w życiu waszej pociechy – wkrótce przestanie być dzieckiem, a stanie się małą dziewczynką lub chłopczykiem. Zauważyłam, że niektórym rodzicom trudno rozstać się z fazą dziecka. To słodko-gorzki okres, w którym należy zastanowić się nad swoją postawą. Uważam, że nie powinniśmy powstrzymywać rozwoju naszych pociech tylko po to, by zaspokoić własne potrzeby emocjonalne. W dalszej części książki przedstawię kilka wskazówek, które pomogą zarówno wam, jak i waszym dzieciom poradzić sobie z emocjami towarzyszącymi zmianom.

## Kupcie nocnik, a jeżeli już go macie i wystawiliście go, by dziecko go widziało – schowajcie go

Większość rodziców uczestniczących w moich zajęciach popełniła ten sam błąd polegający na wystawieniu nocnika, by „dziecko mogło się z nim oswoić". Jeżeli tego nie zrobiliście – to dobrze. Jeżeli wystawiliście nocnik, a wasze dziecko korzystało z niego wyłącznie do załatwiania swoich potrzeb fizjologicznych, nie musicie go chować. Natomiast jeśli nocnik służył innym celom i dziecko nie robiło do niego siusiu ani kupki, schowajcie go.

Nie radzę też, by dziecko było obecne przy kupowaniu nocnika. Maluch na pewno wybierze taki, który będzie wyposażony w mnóstwo dodatkowych, niepotrzebnych elementów. Pamiętajcie, że to nie zabawka. Sama jestem wielką fanką nocników firmy BabyBjörn.

Jeżeli od tej chwili do momentu rozpoczęcia nauki dziecko powie wam, że chciałoby załatwić się do nocnika, pozwólcie mu na to. Załóżmy, że chcecie zacząć za dwa tygodnie. Wasze dziecko korzystało już z nocnika, ale robiło to nieregularnie. Nocnik stoi w łazience i nie jest wykorzystywany jako zabawka. W takim wypadku nie musicie go chować. W ciągu tych dwóch tygodni, jeżeli dziecko będzie chciało skorzystać z nocnika, możecie mu na to pozwolić. Nie róbcie jednak wokół tego zbyt wiele szumu. Powiedzcie po prostu: „Dziękuję, że skorzystałaś/eś z nocnika". Nie wspominajcie o żadnej nauce ani nie wychwalajcie dziecka. Wystarczy podziękowanie i oznajmienie dziecku, że „zrobiło siusiu do nocnika".

## Nie planujcie żadnych spotkań towarzyskich przez tydzień od momentu rozpoczęcia nauki

Załóżmy, że zgodnie z waszym postanowieniem nauka rozpocznie się w niedzielę za dwa tygodnie. Od tej niedzieli aż do kolejnej nie umawiajcie się z nikim.

Śmieszy mnie reakcja niektórych mam, gdy o tym wspominam. Opadają im szczęki, a twarz blednie. Co? Tak, wasz kalendarz musi być pusty przez kolejny tydzień (pracujące mamy nie muszą się martwić – tematem żłobków zajmiemy się za chwilę).

Pierwsze kilka dni powinniście spędzić większość czasu w domu. Następnie, co najmniej przez tydzień, musicie niezwłocznie reagować, gdy wasze dziecko zasygnalizuje wam, że chce siusiu lub kupkę. Przyczyna takiej rezerwacji czasu jest prosta: jeżeli coś zaplanujecie, narazicie się na stres. Co się stanie, kiedy wasze dziecko wypije rano dużo wody i nie będzie chciało zrobić siusiu, a wy będziecie musieli iść z nim na zajęcia, do biblioteki lub do znajomych? W takiej sytuacji albo się zestresujecie, albo zaczniecie zbyt intensywnie naciskać na dziecko. Kusicie los i narażacie się na wpadkę w aucie. Co się stanie, jeżeli okaże się, że wasz maluch chce zrobić kupkę, a najbliższa toaleta jest nieczynna? Na tym etapie (np. w trzecim dniu nauki) wasze dziecko nie będzie jeszcze świadome wysyłanych przez siebie sygnałów (nie wspominając o was). Dlatego ustalcie swój harmonogram tak, by odnieść sukces!

Proszę was jedynie o krótką przerwę. Zdarzało się, że rodzice w reakcji na tę prośbę dosłownie wariowali i zapewniali, że nie mogą zostać tak długo w domu. Odpowiadałam wówczas, że jeżeli nie mogą zostać przez kilka dni z dzieckiem, to powinni przemyśleć swoje priorytety. W takim wieku dziecko nie powinno mieć zbyt napiętego grafiku – zarówno zajęć, jak i rozrywek. Jeżeli oboje pracujecie poza domem, przeczytajcie rozdział o żłobkach – to zupełnie inna para kaloszy. Gdy dziecko chodzi do żłobka, najlepiej jest zacząć naukę podczas długiego weekendu lub dodatkowo przedłużyć go, biorąc urlop, by mieć 4 wolne dni. Im dłużej dziecko będzie się uczyło w towarzystwie rodziców, w znanym mu, domowym środowisku, tym sprawniej pójdzie nauka.

Mam jeszcze jedną uwagę związaną z ustalaniem planów na ten tydzień. Zaledwie jedno pokolenie temu dzieci odzwyczajano od pieluch w wieku od siedemnastu do dwudziestu dwóch miesięcy. Nasze mamy spędzały wtedy większość czasu w domu. Nie pracowały zawodowo, nie miały komputerów, e-maili, Facebooka ani telefonów komórkowych. Nie dbały o zachowanie własnej tożsamości, nie chodziły na zebrania matek, nie umawiały się ze znajomymi, nie chodziły z dziećmi na gimnastykę, zajęcia muzyczne czy basen. Mam czterdzieści trzy lata, więc z pewnością adresuję swoje rady do nieco młodszych czytelników i wcale nie twierdzę, że nasze mamy były bez zarzutu. Wierzę jednak, że to dzięki przebywaniu w domu uczenie dzieci korzystania z nocników było prostsze. Moja mama oraz jej trzy najbliższe przyjaciółki w ciągu dziesięciu lat urodziły łącznie dwadzieścioro dzieci. Wszystkie używały pieluch tetrowych i żadna z nich nie miała w domu suszarki. Mimo to wszystkie dzieci wyszły z pieluch w wieku dwudziestu dwóch miesięcy.

Jeżeli będziecie wywierać presję na dziecko, obróci się to przeciwko wam i czeka was rwanie włosów z głowy. Zróbcie sobie przysługę i posłuchajcie mnie. Wasz kalendarz przez tydzień nauki powinien być pusty. Nie zakładajcie, że wasze dziecko będzie prymusem w nauce korzystania z nocnika. Takie dzieci istnieją, ale zwykle wychodzi to na jaw w najbardziej nieoczekiwanych chwilach. Nie zmyślam. Wielu rodziców padło ofiarą fantazji typu: „Moje dziecko jest bystre, szybko się nauczy; nie planuję nic przez trzy dni – i to powinno wystarczyć! Później wracam do swoich zajęć. Nie mam czasu na dłuższą naukę".

Uwierzcie mi, takie myślenie skończy się płaczem – waszym płaczem.

## Tydzień przed wielkim dniem

Zacznijcie wspominać dziecku o pozbyciu się pieluch. Nie mówcie jeszcze nic o nauce korzystania z nocnika. Nie mówcie nic o toalecie, siusiu czy kupce. Podczas zmieniania pieluchy zakomunikujcie po prostu: „w niedzielę wyrzucamy pieluchy". Powinno to brzmieć spokojnie i wyrażać troskę. Opanujcie nerwy i nie róbcie z tego wielkiego zagadnienia. Nie prowokujcie lęku. Wyrzucenie pieluch? Mamo, przecież to proste.

Jest to doskonały moment na wytłumaczenie dziecku, że jest już dużą dziewczynką lub dużym chłopczykiem. Wymieńcie wszystkie „dorosłe" czynności, jakie wykonuje wasze dziecko. Maluchy uwielbiają słuchać o rzeczach, które już potrafią, a których nie potrafiły jako małe dzieci. Takie rozmowy przygotowują zarówno was, jak i wasze dziecko na koniec pewnego etapu w życiu malucha.

Ta konkretna faza rozwoju dziecka to etap, w którym słowa, których używacie, mogą wysyłać sprzeczne sygnały. Czy poniższe zdania brzmią znajomo?

„Kto jest moim ukochanym dzieciaczkiem?"
„Nie dotykaj tego skarbie, to nie dla dzieci"
„Przestań. Jesteś już dużą dziewczynką"

To jak to w końcu jest z waszym dzieckiem? Jest małe czy duże? Być może nie wydaje wam się to ważne, ale dobrze jest zwracać uwagę na taki język. Czasami nasze duże dzieci potrzebują takiej samej opieki jak maluchy i powinny wówczas umieć to wyrazić. Zajmowałam się kiedyś dzieckiem, które wymyśliło zwrot: „potrzebuję dziecięcej miłości". Wydało mi się to bardzo błyskotliwe i zastosowałam to wyrażenie także w stosunku do mojego syna. To naprawdę działa. Dzieci nie boją się przez chwilę być „maluchami", jeżeli wiedzą, że otrzymają nieco „dziecięcej miłości". W tym momencie znajdują się na pewnym rozdrożu – wiemy, że nie są tak naprawdę dużymi dziećmi, ale to już także nie maluszki. Do dziś mój syn Pascal prosi mnie nieraz o „dziecięcą miłość" (on nazywa to „miłością mamusi", ale chodzi o to samo). Moment ten trwa około trzydziestu sekund, po czym chłopiec wraca do bardziej „dorosłych" zajęć. Dzięki temu oboje otrzymujemy potrzebną dawkę miłości i bliskości.

Czas na podsumowanie przygotowań, jakie poczyniliście do tej pory:

- Ustaliliście datę i do wielkiego dnia zostały wam dwa tygodnie.
- Na razie schowaliście nocnik.
- Nie macie planów na pierwszy tydzień nauki.
- Subtelnie daliście dziecku do zrozumienia, że pozbywacie się pieluch.

## Czy naprawdę wyrzuciliście pieluchy?

Dodałam ten podrozdział do tego wydania książki, ponieważ pojawiły się nowe okoliczności. Kiedyś kwestia w nim omawiana nie stanowiła tak wielkiego problemu, ponieważ społeczność internetowa była nieliczna. O co chodzi? O zwątpienie we własne decyzje. Na pierwszy rzut oka nie wygląda to na poważny problem, ale to najgorsze, co może was spotkać. Podkopuje to konsekwencję w działaniu i praktycznie uniemożliwia przyzwyczajenie dziecka do korzystania z nocnika. Zawsze dostrzegam, gdy za rzekomymi problemami dziecka, które „nie potrafi się nauczyć", kryje się tak naprawdę zwątpienie mamy (lub taty) we własne siły. Podczas uczenia dziecka nowych umiejętności może pojawić się szereg trudności, ale „nie potrafi się nauczyć" nie powinno być jedną z nich. Jeżeli malutki szczeniak może nauczyć się załatwiać swoje potrzeby fizjologiczne na dworze w niespełna tydzień, to dziecko na pewno poradzi sobie z przyzwyczajeniem do korzystania z nocnika. Stwierdzenie, że „dziecko nie potrafi się nauczyć", świadczy o kwestionowaniu przez was własnych decyzji.

Pieluszek trzeba się pozbyć raz na zawsze.

Czy naprawdę jesteście gotowi, by nauczyć swoje dziecko korzystania z nocnika? Schowaliście pieluchy, ale czy naprawdę je odstawiliście? Na pewno powiecie, że pozbyliście się pieluch. Tylko czy rzeczywiście to zrobiliście?

Wiem, że większość rodziców nie może się doczekać wyjścia z pieluch, ale widzę też dwa odrębne obozy: rodzice pewni i rodzice niepewni. Do której grupy należycie? Dobrze się zastanówcie. To najlepszy wyznacznik tego, jak sprawnie przebiegnie przyuczanie dziecka do nocnika. Zadajcie sobie kilka pytań, które pomogą wam ustalić, jak jest w istocie.

- Czy rozpoczynacie z dzieckiem naukę z przeświadczeniem, że spróbujecie i przekonacie się, jak wam pójdzie? Pisałam już o próbowaniu, ale mówię poważnie: takie podejście jest niedopuszczalne. „Próby" przyzwyczajenia dziecka do nocnika to wyraźny sygnał, że nie oczekujecie sukcesu. Nie próbujcie. Wyobraźcie sobie, że udało mi się wysadzić w powietrze wszystkie fabryki pieluszek na świecie (Mam ambitne marzenia. Naturalnie całą akcję przeprowadziłam odziana w czarny lateksowy kostium kota). Na świecie nie ma więcej pieluch. Oczywiście żartuję... w pewnym sensie. Nie mówcie „spróbujemy", bo jeżeli macie próbować, to lepiej wcale nie zaczynać. Od samego próbowania nic się nie zmieni. Trzeba działać. Pamiętajcie słowa Yody: „Rób albo nie rób. Nie ma próbowania".

- Czy macie obawy, że wasz maluch nie jest jeszcze gotowy? Martwicie się, że dziecko jest za małe? Pierwsze rozdziały tej książki miały na celu przekonanie was, że młodsze dzieci nie tylko można skutecznie odzwyczajać od pieluch, ale że jest to wręcz skuteczniejsze. Jeżeli wciąż uważacie, że jest za wcześnie na naukę, to skończy się to dla was porażką. „Gotowość" to bardzo mglisty termin. Lepiej zadajcie sobie pytanie, czy wasze dziecko jest do tego zdolne. Zastanówcie się, co podpowiada wam intuicja. Wszyscy wokół z pewnością będą mieli na ten temat własne zdanie, ale nie słuchajcie innych. Liczy się to, co tkwi w waszym sercu.

- Dlaczego chcecie, by wasze dziecko nauczyło się korzystać z nocnika? To niełatwe pytanie. Bądźcie wobec siebie szczerzy. Tak, prawie każdy rodzic chciałby pozbyć się pieluch. To dobra motywacja, ale istnieją lepsze. To tak, jakbyście zdrowo się odżywiali, bo chcecie schudnąć. Musicie znaleźć lepszą motywację, gdyż ta nie wytrzyma presji czasu. Szukajcie odpowiedzi głęboko w sercu. Elizabeth, moja była klientka, chciała się ze mną spotkać, ponieważ podjęte przez nią próby odzwyczajenia dziecka od pieluch nie powiodły się. Robiła wszystko, jak należy. Dziecko uczyło się bardzo powoli. Ukazując swoją wrażliwą stronę (co mi bardzo zaimponowało), przyznała, że jest jej wstyd. Chciała wyprzedzić swoje przyjaciółki i jako pierwsza nauczyć swoje dziecko korzystania z nocnika, ale nie udało się. Nie tylko z tego powodu poniosła klęskę, ale fakt ten miał swój istotny wpływ na porażkę. Nie rozpoczynajcie nauki tylko dlatego, że chcecie pochwalić się swoim doskonałym dzieckiem. Nikt nie jest doskonały. Nie róbcie tego, by udowodnić komuś cokolwiek.

◎ Jaki jest zatem dobry powód, by rozpocząć naukę korzystania z nocnika? Najlepszy to chęć obdarzenia dziecka szacunkiem do samego siebie i dumą z nauczenia się nowej umiejętności. Moje ulubione podziękowania – a słyszę je dość często – brzmią tak: „Uwielbiam wyraz twarzy mojej córki. Jest z siebie taka dumna". Wciąż to powtarzam: to nie my dajemy dziecku pozytywną samoocenę. To ono wykształca ją samodzielnie poprzez opanowanie nowych zdolności. To wspaniała motywacja!

◎ Co na temat rozpoczęcia nauki myślą wasi przyjaciele i rodzina? To bardzo istotna kwestia. Jeżeli każdy dzień ma być dla was walką, jeśli codziennie wasi bliscy będą wmawiać wam, że dziecko jest jeszcze za małe, zaczną was dręczyć poważne wątpliwości. W takim wypadku kontynuujcie naukę, ale zadbajcie o odpowiednie nastawienie psychiczne i nie dajcie się złamać. Również dlatego najlepszym rozwiązaniem będzie niespotykanie się z przyjaciółmi przez tydzień.

Nie macie pojęcia, jak bardzo szkodliwy może być wpływ negatywnie nastawionych przyjaciół i członków rodziny. Sama postanowiłam rozpocząć toaletową edukację mojego syna, gdy Pascal miał osiemnaście miesięcy, bo wiedziałam, że jest to możliwe w tym wieku. Wychowuję syna samotnie i w tamtym okresie prowadziłam sklep. Wiedziałam, że nie mogę liczyć na wsparcie opiekunek ze żłobka. Już w ciągu pierwszych godzin w pierwszym dniu nauki siadania na nocniku wiedziałam, że nie będzie to prosta sprawa. Zrozumiałam, że nauczenie tego będzie możliwe, ale proces ten zajmie dłużej niż kilka dni. Wówczas zrezygnowałam, ale później, w wieku dwudziestu dwóch miesięcy, Pascal poradził sobie o wiele lepiej. Wspominam o tym tylko dlatego, że moi ówcześni „przyjaciele" wprost nie mogli doczekać się mojej porażki. Nie żartuję! „A nie mówiłam/em!". Szybko pozbyłam się ich z mojego życia. Do diabła z nimi. Powinniście móc uczyć własne dziecko bez ataków ze strony osób trzecich. Moi klienci często mówią: „Gdyby tak można było uczyć dziecko podczas dwutygodniowego pobytu na bezludnej wyspie...". Nie dajcie się sceptykom. Nie wiem dlaczego, ale przyzwyczajanie dziecka do korzystania z nocnika to czynność, na temat której ludzie bardzo swobodnie wyrażają swoje zdanie, najczęściej krytykując i udzielając tzw. dobrych rad. Bardzo mnie to dziwi. Nikt przecież nie wpadłby na pomysł, by instruować rodziców, jak dyscyplinować swoje dzieci, czyż nie?

Wydaje mi się, że problem z krytykantami posiada drugie dno. Jeżeli uda wam się skutecznie oduczyć dziecko od pieluszek, wówczas ci, którzy twierdzili, że to niewykonalne, wychodzą na głupków. Podważacie ich wiedzę na temat rodzicielstwa. Innymi słowy, są oni emocjonalnie zaangażowani w oczekiwanie na twoją porażkę. Uważajcie więc na przyjaciół, którzy wmawiają wam, że wasze dziecko jest za małe, a wy postępujecie niewłaściwie, albo że powinniście dawać dziecku lizaka za każdym razem, jak zrobi kupkę. Jeżeli macie na tyle odwagi, powinniście zapytać ich: „Dlaczego tak angażujecie się w to, jak uczę dziecko samodzielności?".

Co więcej (wiem to z Facebooka), już wkrótce będziecie mieli okazję do pochwalenia się swoimi postępami. Nie zaczynajcie jednak nauki tylko dlatego, że chcecie obwieścić światu swój sukces.

Jeżeli pobieżnie przeczytaliście powyższe pytania, zadajcie je sobie ponownie. Upewnijcie się, że jesteście naprawdę gotowi. Musicie być pewni, że wasze dziecko nie tylko jest do tego zdolne, ale że nowo nabyta umiejętność pozwoli mu się rozwinąć. Zmotywujcie się w odpowiedni sposób – zacznijcie naukę, bo to już najwyższy czas, ponieważ to kolejny krok milowy w dorastaniu waszej latorośli, no i dlatego, by w końcu pokazać tym okropnym pieluchom, gdzie ich miejsce. Zadbajcie o wsparcie bliskich i unikajcie kontaktu z krytykantami.

Nie da się przecenić istoty tych kwestii. Nie ma w tym nic złego, że trochę się denerwujecie. Niektórzy ludzie zmieniają naukę korzystania z nocnika w gehennę, bo zwlekają z rozpoczęciem nauki zbyt długo, co prowadzi do katastrofy. W większości przypadków jednak nie jest to aż tak wielkie wyzwanie. Możecie mieć nieco wątpliwości i obaw, ale nie pozwólcie tym emocjom rządzić. Nieustannie obserwuję, jak dziecko absorbuje nastawienie rodziców. Możecie to nazywać, jak chcecie – „wibracje", „energia" czy „sygnały niewerbalne", ale faktem jest, że dzieci przyswajają naszą energię, czują emocjonalne podłoże danej sytuacji. Dziecko zauważy, że mama jest smutna, nawet jeżeli będzie robiła dobrą minę do złej gry. Wasze pociechy są niezwykle wyczulone. Nie wykształciły jeszcze emocjonalnej zbroi, która pozwala uodpornić się na wpływ otoczenia. One czują nasze nastawienie.

Jeżeli wątpicie w coś, one też będą w to wątpić, a w rezultacie będzie się wam wydawało, że „nie potrafią się nauczyć". Kiedy zdominuje was obawa „nie jestem pewny/a, że moje dziecko jest na to gotowe", maluch będzie zachowywać się tak, jakby „nie był gotowy" czy „nie mógł się nauczyć". Niejasne oczekiwania to niejasne wyniki. Będziecie dezorientować dzieci sprzecznymi sygnałami. Dziecko nie znajdzie słów, by powiedzieć: „Hej, mamo, dostarczasz mi dwóch zupełnie odmiennych przekazów, więc nie wiem, co mam robić". Jego reakcją będzie najprawdopodobniej „nieporadzenie sobie" z nauką korzystania z toalety. Jeżeli wasze usta będą mówić jedno, a serce drugie, dziecko będzie zdezorientowane. Brzmi przekonująco?

Przejdźmy do kilku ważnych współczesnych kwestii, które należałoby omówić. Nie są to pytania i odpowiedzi, ale skoncentrowanie się na tych sprawach z pewnością pomoże wam uzyskać odpowiednie nastawienie.

## Przystopujcie z Facebookiem. Na razie

Na miłość boską, nigdy nie piszcie na Facebooku, że zaczynacie przyuczać dziecko do nocnika! Gdy nauka się powiedzie, możecie się tym chwalić, ile dusza zapragnie. Możecie nawet ustawić sobie taki status na najbliższy rok! Ale jeżeli zaczniecie informować świat o tym, że rozpoczęliście naukę, momentalnie dostaniecie co najmniej trzydzieści cztery komentarze od różnego rodzaju „ekspertów". To miło, że wasza najlepsza przyjaciółka nauczyła dziecko korzystać z nocnika dzięki nagradzaniu go słodyczami, ale *wy* wiecie już, co i jak macie robić. Przyjaciele może i mają dobre intencje, ale ich rady wzbudzą w was jedynie wątpliwości. Jeżeli macie problemy, wątpliwości lub po prostu chcecie się pożalić, dołączcie do naszej strony na Facebooku (Oh Crap! Potty Training), gdzie znajdziecie podobnie myślące mamy i dużo wsparcia. Na waszej prywatnej stronie nie powinniście tego niestety oczekiwać.

## Sen

Tak, jesteśmy legionami niewypoczętych rodziców. Jednak pisząc o spaniu, mam na myśli nie tylko was, ale przede wszystkim wasze dziecko. Ogólnie rzecz biorąc, nasze dzieci nie śpią tyle, ile powinny. Dwulatek potrzebuje około dwunastu godzin snu dziennie, ale większość dzieci w tym wieku nie śpi tak długo. Zmęczone dziecko bywa niespokojne, jeśli więc o dziewiętnastej widzicie, jak wasza pociecha gania w kółko za psem i nie wydaje się ani trochę zmęczona, może to być tylko pozór. Prawdopodobnie maluch jest przebodźcowany. Inną oznaką zmęczenia są kłopoty z położeniem do łóżka. Ta czynność nie powinna sprawiać trudności, a jeżeli jest inaczej, może to wynikać z przemęczenia. Przemęczone dzieci bywają niezdarne, tracą cierpliwość i robią awantury, dokuczają innym i są marudne. „Nieeee, chcę różowy kubek. Nie, niebieski kubek. Nie, różowy kubek". Znacie to. Naturalnie wszystkie maluchy bywają kapryśne, ale zmęczone dzieci to zupełnie nowy wymiar szaleństwa. Zanim zajmiecie się nauką nowych umiejętności, zadbajcie o odpowiednią ilość snu malucha. Im więcej, tym lepiej. Jeżeli wy i wasze dziecko macie problemy ze spaniem, skontaktujcie się ze specjalistą, zanim jeszcze zacznięcie wychodzić z pieluch. Polecam Alannę McGinn, autorkę strony internetowej *The Good Night Sleep Site*. Potrafi ona w doskonały sposób przywrócić rodzicom i dzieciom odpowiedni rytm snu. Nie będę poświęcać tej kwestii zbyt wiele miejsca, ale pamiętajcie, że powinniście uporać się z wszelkimi problemami tego typu, zanim zaczniecie naukę.

## Uczcie dziecko, które macie

To bardzo istotna sprawa. Macie takie dziecko, jakie macie, a nie takie, jakie chcecie mieć. Niektórych rzeczy nie można zmienić. Trudno to zaakceptować i mieć to cały czas na uwadze. Wszyscy chcielibyśmy mieć dobrze wychowane, kochające i grzeczne dzieci. Mamy jednak to, co mamy, i w żaden sposób nie umniejsza to miłości do naszych pociech. Ucząc dziecko korzystania z nocnika, nie bujajcie zbytnio w obłokach, powtarzając „szkoda, że nie...". Radźcie sobie z bieżącymi, realnymi problemami. Wasze fantazje nie mają znaczenia. Marzenia o innym zachowaniu nikomu nie służą. W tym „wychowaniu" dużą rolę odgrywa „natura". Chodzi o to, by zawsze skupiać się na mocnych stronach waszego dziecka. Podczas pracy z maluchami nigdy nie staram się „naprawiać" określonych niedostatków. Skupiam się natomiast na tym, co dziecko potrafi.

Ważny jest jeszcze inny aspekt realnego podejścia do dziecka. Jeżeli ma ono jakiś konkretny „problem", który jest widoczny jeszcze przed rozpoczęciem nauki korzystania z nocnika (jest ono na przykład płaczliwe, zbuntowane lub zbytnio histeryzuje i robi awantury), to te „problemy" będą wyraźnie widoczne także podczas procesu odzwyczajania dziecka od pieluch. To niezaprzeczalny fakt. Takie zachowania są czymś typowym i widziałam już wszystkie ich rodzaje. W gruncie rzeczy problemem nie są same zachowania, lecz złudne mniemanie rodziców, że nauka pójdzie jak z płatka, a wszystkie inne charakterystyczne cechy dziecka nagle znikną. Prawda jest jednak taka, że wasze dziecko nie tylko będzie zachowywać się tak jak przedtem, ale przez jakiś czas może być (prawdopodobnie będzie) jeszcze gorzej. Pamiętajcie, że to zupełnie normalne i trzeba brać to pod uwagę, żeby realistycznie ustalić własne oczekiwania.

## Majtki, ubrania i niezależność

Czy wasze dziecko samo się ubiera? Jeżeli jeszcze tego nie robi, to możecie zacząć naukę właśnie od tej umiejętności. Mam czasem wrażenie, że rodzice zaniedbują tę czynność - aż do chwili, gdy przychodzi czas na odzwyczajenie dziecka od pieluch, a wtedy... Aaaa!

Pamiętajcie, że dziecko jeszcze nie potrafi zręcznie manipulować ubraniami. Nie ma nic bardziej frustrującego niż to, że maluch podchodzi do nocnika, aby zrobić siusiu, ale nie może poradzić sobie z garderobą. Aaaa!

Jest na to rada. Po pierwsze - kto u licha wymyślił wyrażenie „ściągnij majtki"? Dzieci biorą wszystko bardzo dosłownie. Podczas nauki lepiej powiedzieć „zsuń majtki". Przecież dzieci to właśnie robią, czyż nie?

Dziecko zdecydowanie powinno nauczyć się samodzielnie ubierać. Już samo to jest nie lada wyczynem. Wasza pociecha zdobywa nowe umiejętności, dzięki którym zyskuje tak wiele niezależności! Gdy uczycie malucha, jak ma się ubierać, często trzeba powiedzieć mu coś więcej niż tylko „zakładam ci spodnie". Pamiętajcie, że to dla dziecka zupełnie nowa umiejętność. Opisujcie to, co robicie, bardziej szczegółowo, na przykład: „Widzisz? Teraz wkładam kciuk w gumkę. Później mocno chwytam i zsuwam".

Niektórzy rodzice ułatwiają dziecku naukę, organizując „przebierankowe przyjęcia". To zabawa polegająca na przymierzaniu różnych ubrań przez około godzinę. Zadbajcie o to, by było wesoło! Trening czyni mistrza, a większość dzieci w tym wieku nie ma zbyt wielu okazji do ćwiczeń. Ciśnienie wywołane potrzebą zrobienia siusiu nie jest najlepszą okazją do nauki. Dlatego wcześniej poćwiczcie ściąganie ubrań. Nie macie pojęcia, jak bardzo frustrująca jest sytuacja, w której dziecko już prawie nauczyło się konsekwentnie siusiać do nocnika, ale zalicza wpadki przez problemy z garderobą!

To także odpowiedni moment na danie dziecku odrobiny niezależności i ustalanie pewnych oczekiwań względem niego. Przydzielcie dziecku jakieś obowiązki, takie jak na przykład wkładanie naczyń do zlewu po obiedzie. Dzięki temu wasz maluch poczuje się dorosły i niezależny, ale będzie się też czuć częścią rodziny. Dzieci bardzo chcą mieć i znać swoje miejsce w waszym domu.

## Tatusiowie/Partnerzy

To dopiero historia!

Zadbajcie o to, by wasi partnerzy brali udział w procesie nauki. O wiele łatwiej jest wtajemniczyć ich, zanim zaczniecie. Pod koniec książki znajdziecie *Ściągawki dla taty.* W większości przypadków chodzi właśnie o ojców, ale rozdział ten równie dobrze może dotyczyć innych mam, partnerów i pozostałych opiekunów. Jeżeli zaś to ojciec jest głównym opiekunem dziecka, to sekcja ta dotyczy w równym stopniu mam.

Powiem jasno. Często stosuję spore uogólnienia. To, o czym teraz piszę, nie ma na celu alienacji partnerów czytających tę sekcję. Jeżeli to czytacie, to jesteście wspaniali. Powiedziano mi, że niektórzy ojcowie czują się przeze mnie zignorowani i pragnę za to przeprosić. Zapewne wiecie, że jest wielu ojców, którzy nie angażują się w pełni w rodzicielstwo. To na tyle poważny problem, że nie mogę go nie poruszyć. Dziękuję wam za zrozumienie.

Niektórzy partnerzy uwielbiają czytać książki takie jak ta i bardzo przejmują się wszystkim, co jest związane z rodzicielstwem, ale inni tego nie robią. Ewidentnym znakiem niechęci waszego partnera do wspierania was w procesie wyjścia z pieluch jest jego odmowa przeczytania tej książki (albo chociaż jej fragmentów). Uprzedzam, że będzie to problem. Moim zdaniem jest kilka powodów, dla których ojcowie nie palą się do przyuczania dziecka do korzystania z nocnika. Głównym z nich jest brak przyzwyczajenia do wykonywania wszystkich związanych z dzieckiem obowiązków. Przecież najczęściej to nie oni zmieniają pieluchy, tak więc nie widzą siebie w roli kogoś, kto miałby uczyć dziecko siadania na nocnik. Popularny dowcip głosi, że mężczyzna nigdy nie prosi o wskazówki. Ta książka to właśnie takie „wskazówki". Facet, który nie chce prosić o pomoc, nie będzie słuchał niczyich rad. Koniec, kropka.

Większość ojców pracuje zawodowo i podejrzewam, że po powrocie do domu chcieliby się wcielać w rolę „dobrego tatusia". Mężczyźni są też zwykle zmęczeni i drażliwi, więc zajmowanie się kupkami ich nie bawi. Rozumiem to, ale pragnę podkreślić, że to tylko *przejściowa* sytuacja.

Niektórzy mężczyźni myślą w sposób liniowy i nie potrafią rozszyfrować chaosu, jaki rozgrywa się w umyśle małego dziecka. Nie potrafię zliczyć, ile razy widziałam taką oto sytuację: Mama haruje jak wół przez cały dzień, ucząc dziecko siadania na nocnik. Zostawia je z ojcem na dwadzieścia minut, a gdy wraca, okazuje się, że maluch miał wpadkę. Mama pyta, co się stało, na co on odpowiada: „Poleciłem mu, żeby poszedł zrobić siusiu, ale on powiedział, że nie chce". Ojcowie chyba rzeczywiście oczekują, że wystarczy raz nakazać dziecku siusiać do nocnika, a ono zrozumie i będzie stosować się do tych zaleceń.

Jeżeli wasz partner stawia opór, zanim zaczniecie, spróbujcie ustalić, co jest tego przyczyną. Gdy po rozpoczęciu nauki będzie wam towarzyszyć krnąbrny partner, cały proces zmieni się w piekło. Zamiast na nauce dziecka, będziecie się skupiać na walce z waszą drugą połówką. Dowodząc swoich racji współmałżonkowi, zwiększycie ryzyko porażki. Ponadto powstała w wyniku waszych starć presja nie pozostanie bez wpływu na dziecko, a to odbije się na was.

Źródłem oporu może być na przykład autentyczne przekonanie niektórych ojców, że dziecko jest za małe, by odzwyczajać je od pieluch. W Ameryce dominuje ostatnio (dziwny) trend wydłużania okresu nakładania pieluch i opóźniania nauki siadania na nocniku. Być może będziecie więc walczyć z partnerami o ustalenie, co w istocie jest „normalne" i „właściwe". Co więcej, wielu ojców wierzy, że system nagród to dobre rozwiązanie, a jak już wcześniej ustaliliśmy, uczymy nasze dzieci korzystać z nocnika, nie oferując im za to żadnych fantów. Są też ludzie, którzy po prostu nie potrafią być uparci i konsekwentni. Z niechęcią podchodzą do wszelkich procesów oraz poradników i uważają, że gdzieś istnieje jakieś lepsze rozwiązanie. Wielu ojców kwestionowało moje metody. Jeden z nich kupił dwie inne książki. Dopiero gdy je przeczytał, przyznał mi rację.

Załóżmy więc, że wasz partner odmówił współpracy lub napotykacie duży opór z jego strony. Po pierwsze – nie wolno tego ignorować! Być może wasze dziecko szybko się uczy, więc już za kilka dni będziecie mogli zagrać partnerowi na nosie i udowodnić, że się mylił. Z doświadczenia wiem jednak, że jeśli jedno z rodziców nie bierze udziału w procesie nauki, wszystko zaczyna się walić. Maluch wyczuwa dwa różne nastawienia i jest zdezorientowany. Nie oczekujcie też, że wasz partner „będzie trzymał się z dala" od tego, co robicie. Jeżeli wasza druga połówka nie wyjechała gdzieś na dłużej, to prędzej czy później wejdzie wam w drogę. Kiedyś w końcu dziecko zostanie bowiem pod opieką partnera.

Co możecie zrobić? Porozmawiajcie z partnerem, gdy sytuacja się uspokoi, najlepiej po udanym współżyciu. Żartuję. Trochę żartuję. Chcę zasugerować, że lepiej nie dyskutować na ten temat, gdy wokół panuje chaos, na przykład podczas kolacji czy układania dziecka do snu. Spróbujcie ustalić, gdzie tkwi przyczyna takiego zachowania partnera. Wspomnijcie o argumentach, które wymieniłam wcześniej. Zapytajcie wprost i nie dajcie się zwieść ogólnikom. Jeżeli partner ma jakiś szczery, zasadny powód, dla którego nie chce uczestniczyć w przyzwyczajaniu dziecka do nocnika, to jest to sprawa, którą powinniście wspólnie omówić.

Jeżeli podejrzewacie, że ojciec nie interesuje się, ponieważ to nie on będzie musiał wykonywać lwią część obowiązków, to wiedzcie, że nie jest to dobra wymówka. Czasami matki dominują nad ojcami, ponieważ to my jesteśmy głównymi opiekunkami dzieci (to duże uogólnienie, ale wiecie, co chcę przez to powiedzieć). Spotkałam też ojców, którzy byli wręcz urażeni, że ich partnerki postanowiły rozpocząć naukę bez konsultacji z nimi. Ojciec jest w tym wszystkim tak samo ważny, jak matka, tak więc należy brać go pod uwagę od samego początku. Dowiedzcie się, jak wasi partnerzy zapatrują się na ten etap rozwoju dziecka i nie ignorujcie ich opinii. Ustalcie wspólny front.

Pamiętajcie, że gdy wasze dziecko nauczy się już korzystać z nocnika czy sedesu, tato będzie z tego faktu niezwykle dumny i z ochotą będzie przyjmował gratulacje. Mówię poważnie.

## Kilka słów o nocnikach

Dobrze jest mieć w domu mały nocnik, nawet jeżeli jesteście im przeciwni. Pragniemy wzbudzić w dziecku samodzielność. Wasza pociecha zapewne jeszcze przez długi czas nie będzie mogła sama poradzić sobie w ubikacji, nawet z pomocą schodka. Nocnik to wyjście tymczasowe; wkrótce maluch będzie na tyle duży, by móc korzystać z „normalnej" toalety. Jestem zwolenniczką zarówno nocników, jak i nakładek na sedes. Nie mam zdania co do tego, ile nocników powinno być w waszym domu i gdzie powinny stać. Jeżeli chcecie, możecie kupić ich tyle, by w każdym pokoju stał jeden. Na tym etapie nie musicie martwić się toaletową etykietą. Wiem, że niektórzy rodzice upierają się, by dziecko załatwiało swoje potrzeby fizjologiczne wyłącznie w ubikacji, ale ja uważam, że nie ma to znaczenia. Dzieci powinny mieć nocniki w zasięgu wzroku. Nie martwcie się – potrzeba prywatności i etykieta toaletowa z czasem pojawią się w sposób naturalny.

Muszę zaznaczyć, że siedziska do pozycji kucznej Squatty Potty to najlepszy produkt wszech czasów. Zainteresujcie się nimi, bo mogą przydać się też jako dodatkowy schodek. Więcej na ten temat znajdziecie w rozdziale 10 zatytułowanym *Kupka*.

## Uczenie dzieci karmionych piersią

Jeżeli wciąż karmicie piersią, to wspaniale. Sposób uczenia dziecka siadania na nocnik nie zmieni się zbytnio z uwagi na ten fakt, ale istnieje pewien drobny szczegół: jeśli nie wiecie dokładnie, ile dziecko je, musicie uważać w sytuacjach, gdy się wypróżnia. Będę z wami szczera: z moich obserwacji wynika, że mleko matki nie jest dla dziecka jedynie „napojem". Z punktu widzenia organizmu malucha liczy się ono jako pełnoprawne pożywienie. Chodzi mi o to, że jeżeli wasze dziecko pije 300 ml wody lub soku, to znaczy, że w pewnym momencie będzie musiało oddać co najmniej 200 ml moczu. Jednak w wypadku mleka obliczenia wyglądają nieco inaczej. Nie odstawiajcie dziecka od piersi tuż przed rozpoczęciem nauki siadania na nocniku! Wychodzenie z pieluch to dla dziecka wielka zmiana i mogłoby ono nie poradzić sobie z dodatkowym stresem. Poza tym podczas zmiany nawyków toaletowych dziecko może potrzebować bezpieczeństwa i komfortu matczynej piersi.

## Drogocenne dywany, parkiety i meble

Większość znanych mi rodziców nie ma w domu cennych mebli i dywanów. Jeżeli jednak macie kosztowne orientalne dywany czy drogie meble, nie wpuszczajcie do tych pomieszczeń dzieci. Przez jakiś czas niech przebywają w innych pokojach. Dostaniecie białej gorączki, gdy zobaczycie, jak wasza pociecha robi tam siusiu czy kupkę, a nie ma większego zła dla nauki korzystania z nocnika niż zdenerwowani rodzice. Najlepiej przebywać z dzieckiem w typowych pomieszczeniach. Wielu rodziców, głównie osoby wynajmujące mieszkania lub posiadające w domu drewniane podłogi, przez pierwsze dni bawi się z dzieckiem w kuchni, zanim nie opanuje ono podstaw.

To właśnie główne kwestie, nad którymi warto się zastanowić przed rozpoczęciem odstawiania pieluch, by nie stracić później głowy. Gdy rozwiejecie wszelkie wątpliwości, nauka korzystania z nocnika będzie o wiele prostsza! Jeżeli trzeba, wróćcie do początku i przeczytajcie cały rozdział ponownie. Warto zadbać o wszystkie kwestie związane z nastawieniem, zanim przejdziecie do nauki. Jeżeli jesteście już mentalnie gotowi, weźcie głęboki oddech i włączcie motyw przewodni z filmu *Szczęki*: dum-dum-dum...

ROZDZIAŁ 5

# JAK POZBYĆ SIĘ PIELUCH?

Załóżmy, że jesteście już mentalnie przygotowani. Myślicie trzeźwo. Wyczyściliście kalendarz spotkań i jesteście gotowi pozbyć się pieluch.

Pamiętajcie o harmonogramie. Dziecko musi przejść od etapu nieświadomości, poprzez „zrobiłem/am siusiu" oraz „robię siusiu", aż do „muszę zrobić siusiu". Ten plan to nauka korzystania z nocnika w telegraficznym skrócie. Tyle! (Ha ha ha)

Chciałabym, żebyście zaczęli postrzegać ten proces tak, jakby składał się on z klocków lub poszczególnych faz. Niezależnie od momentu, w którym zaczynacie, spójrzcie na to przez pryzmat budowania wieży. Jeżeli któryś z klocków nie będzie stał pewnie, czyli jeżeli dziecko nie nauczy się czegoś do końca, cała wieża będzie niestabilna i w końcu runie. Taki sposób myślenia obrazuje naukę korzystania z nocnika w znacznie przystępniejszy sposób. Rozbicie całego procesu na poszczególne fazy pozwoli wam się zorientować, w którym momencie popełniliście błąd, jeżeli w dalszej części napotkacie trudności. Rodzice, którzy nie dzielą przebiegu nauki na „klocki" i natrafiają na problemy, często nie mają pojęcia, gdzie tkwi błąd. Dzięki podzieleniu nauki na etapy będzie można dokładnie przeanalizować sytuację: „Maluch opanował pierwszy etap bez problemu. Trudności pojawiły się dopiero przy fazie drugiej". To bardzo pomaga ustalić przyczyny niepowodzeń. Nasze dzieci to nie roboty – cechują się rozmaitymi emocjami, zachowaniami i lukami poznawczymi, które mogą się przyczynić do ewentualnych porażek. Podział całej operacji na etapy pozwala oddzielić od siebie poszczególne kroki, a co za tym idzie – szybko ustalić, co poszło nie tak. Ponadto przyzwyczajanie do korzystania z nocnika nie sprawi wrażenia tak przytłaczającego przedsięwzięcia, jeżeli będzie się ono składało z mniejszych części.

Oto wszystkie główne „klocki", czyli etapy, przedstawione po kolei:

1. Samodzielne lub po zachęceniu załatwianie się do nocnika przez nieubrane dziecko.
2. Samodzielne lub po zachęceniu robienie siusiu albo kupki do nocnika przez dziecko częściowo ubrane, ale bez majteczek.
3. Samodzielne lub po zachęceniu siusianie i robienie kupki do nocnika w różnych sytuacjach.
4. Siusianie i robienie kupki do nocnika przez dziecko w majtkach, po zachęceniu lub bez.
5. Konsekwentne samodzielne zgłaszanie przez dziecko potrzeby skorzystania z nocnika.
6. Noc i drzemki (chyba że chcecie zająć się tym etapem razem z poprzednimi; więcej na ten temat później).
7. Studia. Dziecko zapewne nadal trzeba od czasu do czasu zachęcać.

Przejdę do dokładnego omówienia poszczególnych etapów oraz wyjaśnienia, jak przez nie przejść i na co zwracać szczególną uwagę. Przedstawię kilka sugestii i zwrócę uwagę na parę możliwych problemów. Bardziej szczegółową ich listę znajdziecie w ostatnich rozdziałach. Nie chcę wprowadzać zamieszania, pisząc o wszystkich ewentualnych kłopotach, ponieważ wielu rodziców wraz z dziećmi pokonuje wymienione wyżej etapy bez większych komplikacji. Czy zatem jesteście gotowi?

## Data rozpoczęcia: faza pierwsza

Dawniej radziłam klientom, by starali się uczynić ten dzień naprawdę wyjątkowym. Wspominałam o niezdrowym jedzeniu, dużej ilości soku i miłej atmosferze. Z czasem zmieniłam jednak zdanie. Wydawało mi się, że dzieci lubią dni oderwane od rutyny, ale ostatnio uświadomiłam sobie, że takie odstępstwo od normy wzbudza tylko ich czujność. Zmieniłam też zdanie co do słodyczy. Uczyłam dzieci korzystania z nocnika, zanim jeszcze sama zostałam mamą. Kiedyś wydawało mi się urocze, że dzieci mają tak dużo energii po słodkościach. Dziś mam już własne dziecko, a także obsesję na punkcie zdrowego żywienia, więc nie widzę w tym nic uroczego i nie uważam, by łakocie były w tym przypadku konieczne.

Chcemy, by załatwianie się do nocnika stało się dla dziecka normą, a najprościej to osiągnąć poprzez zapewnienie mu możliwie najnormalniejszych warunków nauki. Właśnie z tego powodu pierwszy dzień nie powinien być szaloną imprezą napełniającą waszego malucha niepokojem. Uważam, że współczesne życie toczy się w zbyt szybkim tempie, co powoduje, że dzieci stają się coraz bardziej niespokojne. Sądzę, że finanse, polityka i inne problemy dorosłych na zasadzie „zbiorowej świadomości" odciskają swoje piętno także na naszych dzieciach. Mimo że my, dorośli, staramy się złagodzić wpływ tej negatywnej energii, musimy uważać na wiele zagrożeń. To jednak temat na zupełnie inną książkę.

Na razie warto zapamiętać, że przyzwyczajanie do korzystania z toalety najlepiej rozpocząć w możliwie najbardziej zrównoważony sposób. Ograniczcie atrakcje i sprawcie, by ten dzień był tak normalny, jak tylko się da. Wszyscy ludzie korzystają z toalety. Oddawanie moczu i stolca to zachowania pierwotne. Nie musimy uczyć dzieci, jak mają to robić. Nauka polega jedynie na tym, by dziecko zrozumiało, *gdzie* musi załatwiać swoje potrzeby fizjologiczne. Wypróżnianie się w powszechnie zaakceptowanych do tego celu miejscach to oznaka uspołecznienia. W przypadku naszego społeczeństwa takim miejscem jest toaleta.

Zaczynajmy więc! Pierwszy krok pierwszego etapu to zdjęcie dziecku pieluchy. Jeżeli chcecie, możecie ostentacyjnie wyrzucić resztę pieluch lub po prostu powiedzieć: „Od dziś będziesz już dużą dziewczynką i zrobisz siusiu (kupkę) do nocnika. Nauczę cię, jak to się robi, i pomogę ci. Hurra! To świetna zabawa". Nie musicie używać dokładnie tych słów, ale powinniście szczegółowo wyjaśnić, co będzie się działo, przekazując to w spokojny i opanowany sposób. Jak zakomunikowalibyście maluchowi, że zabieracie go do dentysty? Spróbujcie zastosować ten sam ton. Nie dajcie dziecku wyczuć, że spodziewacie się dramatów. Przekaz ma być wyraźny, konkretny i bezpośredni. Nie pytajcie dziecka, co o tym myśli, ani czy się zgadza. Najlepiej w ogóle o nic nie pytajcie. Dziecko nie powinno mieć okazji do odmowy.

Cały pierwszy dzień spędzicie w domu. Przez cały ten dzień wasze dziecko powinno być nagie. Wielu rodziców mówi mi, że ich pociecha nie znosi chodzić bez ubrania. To możliwe, ale w tym wypadku dziecko naprawdę nie powinno być ubrane, przynajmniej od pasa w dół. Przez większość dnia będziecie próbować uchwycić moment, w którym zaczyna ono robić siusiu, i wtedy szybko posadzić je na nocnik. Jeżeli maluch będzie mieć cokolwiek na sobie, ten moment stanie się nieuchwytny: zanim coś zauważycie, dziecko skończy już opróżniać pęcherz. Dodatkową zaletą braku odzieży jest to, że łatwiej będzie wam dostrzec dawane przez malucha znaki. Każde dziecko tuż przed oddaniem moczu wysyła pewnego rodzaju sygnały. Mogą one być bardzo subtelne, ale na pewno się pojawią.

Proponuję, byście tego dnia podawali dziecku więcej płynów. Zazwyczaj wystarcza kilka dodatkowych soczków. Nie jestem fanką soczków w kartonach, ale doskonale nadają się one podczas pierwszej fazy nauki. Możecie nakarmić też pociechę arbuzem, innymi owocami czy lodami na patyku. To też płyny.

Uwaga: Jeżeli wasze dziecko ma mniej niż dwadzieścia cztery miesiące, nie powinniście podawać mu dodatkowej porcji płynów. Nie mam pojęcia dlaczego, ale dzieci młodsze niż dwudziestoczteromiesięczne po prostu nie radzą sobie z większą ilością płynów. Takim maluchom podawajcie tyle samo napojów, co zwykle.

Dodatkowa porcja płynów pozwala wam nieco poćwiczyć. Zazwyczaj dziecko oddaje mocz około pięciu razy dziennie. Tym razem chcemy, by wyjątkowo robiło to nieco częściej.

Uwaga – jeżeli dziecko pije bez opamiętania – uważajcie, bo może to obrócić się przeciwko wam. Jego organizm będzie tak wymęczony, że maluch niczego się nie nauczy. W razie dostrzeżenia czegoś takiego, ograniczcie ilość płynów.

Mama małej Elisy, moja dawna klientka, zwróciła się do mnie o pomoc i wyglądało na to, że jest zrozpaczona. Pierwszego dnia ćwiczeń dała córce zbyt dużo płynów i dziewczynka praktycznie siusiała podczas picia. Wyglądało to komicznie, ale mama zdecydowanie przesadziła z napojami. Szukajcie złotego środka. Dziecko powinno pić więcej niż zwykle, ale bez przesady. Chcemy po prostu trochę poćwiczyć.

Muszę was lojalnie uprzedzić, że czeka was najbardziej wyczerpujący dzień w życiu. To nie żart. Jedynym waszym zadaniem będzie obserwowanie swojej pociechy. Jeżeli wydaje wam się, że to ponad wasze siły, pamiętajcie, że na końcu tej tęczy jest złoto! Raz jeszcze muszę to podkreślić: TEGO DNIA NIE RÓBCIE NIC INNEGO POZA OBSERWOWANIEM SWOJEGO DZIECKA.

Zaplanujcie atrakcyjne zabawy. Bawcie się kolejką, lalkami i układajcie puzzle. Oglądajcie bajki, czytajcie historyjki i tańczcie na golasa. Zostawcie w spokoju naczynia, nie odkurzajcie i nie róbcie prania. Macie być przyklejeni do własnego dziecka. Nie siadajcie przed komputerem! Nie rozmawiajcie przez telefon! Nie czytajcie czasopism ani książek! Nic nie powinno was rozpraszać ani odrywać waszej uwagi od dziecka.

Nie macie pojęcia, ilu rodziców żali się, że coś poszło nie tak już pierwszego dnia. „Mała po prostu nasiusiała na podłogę". Po krótkiej rozmowie okazuje się, że mama koniecznie musiała zadzwonić, bo to czy tamto, albo zajęła się sprawdzaniem poczty. Nie róbcie tego. Waszym jedynym zadaniem w tym dniu powinno być obserwowanie dziecka i pomaganie mu w dotarciu do nocnika. Maluch nie potrafi jeszcze samodzielnie reagować na swoją potrzebę. Jeżeli macie jakąś ważną sprawę do załatwienia, ktoś bliski jest w szpitalu lub macie dyżur – nie wybierajcie tego dnia na początek nauki korzystania z nocnika!

Możecie ułatwić sobie przetrwanie tego wyczerpującego dnia i potraktować go jako szansę na wzmocnienie więzi z dzieckiem. Po pierwszym dniu nauki niezwykle zbliżyłam się do mojego syna. Czułam się tak, jak w czasie, gdy karmiłam go piersią. Spójrzmy prawdzie w oczy: w wieku około osiemnastu miesięcy dzieci zaczynają przejawiać oznaki samodzielności i jesteśmy tym zachwyceni! Po raz pierwszy od porodu możemy usiąść na chwilę z kubkiem kawy i poczytać gazetę. Rzadko kiedy obserwujemy każdy ruch naszej pociechy. Cały dom jest zabezpieczony, maluch może się po nim swobodnie poruszać bez ryzyka, że zrobi sobie krzywdę, a my mamy okazję odetchnąć. Potraktujcie to jako szansę na zbliżenie się do swojego maluszka. Ja zobaczyłam wówczas mnóstwo rzeczy, które robi mój syn, a których nigdy wcześniej nie widziałam. Odkryłam przy okazji, gdzie znikają te wszystkie przeklęte klocki Lego (maluch upychał je za poduszki w sofie; kto by przypuszczał, że ma tam swoją tajną skrytkę?).

Pewna mama napisała do mnie: „Tego dnia mieliśmy wspaniałą zabawę! Całodzienny pobyt w domu, skupianie się na dziecku i zrezygnowanie z załatwiania tysiąca spraw miało nieco dekadencki urok. Graliśmy w różne gry, doskonale się bawiliśmy, a mój syn świetnie sobie poradził. Byłam z niego taka dumna!". Spodobało mi się, że matka tak chwaliła swoją pociechę, ale sądzę, że na sukces pierwszego dnia nauki zapracowali oboje.

Rozłóżmy ten dzień na czynniki pierwsze, począwszy od pierwszego siusiu. Jeżeli sumiennie wypełniacie swoje obowiązki, czyli bacznie obserwujecie dziecko, szybko namierzycie siusiającego malucha. Nie panikujcie, nie krzyczcie. Powiedzcie po prostu: „O, uwaga, trzymaj siusiu, skarbie...". Podnieście dziecko i jak najszybciej posadźcie je na nocnik. Być może będziecie mieli tyle szczęścia, by choć kilka kropel trafiło do nocnika (tak, pewnie na podłodze zostanie ślad). Gdy siusiu będzie w nocniku, w zależności od charakteru dziecka będziecie mieli kilka opcji. Możecie przybić mu piątkę, zatańczyć lub powiedzieć, by zajrzało do środka i wylało zawartość nocnika do ubikacji. Możecie zrobić sporo szumu wokół tego wydarzenia albo powiedzieć zwyczajnie: „Dziękuję" lub „Brawo, udało ci się". Nie nieście dziecka na nocnik z wyrazem paniki czy strachu na twarzy – po prostu zróbcie to szybko. Zadbajcie o to, by nocnik zawsze był pod ręką.

Nie pytajcie dziecka, czy chce zrobić siusiu. W ciągu następnego tygodnia nie wolno wam tego robić. Możecie za to zachęcać malucha na przykład słowami: „Chodź, czas na siusiu".

Wracając do pierwszego razu. Mówiąc szczerze, z doświadczenia wiem, że znacznie większy sukces odnoszą rodzice, którzy czekają na pierwsze siusiu i biegną z maluchem do nocnika, niż tacy, którzy zapobiegawczo co jakiś czas sadzają dziecko na nocniku i czekają, aż zrobi to, co ma zrobić. Dostrzegacie różnicę? Niektórzy utrzymują, że jeżeli będziecie sadzać dziecko na nocnik co pół godziny, to w końcu zrobi siusiu. Tak właśnie robi się to w wielu żłobkach. Ta strategia może zadziałać, ale o wiele lepiej jest poczekać, aż dziecko zacznie siusiać, i dopiero wtedy zanieść je do toalety. Wydaje mi się, że w ten sposób malec łatwiej zauważa związek między „czuciem" a „robieniem". Siedzenie na nocniku i czekanie na siusiu nie pozwala mu tak szybko skojarzyć, co się dzieje.

W ciągu następnych kilku razy wydarzy się jedna z następujących rzeczy: wasze dziecko nie zauważy, że robi siusiu (wciąż będzie „nieświadome"), albo zauważy, że siusia lub że nasiusiało. Większość dzieci przechodzi od razu do fazy „robię siusiu", co najczęściej widać po ich śmiesznym wyrazie twarzy. Wyraz ten zdradza zainteresowanie (patrzenie, jak się robi siusiu, jest dla dziecka w pewien sposób fascynujące), ale też dezorientację przypominającą zachowanie stojącego na drodze jelenia, który nieruchomieje na widok świateł zbliżającego się samochodu. „Ooo, co u licha mam teraz zrobić?". Wypatrujcie czujnie takiego spojrzenia. Często pojawia się tuż przed siusianiem i może pomóc wam w porę posadzić dziecko na nocniku.

Dzień pierwszy trwa. Przy trzecim siusianiu maluch będzie wiedział, co się dzieje, na jakąś sekundę lub dwie wcześniej. Biegnijcie z nim do nocnika. Za każdym razem świadomość przyjdzie nieco wcześniej, co da wam więcej czasu na reakcję. Obserwowanie dziecka w trakcie pierwszego dnia pozwoli wam też dostrzec nawyki dziecka. Na przykład niektóre dzieci po wypiciu dużej ilości płynów siusiają mało, ale często, a inne czekają z tym ponad godzinę, ale moczu jest wówczas więcej.

Istnieje szansa, że nagie dziecko bardzo szybko zorientuje się w sytuacji i samo usiądzie na nocniku. Krótka uwaga dotycząca chłopców: na razie powinni oni siadać podczas robienia siusiu. Przytrzymajcie siusiaka i mówcie mu, co robicie, by mógł się nauczyć. Nie uczcie go jeszcze siusiać na stojąco.

W którymś momencie pierwszej fazy powinniście nauczyć się rozpoznawać charakterystyczny wyraz twarzy dziecka oraz towarzyszący mu sygnał fizyczny. Być może maluch nagle nieruchomieje lub przestaje się bawić. Możliwe, że będzie sygnalizować siusiu gestami lub słowami. Gdy tylko to zauważycie, pomóżcie dziecku dotrzeć do nocnika. Rozumiecie już, jak ma wyglądać pierwszy dzień? Zważywszy na to, że dziecko pije więcej, powinno też częściej robić siusiu. Jednak nawet jeżeli wasze dziecko ma pęcherz jak wielbłąd, pamiętajcie: nie możecie pytać, czy chce usiąść na nocniku. Co jakiś czas po prostu go do tego zachęćcie. I oczekujcie sukcesów. Większość dzieci, które uczyłam, „załapuje, o co biega" niezwykle szybko. Może nawet będziecie dowiadywać się o siusiu z kilkusekundowym wyprzedzeniem.

Pierwsze kilka razy może jednak wyglądać inaczej i wtedy potrzebna będzie większa liczba prób, zanim zyskacie choćby sekundę ostrzeżenia. Pamiętajcie, że waszym zadaniem jest uświadamiać dziecko tak długo, aż będzie mogło was uprzedzić o chęci zrobienia siusiu.

Jeżeli nie widzicie postępów, nic nie szkodzi. Powtarzam: nic nie szkodzi. Trudno z góry przewidzieć, jak potoczą się pierwsze dni nauki. Często bywa tak, że pierwsze dwa lub trzy dni to prawdziwa katastrofa, ale później wszystko nagle zaczyna się układać. Jeżeli martwicie się, że nie widać postępów, warto zastanowić się nad kilkoma sprawami. Czy rzeczywiście pilnie obserwujecie dziecko, czy może coś ciągle odwraca waszą uwagę? Czy nie robicie wokół całej sprawy zbyt wiele zamieszania? Powinniście zachowywać równowagę między zachęcaniem dziecka a wycofywaniem się. Pamiętajcie, że nauka korzystania z nocnika powinna wymagać wysiłku od was, a nie od dziecka. Czy nie wywieracie na nim zbyt wielkiej presji? Dla niego powinien to być po prostu wyjątkowy czas spędzony sam na sam z mamą oraz/lub tatą i szansa na zdobycie nowej umiejętności. Nie poddawajcie się nerwom. Gdy dziecko wyczuje zbyt dużą presję, zacznie stawiać opór. Zarówno podczas uczenia dziecka korzystania z nocnika, jak i ogólnie w rodzicielstwie, jeżeli napotkacie opór, musicie przyjrzeć się temu, co robicie. Nie chcę was o nic obwiniać, ale warto wiedzieć, że czasami nawet nie zdajemy sobie sprawy z presji, jaką wywieramy na dzieciach. Pamiętajcie, że tego typu naciski mogą mieć postać zarówno werbalną, jak i niewerbalną. Wspominałam już, że wasze pociechy doskonale wyłapują sygnały niewerbalne.

Mało które dziecko pokonuje pierwszy etap na tyle szybko, by już drugiego dnia oznajmić wam, że chce siusiu lub kupkę. Trzeba to wziąć pod uwagę. Rodzice często za szybko oczekują od swojej pociechy komunikacji werbalnej i są zdezorientowani, gdy dziecko wciąż zalicza wpadki. Nawet dzieciom przywykłym do komunikacji werbalnej do rozpoczęcia samodzielnego zgłaszania swoich potrzeb fizjologicznych potrzeba minimum trzech tygodni.

Jeżeli chodzi o pierwszą kupkę, to nie zapominajcie, jak niezwykłym przeżyciem będzie to dla dziecka, które od urodzenia załatwiało się w pieluszki. Moja rada (podobnie jak w wypadku siusiu) to czekanie, aż nadejdzie odpowiednia chwila, zamiast „profilaktycznego" sadzania dziecka na nocnik. Sygnały świadczące o nadchodzącej kupce to wyraz skupienia na twarzy dziecka, postękiwanie, krzywienie się, oznaki dyskomfortu fizycznego, masowanie brzuszka, nagła drażliwość, a niekiedy ucieczka w róg pokoju, pod stół czy w inne odosobnione miejsce. Gdy coś takiego dostrzeżecie, posadźcie dziecko na nocniku. Gorąco polecam mniejsze nocniki, ponieważ dziecku w pozycji kucznej o wiele łatwiej będzie się wypróżnić. Miejcie pod ręką mokre chusteczki lub papier toaletowy, weźcie ulubioną książkę lub książki i usiądźcie wygodnie. Czytajcie maluchowi bajki. Jeżeli będzie stękać i wykrzywiać buzię, róbcie to samo. Bez zbędnego gadulstwa można subtelnie dodać dziecku otuchy (piszę „subtelnie", ponieważ jest to dość intymna czynność). „Już wychodzi, dasz radę. Uff, dalej, skarbie, wyrzuć to z siebie".

Zachęcajcie dziecko, ale bez wywierania na nim presji. Jeżeli przestraszy się i zacznie płakać, nie pozwólcie mu wstać z nocnika, ale przytulcie je. Patrzcie dziecku w oczy, jeżeli widzicie, że to pomaga (czasami maluchy chcą, żebyśmy na nie patrzyli, gdy się z czymś zmagają, choć większość dzieci woli, by w takiej chwili rodzice się na nich nie gapili) i dajcie mu do zrozumienia, że wszystko jest w porządku. Jeżeli dziecko ma jakieś trudności, może to znaczyć, że cierpi na zaparcie albo po prostu się boi. Może na początku (większość dzieci robi kupkę raz dziennie) będziecie musieli mu trochę poczytać. To normalne. Jest jeszcze jeden szczegół, o którym będę wspominać wielokrotnie, ale dobrze jest go uwzględnić już na początku, by weszło wam to w nawyk: warto jest podłożyć dziecku pod nogi grube książki, tak by jego uda były jak najbliżej klatki piersiowej. Pozwala to naśladować pozycję kuczną, co bardzo odpowiada maluchom. Dzięki temu kupka wychodzi znacznie łatwiej.

Pozwólcie dzieciom samodzielnie zanieść nocnik do ubikacji i wyrzucić kupkę do sedesu. To nagroda. Musicie wiedzieć, że większość dzieciaków *to uwielbia*! Wasza pociecha będzie dumna ze swojego dokonania i zafascynowana kupką. Jeżeli uważacie, że to pomoże, pochwalcie dziecko lub przybijcie mu piątkę. Pomóżcie mu też poczuć związek między „czuciem" a „robieniem". „Ojej, twój brzuszek musi czuć wielką ULGĘ po zrobieniu takiej WIELKIEJ kupki!". Zauważyłam, że dzieci dobrze reagują na słowa takie jak „wielkie", „ogromne", „och", „o rany" itp. – wszystko, co zwykle pisze się z wykrzyknikiem!

## Pochwały

Istnieje kilka teorii dotyczących pochwał. Niektórzy rodzice w ogóle nie wierzą w ich skuteczność. Wolą, aby ich pociecha sama wykształciła w sobie poczucie dumy, zamiast polegać na zewnętrznej motywacji. Uważam, że od czasu do czasu drobne pochwały typu „dobra robota" to nic złego, choć wobec swojego dziecka staram się nie powtarzać podobnych zwrotów za często. Jeżeli nie lubicie zbytnio chwalić swoich pociech, możecie dawać im neutralnie nacechowane informacje zwrotne, na przykład powiedzieć: „O, nasiusiałeś na podłogę" lub „Zrobiłaś/eś siusiu do nocnika". Zarówno pochwały, jak i neutralne zwroty to dobre rozwiązanie. Skoro jednak dążymy do wyraźnego celu, dziecko powinno jasno wyczuć w naszym głosie, co się nam podoba, a czego nie akceptujemy. Osoby niechętne pochwałom często nie doceniają tego aspektu. Tymczasem w jakiś sposób musimy dać maleństwu do zrozumienia, że siusianie na podłogę jest „złe", a do nocnika – „dobre". Nie polecam używania tych konkretnych słów, ale musicie znaleźć sposób, by przekazać dziecku odpowiednią informację. W przeciwnym razie zrozumie ono, że może siusiać, gdzie tylko chce, co kłóci się z ideą przyuczania do korzystania z nocnika. Lubię, jak rodzic mówi „udało ci się" oraz/lub kiedy to sam maluch powie „udało mi się!". Dzięki temu dziecko uznaje to za swój sukces, co ma większą wartość niż pochwały czy informacje zwrotne.

## Kupka

Robienie kupki to wielka rzecz. Tak wielka, że zagadnieniu temu poświęciłam osobny rozdział (i to najdłuższy w całej książce). Na razie zajmijmy się jednak najczęściej pojawiającym się pytaniem – co należy zrobić, jeśli przegapimy kupkę lub gdy w trakcie pierwszego dnia nauki dziecko w ogóle jej nie zrobiło.

Dzieci zwykle w jakiś sposób sygnalizują, że będą robić kupkę, ale czasami potrafią załatwić się błyskawicznie i bez ostrzeżenia. Jeżeli pierwszego dnia przegapicie ten szczególny moment, to nic nie szkodzi – nie znaczy to, że wszystko jest stracone. Nie poddawajcie się i nie traćcie pewności siebie. Posprzątajcie po dziecku i powiedzcie coś zwięźle i na temat. Bardzo przydatna byłaby w tym momencie informacja zwrotna: „Zrobiłeś kupkę na podłogę. Kupka powinna być w nocniku. Jeśli będziesz chciał zrobić kupkę, usiądź na nocniku". Prosto i bezpośrednio. Nie chcemy udzielać dziecku reprymendy w trakcie pierwszego dnia nauki, ale koniecznie trzeba zakomunikować mu słowami, tonem oraz mową ciała, czego od niego oczekujemy. To dla niego zupełnie nowa koncepcja i musi ono poznać nowe reguły gry. Nie używajcie zwrotów typu „nic nie szkodzi", jeżeli kupka wyląduje na podłodze. Dla niektórych maluchów może to bowiem oznaczać przyzwolenie.

Jeżeli wasza pociecha w ogóle nie zrobi kupki pierwszego dnia lub jeśli zwykle robi kupkę rano, a tym razem jej nie zrobiła, nic się nie stało. Jak już pisałam, takimi sprawami zajmiemy się później. Rytm wypróżniania zwykle zmienia się w trakcie przyzwyczajania do korzystania z nocnika. Dzieci noszące pieluszki zazwyczaj robią kupkę nawet trzy razy dziennie lub częściej. W czasie nauki częstotliwość ta spada do zaledwie jednej kupki na dobę. Nie wiem, dlaczego tak się dzieje. Podejrzewam, że to naturalne zjawisko związane z uspołecznianiem. Kto miałby czas na trzy kupki w ciągu dnia?

Jeżeli wasz maluch nie zrobił kupki (lub nie robi jej w tym czasie, co zwykle), nie ma powodów do obaw. Wstrzymywanie stolca może i jest niewygodne, ale większość dzieci potrafi to robić dłużej niż wam się wydaje, a pediatrzy wcale się tym nie przejmują. Dziecku nie grozi żadne niebezpieczeństwo, jeżeli nie zrobi kupki przez dzień czy dwa. Natomiast wasze negatywne nastawienie może wszystko popsuć. Jeżeli będziecie przestrászeni lub zniecierpliwieni w oczekiwaniu na kupkę, dziecko będzie się wstrzymywać. Najlepiej jest zachowywać się naturalnie i założyć, że prędzej czy później kupka się pojawi.

Czas na kilka słów na temat „wpadek" w trakcie pierwszej fazy. Na tym etapie siusiu czy kupka trafiające na podłogę nie powinny być traktowane jako wpadka; to element nauki. Niech dziecko pomoże wam posprzątać, ale nie upominajcie go. Użyjcie pozytywnego, prostego języka. „Uczysz się. Zrobiłeś kupkę na podłogę. Następnym razem kupka trafi do nocnika".

Kolejną kwestią, z której nie zdają sobie sprawy rodzice, jest fakt, że mocz jest sterylny. Można go nawet pić. Wiem... kto przy zdrowych zmysłach chciałby to robić? A jednak jest to bezpieczne. Krótka dygresja: należałam kiedyś do grupy akrobatów występujących na trapezie. Regularnie obcieraliśmy sobie ręce i nogi o drążki. Jak przyspieszyć gojenie się ran? Nasiusiać na nie. Nie żartuję. Mocz sprawiał, że rany goiły się po jednym dniu. Występowałam razem z dziewczyną, która zbierała swój mocz i kąpała się w nim. Obrzydliwe, nieprawdaż? Jej skóra była jednak bez skazy. Są dwa morały z tej historii: po pierwsze – tak, w cyrku można spotkać prawdziwych dziwaków, a po drugie – nie musicie bać się moczu.

Nadal jesteśmy w pierwszym dniu nauki i nadszedł czas na drzemkę. W takim momencie (oraz na noc) wciąż będziecie korzystać z pieluch, ale musicie dziecku wyraźnie oznajmić, co się dzieje: „Założę ci pieluszkę na czas drzemki, bo jeszcze się uczysz. Dziś świetnie ci poszło, a drzemka trwa bardzo długo. W czasie snu możesz zapomnieć, że trzeba wstać na siusiu. Jak tylko się obudzisz, zdejmiemy pieluszkę".

W ten sposób wyraźnie przekażecie to, co trzeba, i wasze dziecko będzie wiedziało, czego ma oczekiwać. Nie spotkałam się nigdy z dzieckiem, które kwestionowałoby taki układ. Wygląda na to, że dzieci wiedzą, że podczas snu nie mają nad sobą kontroli. Nigdy też żadne dziecko nie wypomniało mi, że kilka godzin temu oficjalnie wyrzuciliśmy wszystkie pieluszki. Pamiętajcie jednak, by dziecko przed drzemką usiadło na nocniku.

Kiedyś namawiałam rodziców, by wstrzymywali się z drzemką, jeżeli rano maluch nie zrobił kupki. Ostateczna decyzja należy do was, bo to wy najlepiej znacie zachowania własnej pociechy. Jeżeli podejrzewacie, że szykuje się kupka, możecie nieco opóźnić drzemkę, ale przemęczone dziecko to najkrótsza droga do niepowodzenia w nauce nawyków toaletowych. Nie wstrzymujcie się zbyt długo. Dziecko musi być wypoczęte. Jeżeli maluch zrobi kupkę do pieluszki w trakcie drzemki, na razie macie problem z głowy. Jeżeli stanie się to nawykiem, będziecie musieli coś z tym zrobić, ale przez pierwsze kilka dni możecie to tolerować. Zwykle dzieci nie wstrzymują kupek specjalnie po to, by wypróżnić się w pieluszkę zakładaną na czas drzemki. Chodzi raczej o to, że maluch zdobył dużo nowych informacji i gdy podczas drzemki przychodzi odprężenie, kupka pojawia się w sposób naturalny. Pieluszki pozbądźcie się tak jak zwykle w takich sytuacjach. Nie polecam proszenia dziecka, by wyrzuciło zawartość pieluszki do sedesu. Cały proces nauki załatwiania się na nocniku polega na tym, by dziecko zrozumiało, że miejsce siusiu i kupki jest w ubikacji. Wypróżnianie się w pieluszkę, a następnie wyrzucanie jej zawartości do sedesu, to niepotrzebny zwyczaj, którego nie chcemy wykształcić.

Po drzemce wróćcie do poprzednich zajęć. Zapewne będziecie już wycieńczeni. To naturalne. Wasze dziecko też może być wyczerpane i to także nic złego. Maluszek musi się sporo nauczyć o rzeczach, które dotychczas w ogóle go nie interesowały. Część dzieci może się wtedy wydawać bardziej wymagająca i marudna. Jeżeli wciąż karmicie piersią, dziecko prawdopodobnie będzie chciało być karmione częściej. To normalna sytuacja.

Nie zastanawiajcie się zbytnio nad tym, czy pieluszki po drzemce czy nocy są suche czy mokre. Jeżeli dziecko robi postępy w ciągu dnia, to mokra pieluszka niczego nie oznacza. W miarę, jak maluch coraz lepiej będzie radzić sobie z trzymaniem moczu do momentu dotarcia do nocnika, suche noce będą coraz częstszym zjawiskiem. Dobre wieści są takie, że nocne moczenie się to etap przejściowy (właściwy fragment dotyczący szkolenia nocnego znajduje się w końcowej części tego rozdziału). Poza tym w pierwszych fazach nauki korzystania z nocnika dziecko może nie opróżniać pęcherza do końca, więc pieluszki po drzemkach i nocach mogą być pełniejsze niż zwykle. Z czasem wszystko to się unormuje.

Jeżeli chcecie wyrzucić wszystkie pieluchy, nawet te przeznaczone na drzemki i noce, przeczytajcie początek rozdziału 6: *Ćwiczenia nocne*. To o wiele lepsza metoda nauki, ale rozumiem, że niektórym z was może się ona wydawać przytłaczająca.

Jeżeli lubicie wypić alkohol pod koniec dnia, nalejcie sobie lampkę wina. W trakcie wykonywania tak trudnego zadania macie też prawo pić wino przy śniadaniu. Zasłużyliście na to.

Po pierwszym dniu nauki powinniście mieć dosyć klarowny obraz tego, jak często wasze dziecko musi korzystać z nocnika. Co więcej, wasza pociecha także powinna już mniej więcej wiedzieć, kiedy, gdzie i jak robić siusiu.

Być może faza pierwsza wprawiła was w doskonały humor i jesteście podekscytowani tym, że oboje z dzieckiem dobrze radzicie sobie z nauką. Ale może być też tak, że będziecie przygnębieni, czując, że wasza pociecha zupełnie sobie nie radzi. Jeżeli odnieśliście wrażenie, że pierwszego dnia nie da się zaliczyć do udanych, przyjrzyjcie się uważnie wszelkim problematycznym aspektom. Bądźcie wobec siebie szczerzy i ustalcie, w jaki sposób mogliście sami przyczynić się do porażki. Usilnie zachęcam was do skupienia się bardziej na sobie niż na dziecku. Wielu rodziców skarży się, że ich maluch reaguje zbyt emocjonalnie, jest za bardzo uparty itp. Zazwyczaj jednak – i piszę to nie po to, by wydawać osądy – rodzice są dokładnie tacy sami. Dorośli nie tylko przekazują swoje cechy charakteru dzieciom, ale przejawiają te same cechy podczas nauki. Poznajcie zatem swój charakter i nauczcie się odpowiednio dostosowywać własne zachowania. Starajcie się być nadzwyczaj wyczuleni, ale jednocześnie nie reagujcie przesadnie i nie narzucajcie się swoim pociechom.

Na tym etapie muszę też wspomnieć o zjawisku, które dostrzegam zarówno jako matka, jak i jako instruktor. Rodzicielstwo stało się w ostatnich czasach jakąś dziwną formą rywalizacji. Większość z nas wie, że niezdrowo jest wywierać presję na swoje pociechy, by nauczyły się czytać lub czytały wcześniej niż ich rówieśnicy. Ale jednocześnie dzieje się coś kuriozalnego, z czego większość rodziców zapewne nawet nie zdaje sobie sprawy. Mam tu na myśli tak zwaną odwróconą rywalizację. Rodzice chcą mieć dziecko, które jest wyjątkowe z jakichś negatywnych powodów: nie chce spać, ciągle choruje, jest zbyt energiczne, nigdy nie robi tego, co inne dzieci, nie pozwala rodzicom zjeść itp. Proszę was, nie róbcie z dziecka osoby wyjątkowej tylko dlatego, że nie chce się nauczyć załatwiania na nocniku. W tej dziedzinie dobrze jest być przeciętnym. Idźcie w odwrotnym kierunku. Jeżeli wasza pociecha ma być nadzwyczajna, niech będzie taka, ponieważ nauczyła się wszystkiego szybko i sprawnie.

Tak czy inaczej, jeżeli odnosicie wrażenie, że po pierwszym dniu dziecko nie zrozumiało jeszcze, o co chodzi z nocnikiem, nie martwcie się. Nasz 24-godzinny system nakazuje, byśmy przeszli do drugiego dnia, ale jeśli w tej kwestii wasz maluch jest jeszcze w fazie pierwszej, to tylko przejściowa niedogodność. Fazy oznaczają postęp, a nie upływ czasu. Powtarzam po raz kolejny: każde dziecko jest inne. Pamiętacie ustalony wcześniej plan? Dziecko ma przejść od etapu nieświadomości, poprzez „zrobiłem siusiu", a następnie „robię siusiu", aż do końcowego „chcę siusiu". Oczekujcie postępów, a nie perfekcji. W ciągu pierwszych kilku dni nic tak naprawdę nie stanowi problemu. Musicie pamiętać, jak bardzo to wszystko jest nowe dla waszej pociechy. Nie oczekujmy, że dzieci zrozumieją, o co nam chodzi, tylko dlatego, że powiemy im, co mają robić – to powolny proces. Jeżeli maluch potrzebuje trochę więcej czasu na fazę pierwszą – nie ma tragedii.

W trakcie kolejnych dni fazy pierwszej dziecko powinno pić już normalne ilości płynów, a wy dalej koncentrujcie się na tym, by siusiu trafiało do nocnika.

Efekt końcowy, czyli skuteczne zakończenie fazy pierwszej, powinien wyglądać mniej więcej tak: wasze dziecko, będąc bez ubrania, powinno umieć usiąść na nocniku i zrobić siusiu oraz kupkę. Może to robić dlatego, że je zachęciliście, lub z własnej inicjatywy. Jeżeli nie zaobserwowaliście takich rezultatów, to wciąż jesteście w fazie pierwszej i nie powinniście przechodzić dalej, póki nie zakończycie obecnego etapu. Nie oczekujcie perfekcji, ale powinniście widzieć, że wasz maluch zaczyna się orientować, o co w tym chodzi. Najlepszym wyznacznikiem tego, że dziecko zaczyna się uczyć, jest to, co czujecie *wy*. Być może będziecie zmęczeni, ale nie powinniście tracić nadziei. Jeżeli jesteście rozczarowani lub wręcz zdruzgotani, musicie po prostu przeznaczyć na fazę pierwszą więcej czasu i nie ma w tym nic złego. Trwa ona zwykle od jednego do trzech dni.

Gdy tylko dostrzeżecie, że dziecko zaczyna domyślać się, na czym to wszystko polega, przyjdzie czas na ubrania. Faza pierwsza nie powinna trwać zbyt długo, bo możecie osiągnąć rezultat umiejętności korzystania z nocnika tylko wtedy, gdy dziecko jest nagie, a nie to jest naszym celem, chyba że żyjecie w kolonii nudystów. Powtarzam zatem – faza pierwsza nie musi być opanowana do perfekcji. Przejdźcie dalej, gdy zauważycie znaczący postęp.

Zwracamy większą uwagę na fazy niż na dni, jednakże... zazwyczaj drugi dzień nauki, niezależnie od etapu, na którym aktualnie znajduje się wasze dziecko, to czas oporu. Omówię to szerzej w rozdziałach 7: *Niepowodzenia pierwszej fazy* oraz 8: *Dylematy drugiej i trzeciej fazy*, ale już teraz chcę was o tym uprzedzić. Drugiego dnia zabawa dobiega końca, my nadal jesteśmy zdeterminowanymi rodzicami zdecydowanymi doprowadzić sprawy do końca, ale dziecku już się to znudziło... więc zaczyna się buntować. Tego należy się spodziewać. To normalne i zamierzamy przez to przebrnąć.

## Faza druga

W trakcie tego etapu wciąż musicie bacznie obserwować malucha. Najważniejsze jest teraz skupienie się na ćwiczeniu z ubranym dzieckiem. W tym momencie zarówno wy, jak i wasze dzieci powinniście już wiedzieć, kiedy zbliża się moment oddania moczu. Jak już pisałam, dziecko zapewne nie będzie wam tego sygnalizować słowami. Być może zacznie przeskakiwać z nogi na nogę, ale powinniście zauważyć, że coś zaczyna mu świtać w głowie, nawet jeżeli oznaką tego będzie płacz czy świadomość, że nie uda mu się dotrzeć do nocnika. Taka świadomość to dobry znak!

## „Na komandosa"

Wasze dziecko powinno biegać „na komandosa" (czyli bez bielizny pod ubraniem) przez około miesiąc (plus minus tydzień). Kiedyś była to wyłącznie moja sugestia, ale przez lata utwierdziłam się w przekonaniu, że to niezbędny krok. Majtki za bardzo przypominają dziecku pieluchę. Kilka dni nauki to zbyt mało, by przeprogramować jego nawyki. Pamięć mięśniowa podpowiada dziecku, że gdy jest wygodnie opatulone, może śmiało uwalniać siusiu lub kupkę. Dzieje się to w dużej mierze nieświadomie, więc maluch nie ma na to wielkiego wpływu. Innymi słowy, jeżeli będzie w majtkach, to najprawdopodobniej w nie nasiusia lub zrobi kupkę.

Ponieważ bielizna dość ciasno przywiera do ciała, więc w pewnym sensie zatrzymuje w środku wszelkie „wpadki", a zwłaszcza kupki. Może się to wam wydawać korzystne, ale tak nie jest – widywałam dzieci, które narobiły w majtki, i wcale im to nie przeszkadzało. Dziecko mające na sobie spodnie, ale bez bielizny, czuje się mniej komfortowo, więc ewentualne wpadki odczuwa nieco inaczej. Mówiąc szczerze, jest to dla niego nieprzyjemne odczucie. Mocz ścieka po nogach, a spodnie się kleją. Z punktu widzenia naszej nauki to dobrze. Gdy dziecku, które nie ma na sobie bielizny, przytrafi się wpadka, czuje się ono trochę zawstydzone, a to odczucie nie pojawia się, gdy siusiu czy kupka znajdą się w majtkach. Być może jest tak dlatego, że dzieci traktują majtki jako trochę inną formę pieluchy. Gdy używam słowa „wstyd", nie chcę w żadnym razie sugerować wam, byście zawstydzali dziecko. W procesie uspołeczniania pojawia się jednak naturalne poczucie wstydu i kiedy dziecko je odczuwa, oznacza to, że proces ten przebiega właściwie.

Jest jeszcze jeden powód, dla którego dzieci mają więcej wpadek w pierwszych dniach nauki korzystania z nocnika: bielizna zapewnia im pewien rodzaj prywatności. Jeżeli genitalia są schowane, dziecku wydaje się, że może ukryć przed rodzicami swoje wpadki, a to z kolei zmniejsza poczucie wstydu.

Z punktu widzenia higieny brak bielizny w niczym nie przeszkadza. Jeżeli nie podoba wam się moja sugestia, zastanówcie się nad przyczyną. Niektórzy rodzice boją się infekcji, ale nigdy nie spotkałam się z takim przypadkiem. Mimo to wiele osób negatywnie reaguje na ten pomysł. Jeżeli w waszym wypadku też tak jest, to wydaje mi się, że wpojenie dziecku nawyków toaletowych będzie dla was ciężką przeprawą. Majtki to tylko warstwa materiału – nic więcej. Spodenki to też tylko materiał. Poruszanie się bez bielizny to nic wielkiego, a taki krok może wam oszczędzić sporo frustracji. Gdy rodzice oburzają się na tę propozycję, odnoszę wrażenie, że mają dość dziwne podejście do genitaliów i spraw związanych z wypróżnianiem się. Takie nastawienie nie pomoże wam podczas nauki. Bieganie bez bielizny w żłobkach to jednak zupełnie inna sprawa, którą omówię w rozdziale 12 (*Żłobki i opiekunki*).

## Co to są pieluchomajtki?

Taki wynalazek naprawdę istnieje. Jest to bielizna wyposażona w potrójną warstwę materiału w kroku. Produkt taki wyszedł z mody kilkadziesiąt lat temu, gdy duże firmy wprowadziły na rynek pieluchy typu pull-up.

Pieluchomajtki przydają się, gdy przechodzimy do fazy noszenia bielizny. To po prostu inna wersja majtek. Cytując klientkę: „Zwracam się z apelem do wszystkich mam: jeżeli Jamie mówi wam, że macie postępować w określony sposób, to jest to oparte na latach doświadczenia, więc słuchajcie jej! Ponownie spróbowałam nałożyć dziecku pieluchomajtki w piątym dniu nauki, gdy pojechaliśmy odwiedzić moją mamę. Rezultat? Siedem wpadek w cztery godziny! W kolejne dni wróciliśmy do „komandosa" i córka miała tylko jeden mały wypadek albo nie miała ich wcale. Teraz radzi sobie świetnie!".

Jeżeli wciąż nie macie pewności co do niezakładania dziecku bielizny, to proszę bardzo – sprawdźcie, jak poradzi sobie z pieluchomajtkami. Jeżeli wasza pociecha zacznie moczyć się raz za razem, to miejcie świadomość, że was ostrzegałam.

Po około tygodniu dziecko powinno już bez problemu móc zakładać bieliznę. Wymyślne majtki z nadrukowanymi wizerunkami bohaterów ulubionych kreskówek na razie powinny być schowane, by uniknąć konfliktów. Jeżeli wasz maluszek *błaga* was, byście założyli mu majtki, możecie spróbować. Niektóre dzieci są tak przywiązane do swoich ulubionych postaci, że powstrzymują się przed zmoczeniem majtek z ich wizerunkiem. Jeżeli takie podejście sprawdza się w waszym wypadku, możecie tego spróbować. Jeżeli nie, schowajcie je jak najszybciej.

Dodam też, że na jakiś czas trzeba zrezygnować z dresów i piżam jednoczęściowych, ogrodniczek i spodni ze skomplikowanymi zapięciami – guzikami czy zatrzaskami. Wydaje się to oczywiste, ale wielu rodziców o tym zapomina. Gorąco polecam spodnie na gumkach, przynajmniej na czas nauki. Wasza pociecha wciąż ostrzega was z zaledwie pięcio-, dziesięciosekundowym wyprzedzeniem, więc trzeba działać szybko. Musicie też możliwie jak najbardziej ułatwić dziecku życie, jeżeli ma samo zdejmować ubranko. Jeśli nieodpowiednie ubrania przeszkodzą mu dotrzeć do nocnika czy sedesu na czas, to zapewne będzie ono zawstydzone i zacznie płakać. Stwórzcie zatem warunki ułatwiające wam i dziecku osiągnięcie sukcesu.

Jeszcze jedna uwaga dotycząca bielizny, chodzenia „na komandosa" i podobnych spraw: *pieluszki typu pull-up to wciąż pieluszki*. Nie są nam do niczego potrzebne. Przedłużają naukę przyzwyczajania do nocnika bezterminowo. Nie ma dzieci, które zamiast bielizny noszą pieluchy pull-up. Jeżeli bielizna zbytnio przypomina dziecku pieluchę, to jak czuje się ono w pull-up? Dokładnie jak w pieluszce. Nie marnujcie na to swojego czasu i pieniędzy.

Tak więc w fazie drugiej wprowadzamy ubrania. Jest to ściśle związane z fazą trzecią. Możemy już organizować niewielkie, starannie zaplanowane wycieczki. Dadzą wam one obraz tego, jak bardzo pobyt poza domem różni się od czasu, gdy nakładaliście maluchowi pieluchę. Przestrzegam jednak, by na początku organizować wyłącznie krótkie wycieczki! Nie wybierajcie się do odległego sklepu na całotygodniowe zakupy. Nie planujcie godzinnej podróży do babci. Zrezygnujcie z wyjścia na czytanie bajek w bibliotece tylko po to, by pokazać światu nową umiejętność waszej pociechy. Nie załatwiajcie ważnych spraw. Możecie wybrać się na krótki spacer po osiedlu lub wstąpić do pobliskiego sklepu po jedną rzecz. Takie wyjścia to dopiero próby.

To normalne, że dziecku zdarzy się zmoczyć jedną czy dwie pary majtek. Pierwsze kilka wpadek skończy się zapewne nawet przemoczonymi spodniami. Nie rozpaczajcie. Niech dziecko pomoże wam posprzątać po sobie i znaleźć nowe spodnie. To normalna sytuacja, ale często kontaktują się ze mną mamy załamane tym, że ich maluch nie potrafi opanować nowej umiejętności. Nie mamy pojęcia, w jaki sposób dziecko przetwarza informacje, które mu przekazujemy. Dzieci często nie są w stanie zrobić czegoś, o co je poprosiliśmy. Być może mózg malucha cały czas przetwarza dane i dopiero odkryje, jak należy się zachować.

Podczas fazy drugiej wciąż będziecie zakładać dziecku pieluchy na czas drzemki i na noc. Raz jeszcze wyraźnie powiedzcie mu, dlaczego ma pieluchę oraz kiedy ją zdejmiecie. Wciąż powinniście chwalić dziecko za to, że się uczy, lub przynajmniej dostrzegać postępy, jakie robi.

Może się zdarzyć, że gdy zapytacie dziecko, czy chce skorzystać z nocnika, usłyszycie stanowcze „nie". Nie jest to opór (który wygląda bardziej jak próba wsadzenia kota do wiadra wody). Mówię tu o prostym „nie" – i gdy usłyszycie to od swojego dziecka, musicie wziąć pod uwagę następujące aspekty tej odmowy.

- *Być może rzeczywiście nie ma takiej potrzeby*. Po pierwszych kilku dniach obserwacji powinniście dość dobrze znać nawyki dziecka i wiedzieć choćby z niewielkim wyprzedzeniem, kiedy będzie chciało siusiu. Powtarzam to po raz kolejny, bo nie chcę, abyście niepotrzebnie nękali swoją pociechę. Jeżeli wasze pytanie ma spotkać się z pozytywną reakcją, powinniście mieć jakiekolwiek podstawy, by przypuszczać, że wasz maluszek chce siusiu. Gdy dziecko mówi, że nie chce, musicie to uszanować. Możecie odpowiedzieć: „W porządku, mam nadzieję, że powiesz mi, gdy będziesz chciał/a. Jakby co, będę w kuchni". To tyle. Zauważcie, że napisałam „gdy", a nie „jeżeli", bo przecież prędzej czy później musi to nastąpić (subtelna zmiana w doborze słów). Nie rozwódźcie się nad tym, po prostu poinformujcie dziecko, gdzie was znajdzie. To ważne, bo w pierwszych dniach nauki maluch nie potrafi utrzymać siusiu tak długo, by móc szukać was po całym domu. Inną taktyką jest powiedzenie: „Postaraj się. Jeżeli się nie uda, spróbujemy ponownie później". Nie nadużywajcie tej techniki, sadzając dziecko na nocniku co dziesięć minut. Spróbujcie ponownie za pół godziny.

- *Wasze dziecko zajmuje się teraz czymś innym.* Jeśli chcecie, by wasz maluch zrobił coś, o co prosicie, powiedzcie to wyraźnie, a następnie dajcie mu czas na przetworzenie informacji i zareagowanie. Wielu rodziców mówi: „No chodź, już czas. Powiedziałam, chodź. Teraz. Idziemy. Słyszysz mnie? No chodź!". Trwa to ze dwadzieścia sekund. Przeciętny maluch potrzebuje pół minuty, by usłyszeć i przetworzyć sygnał, po czym zareagować na niego. Wystarczy, że powiecie raz (naturalnie po trzydziestu sekundach może się okazać, że dziecko po prostu was ignoruje). Dorośli zwykle nie lubią, gdy dzieci proszą ich, by rzucili wszystko, co aktualnie robią, i zwrócili na nich uwagę. Prosimy je wtedy o chwilę cierpliwości. Musimy trzymać się własnych zasad. Dajmy dziecku szansę skończyć to, co robi. Najprawdopodobniej wkrótce zareaguje na naszą prośbę.

Do tej samej kategorii należą dzieci, które boją się, że coś przegapią, gdy będą w ubikacji. Jest to prawdopodobnie główna przyczyna wszystkich wpadek – zarówno w pierwszych fazach, jak i później. Dzieci bardzo się angażują w to, co robią, i często zapominają o tym, że muszą zrobić siusiu albo po prostu nie chcą ominąć jakiejś atrakcji. Z tym problemem można poradzić sobie na kilka sposobów. Możecie zabrać ze sobą do łazienki to, co jest tak atrakcyjne dla dziecka: „Chodź, możesz wziąć ciężarówkę ze sobą". Możecie zwrócić się też bezpośrednio do zabawki, która tak zainteresowała waszą pociechę (myślcie, jak małe dziecko). Powiedzcie: „Ciężarówko, poczekaj tu. Pascal idzie zrobić siusiu i za chwilkę wróci". Zwracanie się bezpośrednio do przedmiotów to świetna strategia w pierwszych miesiącach nauki. „Chcesz pokazać misiowi, jak robisz siusiu? Chodź, weźmiemy go ze sobą". Dzieci to kochają. Możecie ustawić ulubione lalki naprzeciwko nocnika, by „uczyć" je, jak należy robić siusiu. Bądźcie kreatywni i myślcie kategoriami dziecka. Jeżeli oglądało bajkę, włączcie pauzę i niech bajka „zaczeka" (oczywiście trudniej zastosować to w przypadku bajek w telewizji).

Owszem, wasz maluszek może zabrudzić i zamoczyć kilka par spodni. Przez jakiś czas nie ma w tym nic złego. Widywałam to setki razy. To znaczy, że dziecko wciąż przetwarza nowe informacje. Dajcie mu trochę czasu, by sobie wszystko poukładało w głowie.

Powiem bez ogródek: faza druga, która zwykle rozpoczyna się po upływie dwóch do sześciu dni od rozpoczęcia nauki, to najtrudniejszy etap. Właśnie wtedy większość rodziców wpada w panikę lub rezygnuje. Faza pierwsza (bez ubrania) mija w zasadzie bez przeszkód, ale ubrania komplikują sprawy. Nie należy się poddawać, bo w końcu wszystko się poukłada. Jak mawiają niektórzy: „Jeżeli przechodzisz przez piekło, na miłość boską, nie zatrzymuj się...".

Gdy zauważycie, że tracicie cierpliwość, zróbcie sobie przerwę. Należy wam się, w końcu poświęcacie kilka chwil swojego czasu, by zrobić coś, co reszcie ludzi zajmuje rok lub nawet dłużej.

Faza druga to nie tylko czas nauki dla waszego dziecka. Wy też powinniście się uczyć. Uczcie się nie tylko sygnałów wysyłanych przez dziecko, ale także jego nawyków. Niektóre dzieci mogą wypić łyk soku i w ciągu następnej godziny zrobić siusiu siedem razy. Inne z kolei piją dużo i wytrzymują bez wizyty w ubikacji nawet sześć godzin. To prawda. Chodzi o to, by dowiedzieć się, jak wygląda rytm dnia waszego dziecka i ustalić, w którym momencie będzie ono korzystało z nocnika. Jeżeli wasz maluch siusia często, to gdy wypije szklankę wody, lepiej przez jakiś czas nie wychodzić z nim z domu. Natomiast jeżeli dziecko ma pęcherz jak wielbłąd, możecie zdążyć załatwić wraz z nim parę spraw. Naturalnie dokładne nawyki waszej pociechy poznacie dopiero po kilku dniach, ale właśnie o to w tym chodzi.

Jeżeli w trakcie fazy drugiej napotkacie niewielki opór ze strony dziecka, to zazwyczaj jest to wina typowego dziecięcego nastawienia. Nastąpiła zmiana rutyny. Nie zapominajcie, że wasze dziecko od urodzenia było w pieluchach. W pierwszą zawinęliście je, gdy miało zaledwie kilka godzin. Maluch jest do nich przywiązany i trzeba to zrozumieć.

Po napotkaniu oporu ze strony dziecka większość rodziców podejmujących szkolenie dobrowolnie rezygnuje, zapewne uznając, że ich pociecha nie jest jeszcze gotowa. To absolutna nieprawda. Jeżeli wasze dziecko potrafi walczyć o coś, czego chce, to z pewnością jest gotowe na naukę załatwiania się na nocniku. Opór może prowadzić do paru spięć, ale później wszystko minie, a wy zrobicie kolejny krok naprzód.

## Faza trzecia

Trzecia faza nauki to udoskonalanie umiejętności. Nie mylcie dni z etapami. Faza trzecia może rozpocząć się już w drugim dniu nauki siadania na nocniku. Bardziej jednak prawdopodobne, że jej początek przypadnie na czas między czwartym a dziesiątym dniem. Wspominam o tym, bo wiem, że potrzebny jest wam jakiś punkt odniesienia, ale nie przywiązujcie nadmiernej uwagi do liczenia dni. Faza trzecia to kontynuacja poprzedniej, jej istotą w dalszym ciągu są obserwacja i zachęcanie. Na tym etapie dzieje się jednak więcej. Być może dostrzeżecie, że dziecko zaczyna powoli rozumieć, o co chodzi, ale prawdopodobnie wciąż będziecie odczuwać niepewność. Nie przejmujcie się tym. Kilka dni temu wasza pociecha nie miała pojęcia, dokąd wędruje jej siusiu czy kupka. Jak wspomniałam wcześniej, w tym momencie może pojawić się opór ze strony dziecka. Jednocześnie niewykluczone, że będziecie już mogli odbyć z nim ośmiogodzinną podróż bez pieluch. Najważniejsze, by niezależnie od etapu, na którym się znajdujecie, zachować spokój.

Najlepszą pomocą w udoskonaleniu nowych umiejętności będzie wyprawa z dzieckiem w nietypowe środowisko, na przykład na krótki spacer wokół osiedla. Dla wielu z was zbiegnie się to w czasie z koniecznością umieszczenia dziecka w żłobku. Żłobek, podobnie jak kwestia kupki, to jeden z najbardziej frustrujących aspektów wychodzenia z pieluch. Dlatego poświęciłam temu zagadnieniu oddzielny, 12 rozdział: *Żłobki i opiekunki*.

## Dłuższe wyjścia z domu

Gdy opuszczacie dom na dłużej, pamiętajcie, by przed wyjściem dziecko zrobiło siusiu. Nie namawiam was, byście nękali swoje dziecko. Po prostu poczekajcie z wyjściem, aż dziecko opróżni pęcherz. Pamiętajcie, że proste polecenia działają najlepiej. „Musisz zrobić siusiu, zanim wyjdziemy z domu, bo jak nasiusiasz na fotelik w samochodzie, nie będę zadowolona". Jeżeli wiecie, że wasze dziecko zwykle robi kupkę około 11:00, to nie wychodźcie z domu w tym czasie (pamiętajcie, że to tylko chwilowe – dziecko wciąż się uczy). Zabierzcie ze sobą ubrania na zmianę. Dobrze będzie wyłożyć fotelik dziecka pieluszką tetrową lub ręcznikiem. Nie zapomnijcie też o mokrych chusteczkach. Na wszelki wypadek weźcie również nocnik! Jestem za tym, by zawsze zabierać ze sobą w podróż nocnik czy nakładkę na sedes. Te akcesoria nie są ciężkie, a jeśli wasze dziecko zrobi kupkę do nocnika, zawsze można przywieźć ją do domu. Przecież nie różni się to tak bardzo od wożenia w samochodzie brudnej pieluszki. Wpadki są nieuniknione i nie ma w tym nic złego, ale powinniśmy się przed nimi zabezpieczyć. Jeżeli jednak wasze wyprawy będą krótkie, być może uda się wam uniknąć kłopotów.

Pracowałam kiedyś z niezwykłą parą, która podeszła do nauki korzystania z nocnika z determinacją godną żołnierzy marynarki wojennej. Opracowali kompletny plan. Ojciec zabierał dziecko na próbne wypady przez cały drugi i trzeci dzień. Nie żartuję. Jeździli razem do hipermarketu, sklepów i biblioteki. Wszystko tylko po to, by przećwiczyć kwestie toaletowe. I wiecie co? Wszystko poszło naprawdę gładko. Zaimponowało mi ich poświęcenie we wszystkich sytuacjach i miejscach, w których się znaleźli. Powinniście brać z nich przykład.

Fazy druga i trzecia to zdecydowanie najtrudniejsze etapy nauki. Zdarza się, że niektórzy rodzice odchodzą wówczas od zmysłów. To zrozumiałe, ale spróbujcie podejść do tego spokojnie. Po raz kolejny powtarzam: sytuacja może wyglądać na beznadziejną, ale wszystko szybko się ułoży. Nie zliczę listów od mam, które jednego dnia były na skraju rozpaczy, a następnego pisały do mnie: „Ku mojemu zaskoczeniu dziecko dziś po prostu usiadło na nocniku i zrobiło siusiu".

Może się zdarzyć, że na którymś etapie nauki coś wyda wam się niezgodne z planem. Dlatego kolejne dwa paragrafy są niezwykle ważne. Przeczytajcie je kilkakrotnie. Jestem przekonana, że rodzice, którzy próbują improwizować, najczęściej właśnie w tym momencie ponoszą fiasko. Powodzenie operacji przyzwyczajania do korzystania z nocnika polega bowiem przede wszystkim na umiejętnym zachęcaniu dziecka i unikaniu okazywania mu zniecierpliwienia. Rodzice nader często popełniają błędy, poganiając dziecko, nie zachęcając go odpowiednio lub przeciwnie – nadmiernie zachęcając (niemal zmuszając).

Nie nękajcie dziecka i nie stójcie nad nim cały czas. Sprzeciw dziecka jest najczęściej wynikiem zbyt dużego udziału „procesu w procesie". Wiem, że niektórym dzieciom trudno przychodzi opanowanie umiejętności toaletowych. Jednak w 95% przypadków trudności, z którymi się spotkałam, dzieci reagowały sprzeciwem wobec nękających ich rodziców. Zamiast bezrefleksyjnie namawiać dziecko do skorzystania z nocnika (pamiętajcie, by NIE PYTAĆ dziecka, czy chce zrobić siusiu), wypatrujcie sygnałów. Odnajdźcie schemat i rytm. Postarajcie się nie zachęcać dziecka częściej niż raz na pół godziny. Nigdy, przenigdy proces taki nie powinien mieć charakteru błagania, namawiania czy negocjacji. Nie targujecie się – podpowiadajcie dziecku, by usiadło na nocniku i zrobiło siusiu. Koniec, kropka. Można to zrobić stanowczo, nie będąc jednocześnie okrutnym.

## Zachęcanie

Rodzice niejednokrotnie skarżą się: „Dziecko radzi sobie dobrze, ale tylko wtedy, gdy każemy mu usiąść na nocniku (...) Czy ono KIEDYKOLWIEK samo powie nam, że chce siusiu?".

Moja odpowiedź brzmi: OCZYWIŚCIE, ŻE TAK!

Jednak teraz, na wczesnym etapie nauki, dziecko potrzebuje was – rodziców. Jeżeli zrobi siusiu, bo kazaliście mu tak zrobić, to już się liczy. Podczas nauki każdej umiejętności dziecko będzie zdawać się na was. Przypomnijcie sobie, jak wasza pociecha uczyła się chodzić. Na początku malec trzymał was za ręce, by uzyskać punkt oparcia i poczuć komfort psychiczny. Później zrobił kilka kroków sam, ale szybko z powrotem wyciągnął ręce do was. W nieznanym środowisku maluch trzyma was za rękę, by zabrać was w miejsce, które chce zbadać. Zachęcanie to właśnie pewien sposób trzymania dziecka za rękę.

Niektóre dzieci szybko zaczynają zgłaszać swoje potrzeby. U większości proces ten postępuje powoli; samodzielne sygnały pojawiają się około trzeciego tygodnia nauki. Zanim to nastąpi, czeka was kilka dni nieustannego zachęcania. Będą dni, kiedy dziecko raz czy dwa powie wam, że chce na nocnik. Czasem zdarzy się, że samo z siebie usiądzie i zrobi, co trzeba. Powoli zacznie zdobywać tę umiejętność. Możliwe jednak, że w nietypowych sytuacjach wciąż będziecie musieli trzymać je za rękę. Ale któregoś dnia obudzicie się i nie będziecie już myśleć o nauce korzystania z nocnika. Przysięgam wam, że ten dzień w końcu nadejdzie.

*Kiedy zachęcać*

Sztuka polega na tym, by nie zachęcać zbyt często. 90% przypadków oporu u dzieci to skutki nadmiernego zachęcania. Jak często więc zachęcać, by nie okazało się, że nękamy dziecko, niepokoimy je lub męczymy?

Gdy wasza pociecha uczy się korzystać z nocnika, wy też powinniście się czegoś nauczyć, a mianowicie schematów jej zachowań. Niektóre dzieci po wypiciu kilku łyków wody siusiają dziewięć razy w ciągu godziny. Inne mają pęcherze jak wielbłądy i po wypiciu litra wody oddają mocz dwa razy dziennie. Są też takie, które wytrzymują bardzo długo do pierwszego siusiu (pamiętacie, jak piliście na studiach?). Później muszą siadać na nocnik dziewięć razy na godzinę. Każde dziecko jest inne. Dostrzeżenie takich schematów pozwoli wam wrócić do normalnego życia, gdy zakończycie naukę. Jeżeli wiecie, że wasze dziecko pije dużo i robi siusiu rano, nie będziecie od świtu zabierać go ze sobą w podróże, by móc załatwić swoje sprawy. Jeżeli natomiast przekonaliście się, że wasze dziecko to „wielbłąd", śmiało pędźcie z nim do sklepu, by kupić, co trzeba.

Poznacie też charakterystyczne sygnały, jakie wysyła wasze dziecko. Niektóre maluchy wykonują typowy taniec, czyli przeskakiwanie z nogi na nogę. Inne łapią się za krocze. Jeszcze inne zatrzymują się i cichną. Pierwsze dni nauki powinny pokazać wam, jak wasze dziecko sygnalizuje swoje potrzeby. To dobry moment na zachęcenie go, by siadło na nocniku i jednoczesne zwrócenie jego uwagi na własne sygnały. Powiedzcie mu coś w stylu: „Widzę, że musisz zrobić siusiu. Trzymasz się za penisa. Chodź, usiądziesz na nocniku".

Pamiętajcie, by nie pytać dziecka, czy chce zrobić siusiu, tylko zachęcić, by usiadło na nocniku.

Istnieje kilka innych dogodnych do zachęcania sytuacji. Są to chwile, w których idziemy do toalety, więc tego rodzaju zachęty nie zrażają malucha i nie przeszkadzają mu w jego zajęciach. Momenty sprzyjające „komunikacji dotyczącej wypróżniania" pojawiają się po przebudzeniu i przed snem, przed wyjściem (dokądkolwiek) i po powrocie (skądkolwiek), przed i po okresach długotrwałego siedzenia (na krzesełku kuchennym, foteliku w samochodzie, na kolanach czy na sofach) oraz przed i po zajmującej zabawie.

Naturalnym krokiem jest też wstrzymywanie jakiegoś niezbędnego zajęcia do czasu, aż dziecko zrobi siusiu, zwłaszcza gdy jesteście pewni, że powinno. Możecie wówczas powiedzieć: „Oczywiście, pójdziemy na spacer, jak tylko zrobisz siusiu" albo „Tak, możesz obejrzeć Elmo, ale najpierw usiądź na nocniku". Nie wolno jednak mylić tego z przekupstwem czy nagrodami. Wówczas wyglądałoby to tak: „Pozwolę ci obejrzeć Elmo, jeżeli usiądziesz i zrobisz siusiu, tak jak mamusia prosi". Nie bawcie się w przekupstwo. Skończy się to walką o dominację.

Zachęcanie można także stosować w innych sytuacjach. „Proszę, posprzątaj klocki. Czas na obiad. Usiądź na nocniku, a później umyjemy rączki". Taki zabieg ma dwojakie korzyści. Po pierwsze – załatwianie się na nocniku staje się wówczas normalną czynnością z grupy „rzeczy, które po prostu robimy". Po drugie, zachowujecie typowy, zwykły ton głosu. Wiem, że wydaje się wam to niedorzeczne, ale rodzice w takich sytuacjach często używają natarczywego i zdradzającego nerwowość głosu. Wspaniała mama na naszym forum odkryła, że mówienie o nocniku jako o czymś „pomocnym" czyni cuda. Jej córka uwielbia pomagać, więc kobieta prosi ją: „Połóż widelec na stole. Postaw na stole kubek. Usiądź na nocniku i zrób siusiu. Ależ jesteś pomocna!".

Starajcie się nie przekroczyć cienkiej granicy między zachęcaniem a nagabywaniem. Nie zapominajcie też, że to tylko tymczasowe rozwiązanie! Wielu rodziców próbuje jak najszybciej dotrzeć do etapu, w którym dziecko samodzielnie zgłasza swoje potrzeby, co prowadzi do niepowodzeń. Unikajcie tego. Jeżeli wasze dziecko nie odniosło jeszcze w tej dziedzinie zbyt wielu sukcesów, jego mały rozumek pomyśli sobie: „Utknąłem. Nie mam zamiaru dalej próbować" (nazywam to wewnętrznym głosem mówiącym „chrzanić to"). Konstruujecie wieżę sukcesu. Jeżeli zaczniecie naruszać fundamenty, wszystko runie.

*Zbyt częste zachęcanie i chwila wytchnienia*

Zazwyczaj wygląda to tak: około czwartego lub piątego dnia nauki mówicie: „Nie mam pojęcia, co się stało. Ona już wszystko umiała. Siadała na nocniku, robiła siusiu i kupkę. Teraz, ni stąd, ni zowąd nie reaguje na moje zachęty i co chwila miewa wpadki. RATUNKU!".

W trakcie nauki korzystania z nocnika przychodzi chwila, w której musicie oddać dziecku kontrolę nad sytuacją. Przeważnie dzieje się to około pierwszego tygodnia. Bardzo wyraźnym sygnałem wskazującym na to, że dziecko nie potrzebuje już waszej pomocy, jest nagły bunt, niechęć do współpracy i powtarzające się wpadki.

Uczenie się każdej nowej umiejętności nie należy do przyjemnych. Nikt nie lubi „się uczyć", tylko wszyscy chcemy „umieć".

Jest to pewnego rodzaju paradoks i niektórych to przeraża. Musicie oddać dziecku kontrolę, chociaż ono jeszcze nie udowodniło, że potrafi sobie z nią poradzić. Nieprzekazanie spraw w ręce dziecka w odpowiednim momencie to klasyczny błąd – dziecko samo nie zgłasza potrzeb, więc wydaje się wam, że musicie mu ciągle pomagać.

Tak naprawdę powinniście dać dziecku okazję do samodzielnego podjęcia odpowiedniej decyzji. Jeżeli wciąż skaczecie wokół malucha i próbujecie mu pomagać, nie będzie miał sposobności do nauczenia się samodzielności. Nie oznacza to, że macie zostawić go samemu sobie. Jeszcze przez jakiś czas będziecie musieli zachęcać go do starań. Pamiętajcie, by nie zmieniło się to w nagabywanie.

Sztuczka polega na tym, abyście zachęcali dziecko, wykazując przy tym możliwie najmniej emocji. Powiedzcie: „Widzę, że musisz zrobić siusiu, tam jest nocnik", a później zostawcie temat. Odejdźcie i zajmijcie się swoimi sprawami. Teraz dziecko będzie musiało podjąć samodzielną decyzję, co znaczy, że nie będzie miało się komu sprzeciwić. Jeżeli wygląda na to, że mamę to nie obchodzi, to nie ma o co walczyć. Oczywiście to wszystko bardzo was obchodzi, ale musicie zapewnić dziecku przestrzeń i okazję do nauki, sprawić, by samo nauczyło się nowej umiejętności. Mówiąc wzniośle, dobrze byłoby, by maluch potraktował to osiągnięcie jako własne. To w przyszłości bardzo ułatwi wam życie.

Czasem musimy sprawić, by proces nie wyglądał jak proces. Oto, co na ten temat mówi Alisha:

*Zdecydowanie musimy się trochę wycofać. Dotychczasowe doświadczenia pozwoliły nam ustalić kilka faktów. Po pierwsze musimy sprawić, by nauka korzystania z nocnika przestała być nauką korzystania z nocnika, jeżeli wiecie, co mam na myśli. Do tej pory byliśmy przez cały czas skupieni na napotkanych trudnościach i zaaferowani wyłącznie czynnościami toaletowymi. Przestaliśmy być rodziną spędzającą wspólnie czas. Dziś spróbowaliśmy czegoś zupełnie innego. Rozmawialiśmy o tym tylko wtedy, gdy zaszła taka potrzeba, a komunikaty były zwięzłe i konkretne. Odniosłam wrażenie, że córka chciała mi pokazać, jak radzi sobie sama – i że dzięki temu robi postępy. Jeżeli wciąż jej towarzyszę i oferuję swoją pomoc, dziecko całkowicie na mnie polega i nie potrafi niczego zrobić samodzielnie.*

Otóż to.

Pod koniec fazy trzeciej powinniście poczuć się na tyle pewnie, by móc wyjść z domu z normalnie ubranym dzieckiem (czyli bez pieluszki). Wasze wypady mogą być coraz dłuższe i może zechcecie nawet wstąpić do znajomych. Pamiętajcie jednak, że wciąż musicie obserwować sygnały wysyłane przez wasze dziecko. Na pewno będziecie teraz dostrzegać je o wiele szybciej, ale mimo to nie spędzajcie zbyt wiele czasu na rozmowie, która toczy się w sąsiednim pokoju. Jak mówiłam wcześniej, nocnik powinien być w samochodzie. Pamiętam, że wzięłam go ze sobą na plażę, gdy byłam tam z Pascalem. Malec specjalnie wyszedł z wody, by móc skorzystać z nocnika! Byłam pod wrażeniem, że nie zrobił po prostu siusiu do morza! Nie wydaje mi się, by trzeba było zabierać nocnik do miejsc, w których jest toaleta. Dziecko nie powinno zbytnio przywiązywać się do konkretnego nocnika. Dobrze jest mieć nocnik w bagażniku, gdy wychodzicie z domu. Możecie wówczas wysadzić dziecko na parkingu, przy drodze czy gdziekolwiek indziej. O publicznych toaletach wspomnę później.

Być może was to dziwi – zjechać z drogi? Ależ tak, to bardzo ważna kwestia. Jeżeli dziecko daje sygnały, że musi zrobić siusiu, zapomnijcie o wszystkim, co dzieje się wokół, i reagujcie! Nie obchodzi mnie, gdzie jesteście i co robicie. DO DZIEŁA! Musicie szanować dziecko. Ono nie może czekać, nie wytrzyma zbyt długo. Macie pięć, góra dziesięć sekund. Jeżeli będzie trzeba zjechać na pobocze na autostradzie, trudno. Pomyślcie, że poświęciliście tak wiele czasu oraz wysiłku i nareszcie widać rezultaty: dziecko mówi wam, że musi zrobić siusiu. Ewentualna wpadka będąca wynikiem podjętego przez was ryzyka może być dla dziecka druzgocącym ciosem i słowo „druzgocącym" nie jest bezpodstawne. Zatrzymując się, nie tylko unikniecie przykrego wypadku, ale pokażecie maluchowi, że słuchacie go i szanujecie jego potrzeby. Dziecko odwdzięczy się w końcu tym samym. Nie martwcie się, to tymczasowe niedogodności. Z czasem będziecie mieli coraz więcej czasu, by posadzić malucha na nocnik, a w końcu będzie mógł wytrzymać na tyle długo, aż znajdziecie normalną toaletę.

Na wczesnym etapie nauki ostrzeżenia będą przychodzić z pięcio-, dziesięciosekundowym wyprzedzeniem (czyli będziecie mieli pięć sekund, by posadzić dziecko na nocniku). Odkryłam, że maluchy wytrzymują trochę dłużej, jeżeli chociaż słownie zareagujemy na ich sygnały. Powiedzmy, że zmywacie naczynia w kuchni, a dziecko bawi się u siebie. Jeżeli krzyknie, że musi zrobić siusiu, biegnąc do niego, mówcie: „Już biegnę, wytrzymaj, proszę". Będziecie musieli pilnować swojej pociechy przez co najmniej kolejny miesiąc (choć już nie tak uważnie, jak pierwszego dnia). Najprawdopodobniej dziecko będzie sygnalizować swoje potrzeby za pomocą tak zwanego „tańca", ale jeżeli nie, to z pewnością już wiecie, w jaki sposób wasz maluch daje wam znać, i pamiętacie, że od czasu do czasu trzeba go zachęcać.

Zwykle wystarcza kilka tygodni biegania w ubraniach, ale bez majtek i zabierania ze sobą nocnika. Naturalnie to wy podejmujecie decyzje. Jeżeli uważacie, że ten etap musi potrwać nieco dłużej, niech tak będzie. Jeszcze raz zastanówcie się, jak możecie pomóc swojemu dziecku osiągnąć sukces. Zróbcie wszystko, by ułatwić mu naukę!

## Etapy: czwarty, piąty, szósty... do nieskończoności i jeszcze dalej!

W tym momencie powinniście dostrzegać już postęp. Z dnia na dzień będzie coraz łatwiej. Zamiast wszystko zapisywać (na litość boską, nie prowadźcie toaletowego notatnika!), postarajcie się wypracować rytm. Powinniście harmonijnie współpracować z dzieckiem, a nie nagabywać je przez cały dzień. Najlepiej radzą sobie rodzice, którzy podchodzą do tego w miarę swobodnie i polegają na własnej intuicji. Nie ma tu żadnej księgi zasad, a jedynie nauka.

Zwycięstwo jest bliskie. Często określam je mianem „pasma sukcesów". Bacznie obserwujcie postępy waszego maluszka i nie przejmujcie się porażkami. Jeżeli dziecku częściej udaje się zdążyć na czas do nocnika niż się spóźnić, to dobry znak. Owszem, może być lepiej, ale nie jest źle. Skupianie się na porażkach leży w ludzkiej naturze. Kiedyś prowadziłam sklep z ubrankami dla dzieci. Prawie wszyscy moi klienci byli wspaniali, ale i tak wracałam do domu, narzekając na tego jednego, który zepsuł mi humor na cały dzień. Wszyscy tak robimy, ale spróbujcie pozbyć się tej przypadłości na czas nauki. Oczywiście dążymy do rozwiązania problemów, ale nie chcemy ciągle upominać malucha.

Możliwe, że będą to dla was jako rodziców najdziwniejsze i najtrudniejsze dni. Balansowanie między czujnością a swobodą bywa nużące. Może wam się wydawać, że to wszystko trwa dłużej niż w rzeczywistości. Tak naprawdę to bardzo szybki kurs nauki siadania na nocniku. Jestem zażenowana, gdy słyszę o rodzicach uczących dzieci tej umiejętności przez cały rok. Ci ludzie zetknęli się z takimi samymi problemami co wy, ale ich udręka niepotrzebnie trwała znacznie dłużej.

Jeżeli postępy przychodzą wolniej, niż oczekiwaliście, trudno. Róbcie dalej swoje, tylko trochę wolniej. Ale jeśli sytuacja jest beznadziejna i nie widzicie żadnych postępów, zajrzyjcie do rozwiązań dla konkretnych sytuacji w rozdziale 7: *Niepowodzenia pierwszej fazy* i 8: *Dylematy drugiej i trzeciej fazy*. Co prawda przyuczanie dziecka do nocnika to nie inżynieria rakietowa, ale nie ma jednego scenariusza dla wszystkich dzieci. Każde z nich jest inne i mam wrażenie, że widziałam już wszystkie możliwe sytuacje. Jestem zdania, że większość problemów da się rozwiązać poprzez złagodzenie presji, niezależnie od tego, jaki rodzaj nacisku mamy na myśli. Może to być silna chęć powrotu do harmonogramu spotkań towarzyskich, ambicja udowodnienia sobie czegoś, żądza sukcesu czy pragnienie zakończenia nauki w nie dłużej niż trzy dni.

Większość rodziców w ogóle nie miewa z tym problemu. Prawdopodobnie sygnały wysyłane przez wasze dziecko będą dla was wyraźne i zrozumiałe. Być może w tym czasie mocniej przywiążecie się do niego. Zadziwi was, jak maluch może być z siebie dumny. Zaskoczy was to, co potrafi. Mówię poważnie – to wywróci wasz świat do góry nogami. Dobrą stroną wychodzenia z pieluch jest fakt, że proces nauki daje wam wgląd w psychikę waszego dziecka. Poznajecie jego metody przyswajania informacji i krzywą uczenia się. To naprawdę wspaniała rzecz!

Każdy dobry nauczyciel wie, że nie wszystkie dzieci uczą się w taki sam sposób. Gdy uczeń nie chce się uczyć, nauczyciel musi wykazać się kreatywnością i dotrzeć do niego w inny sposób. Wielu rodziców rozpoczyna naukę nawyków toaletowych bez entuzjazmu, a potem szybko ponownie zakłada dziecku pieluchę, uznając, że maluch „nie może się nauczyć". O rany. Gdyby nauczyciele poddawali się za każdym razem, kiedy ktoś „nie może się nauczyć", to w szkole zostałaby co najwyżej trójka dzieci. Gdy dziecko nie chce się czegoś nauczyć, zmieńcie metodę nauczania. Nie wolno wam rezygnować.

Nie dowiemy się, jak dziecko przyswaja informacje, zanim nie rozpoczniemy nauki. Pamiętajcie, że to prawdopodobnie pierwsza umiejętność, której w sposób aktywny uczymy swoje dziecko i której ono w sposób aktywny się uczy. To pierwszy poważny przypadek, kiedy pokazujemy dziecku, jak ma postąpić. Z tej sytuacji jest tylko jedno „właściwe" wyjście. Im częściej będziecie myśleć o nauce korzystania z nocnika jako o nowej umiejętności, tym lepiej wam pójdzie.

Bielizna, samodzielne zgłaszanie potrzeb, suche ubrania po drzemkach i nocach to rzeczy, które pojawiają się po około trzech tygodniach od rozpoczęcia nauki. Zaufajcie swoim osądom i intuicji rodzica. Wiem, że macie intuicję. Przekraczajcie granice, nie obawiajcie się. Pamiętajcie, że wasze nastawienie i energia nadają tempo całej nauce.

Podsumowując, liczy się pokonywanie kolejnych faz odstawiania pieluch i przyuczania dziecka do korzystania z nocnika. Nie liczcie dni. Miejcie na uwadze, że zanim przejdziecie do następnego etapu, dziecko musi opanować umiejętności z poprzednich faz. Najczęściej rodzice panikują podczas przechodzenia z etapu nieświadomości do fazy pierwszej oraz z fazy pierwszej do fazy drugiej. Tak bywa. Nie zatrzymujcie się. Nie dążcie do perfekcji, lecz do postępu. Dziecko ma się uczyć. Jeżeli biegnie do nocnika, ale po drodze zdarzy mu się wypadek, to wspaniale – to znaczy, że nauka zmierza w dobrym kierunku. Oceniajcie sukcesy z punktu widzenia nauczyciela, który oczekuje postępów.

Nie zapomnijcie, by mieć pod ręką lampkę wina lub naprawdę dobrą czekoladę.

ROZDZIAŁ 6

# ĆWICZENIA NOCNE

Zanim przejdę do omawiania ćwiczeń nocnych, chciałabym coś wyjaśnić: oddzieliłam naukę nocną od dziennej, ponieważ rodziców, zwłaszcza tych pracujących na pełen etat poza domem, przytłacza tak duża ilość informacji naraz. Mimo to uważam, że najskuteczniejszą metodą jest równoczesne przyzwyczajanie dziecka do korzystania z nocnika zarówno w dzień, jak i w nocy. Przez kilka pierwszych dni czeka was chaos, ale w dłuższej perspektywie napotkacie mniej przeszkód. Jeśli nie ma wyjścia awaryjnego i nie ma konfliktów o dominację – nie ma też o co walczyć. Gdy ustalicie, że dziecko będzie korzystać z nocnika zarówno w dzień, jak i w nocy, znacznie szybciej wejdzie mu to w nawyk. Decyzja należy do was, a ja nie mam zamiaru nikogo oceniać, ale czułam się w obowiązku poinformować, że jednoczesna nauka nawyków dziennych i nocnych to znacznie lepsze podejście. By tego dokonać, wystarczy postępować według instrukcji dotyczących nauki w dzień i zastosować się także do opisanych w niniejszym rozdziale wskazówek odnoszących się do nauki nocnej. Zanim podejmiecie jakąś decyzję, dobrze się zastanówcie.

Trzeba pamiętać, że noc trwa naprawdę długo. To główna różnica między drzemkami w dzień a nocą. Małe dzieci powinny przesypiać od dziewięciu do trzynastu godzin każdej nocy; to zbyt długo, by wytrzymać bez siusiania! Weźcie pod uwagę fakt, że większość dorosłych budzi się w nocy w celu oddania moczu co najmniej raz, a my już umiemy korzystać z toalety.

Wiele lat szukałam magicznego sposobu na poradzenie sobie z nocną nauką i doszłam do wniosku, że coś takiego niestety nie istnieje. Tego problemu nie da się obejść. Jeżeli zdecydowaliście się nauczyć dziecko nocnego korzystania z nocnika, będziecie musieli:

1. Dokładnie obserwować, ile dziecko pije, zanim pójdzie spać

   oraz/lub

2. Budzić je w nocy na siusiu.

Przykro mi. Chciałabym, żeby istniała jakaś sztuczka. Oferuję jednak kilka rad, dzięki którym nocne ćwiczenia staną się mniej uciążliwe.

Powinniście obserwować, jak dużo pije wasze dziecko na około dwie do trzech godzin przed snem i upewnić się, że przyjmuje ono przynajmniej minimalną ilość płynów. Na początku nauki mogą być z tym trudności. Jeżeli wasz maluszek jest przyzwyczajony do picia dużej ilości napojów przed snem, najlepiej zacząć od stopniowego zmniejszania dawki, zanim po raz pierwszy położycie go spać bez pieluszki. Nie dawajcie dziecku na noc kubków niekapków ani butelek (na tym etapie dziecko stanowczo nie powinno z nich korzystać). Ssanie sprawia, że dziecko pije więcej niż normalnie. Odkryłam, że niezłym sposobem jest podawanie maluchowi napojów w małych naczyniach: czarkach do sake, małych filiżankach, a nawet w kieliszkach do wódki. Dzięki temu dziecko ma wrażenie, że dostaje pełne naczynie, choć tak naprawdę jest w nim niewiele płynu. Poza tym dzieciaki uwielbiają małe, dopasowane do ich wzrostu przedmioty. Znam kilka mam, które stworzyły cały rytuał wieczornego picia herbaty wraz z dzieckiem (herbata z rumianku działa nasennie i uspokajająco). Małe naczynia przydają się też w wypadku, gdy w typowy sposób dziecko opóźnia pójście do łóżka, domagając się wody. Jeżeli wasza pociecha też stosuje ten wybieg, możecie dać mu pić z małego kubeczka, nie obawiając się, że wypije za dużo na noc.

Jak zaplanować zredukowanie ilości spożywanych płynów przed snem? Spójrzcie na dzień jako na dwie odwrócone piramidy. Jedna z nich odzwierciedla czas od pobudki do drzemki, a druga – od drzemki do nocy. Szerokość piramidy to ilość płynów, które powinno przyjmować dziecko. Po przebudzeniu z drzemki powinno pić dużo, a godzinę przed drzemką i co najmniej dwie godziny przed snem – prawie wcale. Jeżeli wasz maluch lubi dużo pić do kolacji, to taki nawyk trzeba zmienić. Przez dzień lub dwa zmiany mogą być kłopotliwe, ale w końcu dziecko się przyzwyczai. Po kolacji nie powinno już pić. W naturalny sposób sprawi to, że po przebudzeniu będzie bardziej spragnione, co doskonale wpisuje się w model piramidy. Większość dzieci cechuje się nawykami przypominającymi zwykłą piramidę i przywykła do sporej dawki płynów przed snem. Jeżeli wasz maluch też się do tego przyzwyczaił, wytłumaczcie mu wszystko najlepiej, jak się da, zanim rozpoczniecie nocny trening. Dobrze wiecie, że małe dzieci nie najlepiej reagują na zmiany.

Sprawa będzie nieco trudniejsza, jeśli dziecko wciąż jest karmione w nocy piersią. Prawdę mówiąc, większość maluchów w tym wieku potrzebuje piersi bardziej dla komfortu niż pragnienia, więc być może wasza pociecha nie będzie pić zbyt dużo. Możecie też nakłonić dziecko, by zrobiło siusiu przed karmieniem lub po nim. Wybierzcie najbardziej odpowiednią opcję. Niektóre maluchy wolą siusiać przed karmieniem, inne po. Nie stanowi to większej różnicy, ale liczy się konsekwencja w działaniu.

W przypadku spania z dzieckiem w jednym łóżku nocna nauka powinna pójść łatwiej. Maluch nie musi się wtedy przemieszczać, a gdy zachce mu się siusiu, szybciej dostrzeżecie wysyłane przez niego sygnały. Łatwiejsze jest też w takiej sytuacji karmienie, bo wystarczy po prostu przewrócić się na drugi bok, zamiast przemierzać całe mieszkanie w drodze do pokoju maluszka. Jeśli jednak nigdy wcześniej nie mieliście zamiaru spać z dzieckiem, nie polecam robienia tego tylko dlatego, że ułatwi to naukę.

By ustalić, w którym momencie dziecko potrzebuje skorzystać z nocnika, polecam rozpocząć od dwóch nocnych pobudek. Czy siusia o 22:00 i 2:00, czy może o północy i o 4:00? Niektóre maluchy siusiają godzinę po zaśnięciu, a inne dopiero o trzeciej nad ranem. Jeżeli przez tydzień zamierzacie budzić dziecko dwukrotnie, to na początek polecam godziny 22:00 i 2:00. Później dostosujecie pory pobudek do zaobserwowanego rytmu nocnego siusiania waszego malucha. Jeżeli zaś nie macie zamiaru przez całą noc stać na straży, będziecie musieli trochę zgadywać. Z tego powodu, jeżeli zauważycie, że dziecko nie siusia o 22:00 czy o 2:00, powinniście odpowiednio dostosować godziny pobudek. Nawet jeżeli ostatnio po przebudzeniu wasze dziecko miało suchą pieluszkę na początku treningu nocnego, powinniście spróbować budzenia w nocy co najmniej przez tydzień. Zależy nam przecież nie tylko na tym, żeby złapać siusiu do nocnika, ale i na odpowiednim wytrenowaniu organizmu dziecka, by budziło się, gdy zechce zrobić siusiu. Niestety, budzenie się na siusiu to koncepcja, której nie da się wytłumaczyć dziecku słowami. Należy się tego nauczyć fizycznie, metodą pobudek (przykro mi!).

Oto najprostsza, najmniej destabilizująca metoda poradzenia sobie z pobudkami. Ustawcie alarm w telefonie komórkowym, by nie zmagać się z głośnym budzikiem w środku nocy. Postawcie nocnik tuż przy łóżku malucha. By ułatwić sprawę, zwłaszcza w zimie, nałóżcie mu na noc dwuczęściową piżamkę. Nie budźcie dziecka zbyt szybko po zaśnięciu albo na krótko przed planowaną poranną pobudką. To może doprowadzić do kłopotów z ponownym zaśnięciem, a tego nie chcemy! Jeżeli wasze dziecko nie budzi się pod wpływem byle hałasu, to raczej nie powinno się całkowicie rozbudzić po pobudce w środku nocy. Prawdopodobnie zrobi siusiu na wpół śpiące. Najtrudniej będzie przytrzymać jego bezwładne ciało. Nie do końca przebudzone dzieci są wiotkie jak mokre spaghetti. Ciężkie i mokre spaghetti. Posadźcie pociechę na nocniku, a później przytrzymujcie ją, szeptem namawiając na siusiu. Przekonałam się, że bardzo pomaga wydawanie odgłosu szeleszczenia (przypominającego dźwięk siusiania). Nawet na wpół śpiące dziecko potrafi dać rodzicom do zrozumienia, że nie chce mu się siusiu. W takim wypadku podciągnijcie mu piżamę i połóżcie je z powrotem do łóżka. Pożyteczną sztuczką jest zastosowanie dużego plastikowego kubka (lub innego pojemnika wielokrotnego użytku o podobnych rozmiarach). Stawiamy dziecko do pionu (zarówno chłopców, jak i dziewczynki), a ono robi siusiu do pojemnika. W ten sposób łatwiej utrzymać na wpół przytomnego malucha, gdyż stojąc, podtrzymuje on część własnej masy, a cała operacja odbywa się szybko i bez problemów.

Wydaje mi się to oczywiste, ale muszę o tym wspomnieć: nie zapalajcie ostrego światła i nie wleczcie dziecka do łazienki (dlatego wspomniałam, że warto trzymać nocnik przy łóżku). Jeżeli tak zrobicie, to przygotujcie się na zabawę z kompletnie rozbudzonym maluchem o drugiej w nocy. Nie polecam.

Kiedy już w przybliżeniu ustalicie, o której godzinie wasze dziecko robi siusiu, możecie stosować tylko jedną nocną pobudkę. Zauważyłam, że dobrze jest tuż przed zaśnięciem powiedzieć dziecku, by wstrzymało się z robieniem siusiu, póki do niego nie przyjdziemy. Wtedy będzie to jego ostatnia świadoma myśl, jaką zakoduje w podświadomości. Później możecie stopniowo przesuwać godzinę pobudki do momentu, aż wypadnie ona na około dwie godziny przed normalną poranną pobudką. Jeżeli dziecku uda się wytrzymać tak długo, to istnieje szansa, że wytrzyma całą noc.

Na pewnym etapie wasz maluch albo zacznie się sam budzić i informować, że chce siusiu, albo będzie przesypiał całą noc bez siusiania. Dowiecie się o tym wtedy, gdy okaże się, że podczas nocnych pobudek przeważnie odmawia zrobienia siusiu lub przecząco kręci głową. Nawet jeżeli wydaje się wam, że dziecko wytrzymuje całą noc, wciąż kontrolujcie ilość przyjmowanych płynów. Natomiast jeśli dziecko samo się budzi i mówi, że chce siusiu, to nie musicie dbać o to aż tak skrupulatnie. Oba scenariusze są równie akceptowalne.

Nauka nocna może trwać nieco dłużej niż dzienna, ale nie jest to regułą. Każde dziecko jest inne, a rodzice różnią się między sobą poziomem zaangażowania. Bądźcie wobec siebie łaskawi i realistycznie określajcie swoje możliwości. Tak samo jak w przypadku ćwiczeń dziennych najważniejsze są powtarzalność i konsekwencja. Jeżeli jesteście przekonani, że nie będziecie mogli obudzić dziecka ani pomóc mu zrobić siusiu, to musicie bardziej rygorystycznie pilnować ilości płynów, jakie wypija przed snem. Działa to w obie strony: jeżeli nie jesteście w stanie pilnować, ile pije wasz maluch, to poświęćcie więcej uwagi pobudkom. Nauka nocnych nawyków toaletowych i tak was nie ominie.

## Czy ćwiczenia nocne są konieczne?

Tak. A może nie. Czy taka odpowiedź was satysfakcjonuje?

Pewna liczba dzieci sama przestaje się moczyć w nocy w miarę postępów w ćwiczeniach dziennych. Wskazówką gotowości malucha do ćwiczeń nocnych są „suche" drzemki. Nie dotyczy to jednak wszystkich dzieci. Nie musicie więc na to czekać, ale jeżeli wasza pociecha nie robi siusiu w czasie drzemki, to powinniście spróbować.

Warto zaznaczyć, że nie ma czegoś takiego jak ćwiczenia dotyczące wyłącznie drzemek. Na czas drzemki można założyć dziecku pieluszkę, ale nie jesteśmy w stanie w żaden sposób pomóc dziecku (to znaczy, że nie da się obudzić malucha w trakcie drzemki, by zrobił siusiu).

Najlepiej jednak pozbyć się pieluch, gdy tylko będzie to możliwe. Ćwiczenia nocne to niepewna sprawa, ponieważ problem tkwi w tym, czy wasze dziecko ma na tyle mocny pęcherz, by wytrzymać odpowiednio długo.

Chcę przez to powiedzieć, że być może będziecie musieli poczekać z treningiem nocnym do czasu, aż dziecko skończy trzy lata, a może nawet trzy i pół roku. Jeżeli do tego czasu dziecko w naturalny sposób nie nauczyło się wstrzymywać moczu, to musicie się tym zająć. U dziecka w tym wieku następuje końcowe formowanie się pęcherza i jeżeli jego rozwój dobiegnie końca bez wypracowania umiejętności gromadzenia i trzymania moczu, to mięśnie odpowiedzialne za ten proces ulegną atrofii, a z moczeniem się do łóżka będziecie zmagać się w nieskończoność.

Nie mam pewności, jakie czynniki oddziałują na poszczególne dzieci, a jakie nie. Nie da się tego ustalić. Ale stykając się w swojej pracy z tysiącami dzieci, dostrzegam określone tendencje i prawidłowości. Istnieje realne, poważne zagrożenie, że po ukończeniu przez dziecko czterech lat ćwiczenia nocne staną się praktycznie niemożliwe.

Regularnie przychodzą do mnie klienci, w tym pediatrzy, z pięcio-, sześcio-, a nawet siedmiolatkami, które na noc zakładają pieluchy (typu pull-up, ale to wciąż pieluchy). Rodzicom wydaje się, że nie muszą uczyć dziecka, co ma robić w nocy, a czas leci. Jednakże później mięśnie ulegają atrofii i nauka idzie o wiele trudniej.

To prawda, że nie są to częste przypadki. Ale wciąż zdecydowanie za dużo dzieci powyżej czwartego roku życia korzysta w nocy z pieluch. Nie chodzi nawet o to, że nie potrafią się nauczyć. Chodzi o materiał, z którego pieluchy są wykonane, i o to, że dziecko nie czuje, gdy się zmoczy. Problemem jest też agresywny marketing dużych koncernów produkujących pieluchy.

Jeżeli nie czujecie się na siłach lub jeśli dziecko albo wy macie problemy ze snem, nie musicie już teraz zajmować się treningiem nocnym. Powtarzam jednak jeszcze raz: nie czekajcie z tym, aż dziecko skończy trzy i pół roku.

Na koniec tego rozdziału mała dygresja skierowana do mam. Jeżeli jesteście w zaawansowanej (powyżej trzydziestego drugiego tygodnia) ciąży, to naturalnie możecie przesunąć termin nocnej nauki do czasu, aż nowo narodzone dziecko nie osiągnie wieku czterech do sześciu tygodni. Teraz musicie odpoczywać, zbierać siły na czas porodu i przystosować się do życia z noworodkiem. Nocną nauką siadania na nocnik zajmiecie się wtedy, gdy będziecie wstawać w nocy na karmienie. Nie ma powodu w takim momencie dodatkowo się stresować, chyba że same tego chcecie. Jeżeli tak, to śmiało. Do dzieła, mamuśki!

## Nocne wpadki

Nocne moczenie się to zjawisko nieuniknione. Być może pewnej nocy okaże się, że dziecko wypiło za dużo wody albo po prostu zapomnicie o pobudce (lub prześpicie alarm). Takim sytuacjom nie da się zapobiec, ale opracowałam dobry sposób radzenia sobie z nimi: w czasie gdy wasze dziecko przestaje korzystać z pieluszek w nocy, trzymajcie blisko łóżka zapasową piżamę i gruby wełniany koc. Jeżeli dziecko się zmoczy, zmieńcie mu ubrania i zapytajcie, czy nie chce usiąść na nocniku – na wypadek gdyby miało jeszcze trochę siusiu – często w takich sytuacjach dzieci nie opróżniają całkowicie pęcherza. Zamiast zmieniać pościel w środku nocy, przykryjcie po prostu mokre prześcieradło grubym kocem, by nowa piżama nie przemokła. Wiem, że niektórym rodzicom wydaje się to obrzydliwe, ale to zdecydowanie lepsze wyjście niż zmienianie pościeli, kiedy zarówno wy, jak i dziecko jesteście nie do końca przytomni. Rano naturalnie zmienicie pościel. Jeszcze jedna uwaga: nocne wpadki to wina rodziców. Umiejętność trzymania moczu do rana lub budzenia się, by zrobić siusiu, pojawia się z czasem i gdy wasz maluch jeszcze tego nie potrafi, musicie budzić go tak długo, aż jego organizm nie wykształci umiejętności gromadzenia moczu i trzymania go aż do rana.

Jeżeli dziecko nieustannie (co noc) zalicza wpadki, to należy coś zmienić. Nie rezygnujcie z treningu. Być może będziecie jednak musieli przestawić pory pobudek lub jeszcze uważniej pilnować, kiedy i ile dziecko pije. Wykażcie się kreatywnością i zastosujcie rozwiązanie, które będzie najodpowiedniejsze zarówno dla was, jak i dla waszej rodziny.

Jeżeli po tygodniu prób sytuacja się nie poprawi – a więc prawie w ogóle nie śpicie i wciąż przegapiacie siusiu – to znaczy, że dziecko zapewne ma bardzo głęboki sen. *Uwaga*: to rzadkie zjawisko. Jeżeli podejrzewacie, że wasza pociecha faktycznie zbyt mocno śpi, możecie przyjrzeć się oferowanym na rynku urządzeniom ostrzegającym. Tego typu aparaty budzą dziecko, gdy tylko zaczyna ono siusiać. Muszę przyznać, że nigdy nie miałam do czynienia z czymś takim, ale słyszałam o tych urządzeniach bardzo dobre opinie od rodziców, którzy je zakupili.

ROZDZIAŁ 7

# NIEPOWODZENIA PIERWSZEJ FAZY

W tym rozdziale zajmę się problemami typowymi dla pierwszego tygodnia nauki. Jeżeli napotkaliście jakiekolwiek trudności, zapoznajcie się ze wszystkimi rozdziałami poświęconymi sposobom ich przezwyciężenia. Kłopoty mogą się pojawić w każdym momencie nauki korzystania z nocnika, nie tylko podczas pierwszej fazy. Rozdzielenie problemów według poszczególnych faz to po prostu mój sposób na uporządkowanie przytłaczającej ilości informacji.

Tak więc doświadczacie trudów pierwszej fazy nauki korzystania z nocnika lub sedesu. Na pewno jesteście wycieńczeni. To zdumiewające, jak bardzo męczące może być obserwowanie własnego dziecka, prawda?

Najprawdopodobniej czytacie ten rozdział, bo nie macie pewności, czy postępujecie właściwie. Odnosicie wrażenie, że nie idzie wam najlepiej. Być może towarzyszą wam dobre przeczucia, ale możecie też być przygnębieni, zdezorientowani lub niepewni. Istotnie, przez następny tydzień będziecie odczuwać różne emocje. Bez względu na samopoczucie nie powinniście pozwolić, aby ewentualne sukcesy (czy porażki) wpłynęły na wasz stan umysłu. Choć wiem, że nie jest to łatwe, należy starać się nie dopuszczać do sytuacji, w których zachowanie dziecka decyduje o naszym stanie emocjonalnym. Postęp w nauce korzystania z nocnika nie jest wyznacznikiem waszych umiejętności rodzicielskich ani tego, jak mądre jest wasze dziecko.

Mimo to przyjrzyjmy się teraz waszym postępom i przekonajmy się, czy jest coś, co powinniście robić inaczej. Pamiętajcie, na czym polega progres w nauce korzystania z nocnika: najpierw nieświadomość, potem „zrobiłem/am siusiu", później „robię siusiu", a na końcu „muszę zrobić siusiu". Dążymy do postępów, a nie do perfekcji! Często zamiast o „fazach", będę pisać o „dniach", ponieważ niezależnie od tego, jak bardzo chciałabym uniknąć śledzenia postępu według dni, to i tak wiem, że będziecie to robić.

Szczerze mówiąc, podczas pierwszych kilku dni nauki korzystania z nocnika nie należy się spodziewać żadnych spektakularnych sukcesów, bo to wszystko jest jeszcze zbyt nowe dla dziecka. Zmieniacie jego rutynę, nawyk trwający mniej więcej dwa lata. Nie oczekujcie, że nastąpi to w jeden dzień.

**Brak kupki:** Rodzice najczęściej wpadają w panikę, gdy pierwszego dnia dziecko nie zrobi kupki. Być może zauważyliście, że poświęciłam kupce cały odrębny rozdział. To rzeczywiście ważna kwestia. Nie martwcie się, jeżeli dziecko nie zrobiło kupki. Gdy wasz maluch był jeszcze w pieluszce, przypuszczalnie wypróżniał się raz, dwa lub trzy razy dziennie. Natomiast prawie każde dziecko, z jakim miałam do czynienia, w trakcie nauki ogranicza się do jednej kupki dziennie. Wydaje mi się, że to naturalne zjawisko, bo przecież większość dorosłych robi to nie częściej niż raz dziennie. Z medycznego punktu widzenia nie ma powodów do obaw, jeżeli dziecko nie wypróżni się przez dzień lub dwa. Dla większości maluchów pierwszy dzień nauki to bardzo osobliwe doświadczenie – muszą skupiać się na czymś, czego wcześniej nie dostrzegały, zatem można spodziewać się pewnego związanego z tym niepokoju.

Dlatego zachowujcie się normalnie, bo prędzej czy później kupka się pojawi. Zajrzyjcie do rozdziału 10: *Kupka* i przekonajcie się, czy coś zwróci waszą uwagę. W gruncie rzeczy taka sytuacja jest całkowicie normalna, zwłaszcza pierwszego dnia.

**Bardzo dużo siusiu**: Jeżeli wasze dziecko praktycznie cały dzień siusiało, nie zdając sobie z tego sprawy, to prawdopodobnie przesadziliście z ilością podawanych mu płynów. Wróćcie do dawnych nawyków. Weźcie pod uwagę fakt, że dzieci młodsze niż dwudziestoczteromiesięczne niezbyt dobrze radzą sobie z nadmiarem płynów w organizmie. Jednocześnie należy w pewnym stopniu monitorować ilość płynów. Nie znaczy to, że powinniście zabraniać dziecku pić; po prostu pamiętajcie, kiedy i ile dziecko pije oraz jak często siusia, aby poznać jego typowe nawyki.

**Bardzo mało siusiu:** Daliście dziecku pięć ponadplanowych kartoników soku, co wcześniej skutkowałoby dodatkową ośmiokrotną zmianą pieluch. Okazało się jednak, że wasza pociecha stała się nagle wielbłądem. Jeżeli dziecko siusiało tylko kilka razy w ciągu dnia, to nie stało się nic złego. Niektóre dzieci skutecznie zatrzymują płyny. Nie myślcie, że robią to celowo – po prostu kontrolują swój pęcherz. To świetnie. Dziecko, które potrafi dłużej wytrzymać, będzie uczyć się lepiej niż takie, które musi zrobić siusiu, gdy tylko w pęcherzu pojawi się mocz. Nie musicie koniecznie zwiększać ilości podawanych płynów – lepiej skupcie się na zaobserwowaniu nawyków malucha. Zobaczcie, jak długo po wypiciu wody potrafi wytrzymać bez siusiania, by przekonać się, kiedy najlepiej zachęcić je do wypróbowania nocnika. Mąż mojej najlepszej przyjaciółki siusia tylko raz dziennie – nie żartuję. Ten facet nigdy nie miał infekcji dróg moczowych. Niektórzy ludzie mają po prostu pęcherze jak wielbłądy. Strzeżcie się jednak, bo gdy „śluza" w końcu się otworzy, w krótkim czasie możecie spodziewać się kilkakrotnego siusiania.

**Brak świadomości siusiania:** Rozumiecie, że celem jest postęp, a nie perfekcja, zdajecie sobie sprawę, że dziecko nie nauczy się wszystkiego w jeden dzień, więc nie wpadacie w panikę, ale… rany boskie, wasze dziecko zupełnie nie zdaje sobie sprawy, że zrobiło siusiu. Co u licha? Taka sytuacja zdarza się najczęściej w przypadku dzieci młodszych niż dwudziestodwumiesięczne, ale niezależnie od wieku musicie upewnić się, czy wasza pociecha faktycznie jest „nieświadoma", a nie zwyczajnie ignoruje oddawanie moczu. „Nieświadomość" oznacza… brak świadomości. Odpowiada wam tak wyczerpująca definicja? Dziecko, które robi siusiu, udając, że nic się nie stało, nie jest nieświadome. Dostrzegacie różnicę? Autentycznie nieświadome dziecko zrobi siusiu podczas chodzenia, poślizgnie się, upadnie i nie będzie wiedziało, co się stało. Jeżeli pod koniec pierwszego dnia wasza pociecha rzeczywiście będzie nieświadoma, to nic nie szkodzi. Oznacza to po prostu, że wciąż jesteście w fazie pierwszej. Jeżeli jednak dziecko robi siusiu i udaje, że nic się nie stało…

**Dziecko robi siusiu i udaje, że nic się nie stało:** W takim wypadku musicie przypomnieć mu, że siusiu powinno być zrobione do nocnika. Zmarszczcie brwi lub zróbcie niezadowoloną minę i powiedźcie: „Nie siusiaj na podłogę. Siusiu powinno trafić do nocnika". Pamiętajcie o odpowiedniej kolejności zdań, tak aby oczekiwany rezultat znalazł się na końcu. Dzieci najlepiej zapamiętują nasze ostatnie słowa. Nie bądźcie surowi dla dziecka, ale dajcie mu do zrozumienia, że siusianie na podłogę jest nieodpowiednie, a siusianie do nocnika - dobre.

Nie panikujcie też podczas sprzątania. Poproście dziecko o pomoc i posadźcie je na nocniku, by dokończyło robienie siusiu. Możecie powiedzieć coś w stylu: „Wiem, że się uczysz, ale siusiu powinno trafić do nocnika". Nie mówcie: „Nic nie szkodzi". Często będę wam o tym przypominać. Takie zdanie wydaje się sugerować przyzwolenie (na siusianie na podłogę), nawet jeżeli chcecie przez to powiedzieć, że „to nie koniec świata". Przypomnijcie maluchowi, że wciąż się uczy i niezłomnie powtarzajcie, że miejsce siusiu jest w nocniku.

**Gdy tylko na chwilę odwrócicie wzrok...** Prawie nie oddychacie, wpatrujecie się w dziecko niczym jastrząb w swoją ofiarę i czekacie na jakikolwiek sygnał. Nic. Sami idziecie więc do toalety albo zaparzyć sobie kawy (albo otworzyć piwo), a gdy po dwóch sekundach wracacie, okazuje się, że dziecko nasiusiało na podłogę. Jak to możliwe? Może się zdziwicie, ale to dobre wieści: wasze dziecko jest na dobrej drodze do sukcesu. Jeżeli potrafi wytrzymać w oczekiwaniu, aż spuścicie je z oczu na dwie sekundy, to znaczy, że nauka jest już prawie zakończona. Pomyślcie - najprawdopodobniej wasz maluch w ten sposób szuka odosobnienia. Jeśli się to przeanalizuje (choć pewnie nigdy nie postrzegaliście tego w ten sposób), pieluszka ukrywa proces wydalania, dając w ten sposób dziecku nieco intymności. Widzimy i sprzątamy brudną pieluszkę, ale nasza pociecha mogła w spokoju i z dala od oczu innych zaspokoić swoje potrzeby. Teraz biega po domu z gołą pupą i nie ma o tym mowy. Dążenie do intymności jest zjawiskiem pozytywnym – to właściwy krok w kierunku opanowania umiejętności korzystania z toalety. Zapewnijmy dziecku odpowiednie warunki. Gdy uznacie, że chce zrobić kupkę albo siusiu, posadźcie je na nocniku i udajcie, że zapomnieliście czegoś z sąsiedniego pokoju. Jeżeli maluch korzysta z nakładki na sedes, sytuacja wygląda podobnie i możecie przymknąć nieco drzwi od ubikacji. W dziewięciu na dziesięć przypadków dziecko zrobi siusiu, gdy tylko wyjdziecie z pomieszczenia. To samo dotyczy kupki.

W trakcie pierwszych dni nauki możecie też zabierać dziecko ze sobą do toalety, gdy poczujecie potrzebę oddania moczu. Możecie to zrobić wspólnie. Nadaje to całemu wydarzeniu bardziej normalny wymiar i pokazuje maluchowi, jak ma się zachować. Mówiąc krótko – przynosi same korzyści.

**Dziecko, które nie wysyła absolutnie żadnych sygnałów.** Po raz kolejny obserwujecie dziecko niczym jastrząb i za żadne skarby nie potraficie dostrzec jakiegokolwiek sygnału. Nie chciałabym podważać waszej spostrzegawczości, ale każde dziecko wysyła sygnały. Nie twierdzę, że nieuważnie obserwowaliście, wiem, że robicie, co należy. Czasami po prostu sygnały bywają bardzo subtelne. Moja dawna klientka była przekonana, że jej córka Jessie w żaden sposób nie sygnalizuje potrzeby zrobienia siusiu. Drugiego dnia nauki (Jessie chodziła wówczas jeszcze nago) w końcu dostrzegła, że gdy Jessie chciała siusiu, krzyżowała duże palce u nóg ze środkowymi. To dziwne, prawda? Bardzo subtelny sygnał i mało związany z częściami ciała odpowiadającymi za załatwianie potrzeb fizjologicznych. Właśnie dlatego nalegam, by co najmniej przez jeden dzień dziecko chodziło zupełnie nago. Każde dziecko ma jakieś sygnały zwiastujące potrzebę zrobienia siusiu. Nie muszą to być jakieś wyraźnie widoczne oznaki, ale jeżeli się przyjrzycie, to na pewno coś dostrzeżecie. Sygnałem może być na przykład pauza podczas mówienia, charakterystyczne spojrzenie czy skurcz szczęki. Jeżeli naprawdę nic nie dostrzegacie, spróbujcie popatrzeć na dziecko zmrużonymi oczami. Czy widzieliście kiedyś obrazki z iluzjami optycznymi, na których pośród psychodelicznej mieszanki kolorów trzeba się dopatrzyć jakiegoś motywu, i jedynym sposobem, by tego dokonać, jest zmrużenie oczu? Tutaj chodzi o coś podobnego. Wielu rodziców zbytnio koncentruje się na genitaliach – jest to logiczne, bo właśnie one są tu w centrum uwagi – lub ma pewne wyobrażenia, jak miałby wyglądać wspomniany sygnał. Zapomnijcie o przyjętych z góry założeniach. Obserwujcie dziecko przymrużonymi oczyma. Przede wszystkim jednak zwracajcie uwagę na związane z siusianiem nawyki. Jeżeli wiecie mniej więcej, kiedy siusiu ma nadejść, będzie wam łatwiej szukać sygnałów.

**Nagminny siusiacz:** Nazwałam tak dzieci zachowujące się jak cieknący kran. Najczęściej zdarza się to chłopcom, co jest logiczne. Dzieci „popuszczają" mocz przez cały dzień lub tuż przed właściwym siusianiem. Przez kilka pierwszych dni nie powinno was to szczególnie martwić. Pamiętajcie, że jeszcze wczoraj wasze dziecko nie wiedziało, jak i gdzie ma siusiać. Nie mamy pewności, w jaki sposób siusiało, gdy miało na sobie pieluszkę. Być może oddawało mocz stopniowo, aż pieluszka była pełna. W przypadku takiego dziecka nauka korzystania z nocnika to także naturalne połączenie tych wszystkich małych „porcji" w jedną większą. Zazwyczaj następuje to samoistnie, gdy dziecko nauczy się panować nad pęcherzem.

**Dziecko, które nie usiedzi na nocniku na tyle długo, by zrobić siusiu:** To bardzo popularny problem. Spróbujcie jakoś zająć malucha, gdy sadzacie go na nocniku. Zaśpiewajcie mu piosenkę, policzcie razem (na przykład do 50) lub poczytajcie dziecku książkę. Możecie mu też powiedzieć: „Chcę usłyszeć więcej siusiu". Z jakiegoś powodu działa to o wiele skuteczniej niż „siadaj i rób dalej". Przyczyną może być motywacja dziecka, by dać rodzicowi coś więcej niż tylko samo siusiu. Chce zademonstrować wam dźwięk, jaki ono wydaje. Takie właśnie są małe dzieci.

Na tym etapie rozmaite filozofie rodziców potrafią też jednak znacznie utrudnić naukę. Wasze dziecko zbliża się do wieku, w którym sprawdza granice. Musicie być stanowczy i pokazać mu, że to nie żarty. Niektórym dorosłym słowo „stanowczość" źle się kojarzy. Nie bójcie się stanowczości. Nie musicie być surowi, żeby postawić na swoim. Im mniej „skakania" wokół dziecka, tym lepiej. Czasami rodzice przesadzają, starając się nakłonić dziecko do zrobienia siusiu, a wtedy maluch zaczyna traktować to jako rozrywkę. Nie chcemy, by takie sytuacje stały się normą. Poza tym, jeżeli stajecie na głowie, by zmusić dziecko do siusiania, może się ono przestraszyć. Dzieci potrafią wyczuć strach na kilometr i albo same zaczną się bać, albo zjedzą was żywcem.

Co zatem zrobić? Nie ma nic złego w odwracaniu uwagi, ale radziłabym nie włączać dziecku telewizji. Nie stawiajcie nocnika przez telewizorem, by dziecko siedziało na nim godzinami, bo to zbyt pasywne zachowanie. Wprawdzie siusiu trafi pewnie w którymś momencie do nocnika, ale stanie się to przypadkiem, gdyż dziecko akurat na nim długo siedzi. My chcemy natomiast nauczyć malucha, by świadomie reagował na potrzebę zrobienia siusiu.

Nawiązując do poprzedniego akapitu, uważam, że gry na smartfonach, tabletach i innych urządzeniach elektronicznych są dopuszczalne tylko przez pierwszych kilka dni nauki i jedynie wtedy, gdy naprawdę nie macie wyjścia. To nie jest moje zalecenie, ale niektórzy rodzice pytają właśnie o to. Nie pozwólcie jednak, by stało się to nawykiem. Podobnie jak w przypadku telewizji, urządzenia te sprawiają, że robienie siusiu i kupki staje się pasywne i może szybko doprowadzić do manipulowania (dziecko będzie się domagało nagrody w zamian za zrobienie siusiu czy kupki). Chcę przez to powiedzieć, że jeżeli wasze dziecko umie grać na smartfonie, to z pewnością potrafi zrobić siusiu i kupkę do nocnika.

Pamiętajcie, że korzystanie z nocnika czy toalety ma się stać dla dziecka czymś normalnym, a nie zabawą czy wyjątkowym wydarzeniem.

**„Słoik spokoju":** To sposób odwrócenia uwagi, który sprawdza się w różnych sytuacjach. „Słoik spokoju" możecie zrobić ze zwykłego słoika lub przezroczystej plastikowej butelki po wodzie. Napełnijcie butelkę wodą, niezbyt grubym brokatem oraz olejem lub gliceryną. Powstanie coś na kształt śnieżnej kuli. Wielu rodziców stosuje tę sztuczkę, próbując uspokoić swoje dzieci: maluch potrząsa słoikiem i obserwuje, jak brokat opada, co działa na dziecko uspokajająco, odprężająco i trwa dłuższą chwilę. Odkryłam, że „słoik spokoju" wywiera korzystny wpływ na dzieci, które za szybko wstają z nocnika, ponieważ skupia ich uwagę. Sprawdza się on też w przypadku maluchów, które siadają na nocniku, ale nie mogą zrobić siusiu, po czym wstają i siusiają na podłogę. Dziecko, które tak się zachowuje, nie robi wam na złość, choć może to tak wyglądać. Po prostu musi ono posiedzieć nieco dłużej, by otworzyć pęcherz. „Słoik spokoju" pomoże mu się odprężyć i zrobić, co trzeba.

**Strach przed nocnikiem:** Staraliście się zachować spokój i opanowanie, nie wywieraliście na dziecko żadnej presji, a mimo to wydaje się, że wasza pociecha boi się nocnika. Po pierwsze, nie lekceważcie tego odczucia. Podobnie jak strach przed ciemnością, potworem żyjącym pod łóżkiem czy odkurzaczem także i ten strach jest prawdziwy (choć nielogiczny). Nie chcemy go podsycać, ale nie wolno go ignorować. Nigdy nie pytajcie dziecka, czy boi się nocnika. Usłyszycie wówczas, że „tak", a z tej sytuacji nie ma już wyjścia. Zamiast tego powiedzcie coś w rodzaju: „Kochanie, wiem, że to dla ciebie niezrozumiałe. Wiem, że to coś nowego. Popatrz na nocnik. Widzisz? To tylko plastik". Niech dziecko na próbę naleje do niego wody, a potem wyleje ją do sedesu. Możecie poćwiczyć z zabawkami lub lalkami, a maluch niech „pomaga" im skorzystać z nocnika. Widziałam nawet, jak niektóre mamusie (bardzo wygimnastykowane) same siadały na nocniku, by pokazać dziecku, że on nie gryzie. Możecie namówić dziecko, by usiadło na nocniku na próbę (gdy nie musi akurat zrobić siusiu). Nie karmcie strachu, ale zaakceptujcie jego istnienie. To dużo znaczy dla dzieci. To jedna z tych chwil, w których należy łączyć zdania za pomocą spójnika „i". „Tak, wiem, że to dla ciebie dziwne, i to właśnie tu powinno trafić twoje siusiu". Tak i tak.

Przeczytajcie też moje przemyślenia na ten temat w rozdziale 10 zatytułowanym *Kupka*. Wiele czynników składa się na strach przed nocnikiem. Musicie pokonać ten lęk i może to od was wymagać nieco kreatywności. Podobnie jak strach przed potworem nie oznacza, że nie chodzimy spać, tak ze strachu przed nocnikiem nie wynika, że z powrotem założymy dziecku pieluszkę. Spróbujcie ustalić źródło lęku. Czy chodzi o strach przed samym nocnikiem, czy przed odczuciem towarzyszącym robieniu kupki? Dobrze wiedzieć, czego boi się dziecko, by skuteczniej mu pomóc.

Warto ponadto zbadać, czy mamy do czynienia z autentycznym strachem, czy tylko z oporem. Dziecko odczuwające prawdziwy, głęboki strach przed nocnikiem to rzadkość i należy to odróżnić od sytuacji, w której okazuje ono po prostu sprzeciw. W przypadku prawdziwego strachu dziecko nie będzie chciało mieć żadnego kontaktu z nocnikiem i będzie traktować go tak, jakby był wypełniony lawą. Prawdziwie przestraszone dziecko to takie, które od razu krzyczy i wyrywa się, kiedy próbujemy je zaciągać do nocnika. Pamiętajcie, że prawdziwy strach pojawia się już na samym początku nauki. Dziecko, które zaczyna się sprzeciwiać po kilkakrotnym udanym skorzystaniu z nocnika, tak naprawdę nie odczuwa strachu. Wiele dzieci opiera się przed korzystaniem z nocnika. Strach to nie to samo. Od razu go rozpoznacie, ale to mało prawdopodobne, że się z nim zetkniecie. Pracowałam z bardzo wieloma dziećmi i prawdziwie bojących się nocnika było jedynie jedenaścioro z nich. Nie mam ochoty nawet o tym wspominać, ponieważ nie chcę, by rodzice mówili „To właśnie moje dziecko". O prawdziwym strachu napiszę więcej w rozdziale 17: *Wyjątkowe okoliczności*.

Dostrzegacie tu pewien schemat? Jeżeli jesteście zbyt wycieńczeni, by połączyć fakty, wytłumaczę wam wszystko. Nie ma „nieodpowiednich" sytuacji podczas pierwszego dnia nauki. Jeszcze wczoraj wasze dziecko mogło robić siusiu i kupkę, kiedy tylko poczuło potrzebę. Teraz nie spuszczacie go z oczu i oczekujecie, że dokona się w nim wielka zmiana. Nie zapominajcie o tym.

Nigdy nie lekceważcie też potencjału, jaki niesie ze sobą sen. Gdy dziecko będzie spało, dokona się spory postęp. Informacje w jego mózgu zostaną uporządkowane i rano będziecie mogli rozpocząć od nowa.

Jeżeli macie wrażenie, że faza pierwsza przebiegła całkiem dobrze – widać było jakiś postęp i coś „zaskoczyło" – to świetnie. Czas na fazę drugą: spodenki, brak bielizny i krótkie wyjścia z domu. Jeżeli nie czujecie się specjalnie dumni z uzyskanego progresu lub dręczą was wątpliwości, to nie ma nic złego w kilkakrotnym wędrowaniu od fazy pierwszej do drugiej. Polecam ubranie dziecka tylko do połowy. Według mnie to...

## Dawanie dziecku szansy na sukces

Zdarza się, że rodzice po prostu nie są pewni postępów swojej pociechy w trakcie wczesnych faz nauki nawyków toaletowych. Jeżeli te wątpliwości dotyczą także was, to możecie pozwolić dziecku dłużej chodzić bez ubrania. Jednak aby zobaczyć dalszy postęp, musicie zacząć budować wieżę sukcesów. Dzięki temu wzbudzicie w dziecku poczucie dumy i pewności siebie. Nauka samodzielnego korzystania z nocnika przypomina nieco naukę czytania. Nie można nauczyć się jednej litery i przejść dalej. Trzeba ją poznać, wielokrotnie usłyszeć oraz wiele razy zapisać w małej i wielkiej postaci (mam na to dowody w postaci setek tysięcy arkuszy zadań dla maluchów). Żeby w nauce korzystania z nocnika dokonał się postęp, należy zachęcać dziecko, by dążyło do celu, i oczekiwać, że uda mu się osiągnąć kolejny etap, ale trzeba też być pewnym, że poprzednia faza nauki została zakończona. Wymaga to nie lada wyczucia.

By umożliwić dziecku sukces w fazie drugiej, powinno ono biegać nago (przynajmniej od pasa w dół) i mieć za sobą chociaż jedno siusiu zrobione do nocnika. Później ubieramy dziecko i wychodzimy z domu na bardzo krótką chwilę. Wasz dzień powinien być zaplanowany wokół robienia siusiu – chodzi o to, że gdy dziecko poczuje potrzebę skorzystania z nocnika, powinniście znajdować się w domu, a maluch powinien nie mieć na sobie bielizny. Pomiędzy siusianiem możecie na krótko załatwiać sprawy poza domem. Wielu rodziców uważa, że to spore wyzwanie, ale to nieprawda. A może prawda, ale nic mnie to nie obchodzi. Najważniejsze jest to, że dziecko będzie dumne z tego, czego uda mu się dokonać. Dzięki temu zyska odpowiednią motywację.

Między fazami pierwszą a drugą rodzice często zwiększają tempo. Chcą szybko założyć dziecku bieliznę, wyjść z domu i zakończyć naukę. Proszę was o zarezerwowanie czasu między innymi po to, by móc podchodzić do kwestii nauki na luzie. Jeżeli będziecie chcieli iść do przodu zbyt prędko, zaczniecie osłabiać wieżę sukcesu! Wszystkie jej poszczególne elementy są równie ważne. Bez nich cała konstrukcja stanie się niestabilna i może runąć. Nie spieszcie się i umożliwcie dziecku osiągnięcie sukcesu.

Jeszcze jedno: pamiętajcie, by zadbać też o siebie. Tak, wiem, jak to wszystko jest męczące. Nie, nie ma nic złego w lampce wina. Nie siedźcie jednak po nocach i nie obżerajcie się niezdrowym jedzeniem. Musicie być przytomni i wypoczęci, byście mogli być jak najskuteczniejszymi nauczycielami.

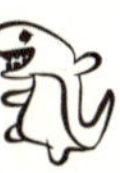

ROZDZIAŁ 8

# DYLEMATY DRUGIEJ I TRZECIEJ FAZY

Będąc na tym etapie, jesteście zapewne przekonani, że wasza pociecha, choć naga od pasa w dół, potrafi już robić siusiu do nocnika. Nie ma w tym nic złego, że w dalszym ciągu musicie zachęcać ją do tej czynności. Udane zachęcanie to także sukces, a wasze dziecko tego potrzebuje. Pamiętajcie jednak, by nie przesadzać (powiedziała autorka do mamy trzymającej w ręku nóż). Teraz być może założyliście już dziecku majtki albo wciąż jeszcze biega ono z gołą pupą. Niewykluczone też, że stosujecie obie strategie naprzemiennie.

## Opór (hurra!)

Obecna faza nauki korzystania z nocnika może prowadzić do buntu. Niezależnie od tego, na którym etapie się znajdujecie, opór zwykle pojawia się już drugiego dnia nauki. Wasze dziecko myśli sobie: „Na początku było fajnie. Ale teraz... o nie, oni chyba nie żartują z tym całym siusianiem do nocnika". Najczęściej to właśnie drugiego dnia rodzice niemający planu (hmm... tej książki) rezygnują. Wydaje im się, że opór to oznaka braku gotowości dziecka. Jednak jest zupełnie odwrotnie. Jeżeli wasz maluch potrafi kłócić się o coś, czego chce, to z pewnością jest zdolny do opanowania nowej umiejętności.

Trudno zliczyć relacje rodziców podobne do treści listu mojej byłej klientki Aislinn: „Wprost nie mogę uwierzyć! Wyglądało to na katastrofę! Przysięgam, że już miałam się poddać. Dzięki Bogu wytrwałam! Walka z taką dozą oporu nie należała do przyjemnych, ale dziś mija czwarty dzień, od kiedy dziecko w końcu się nauczyło! Hurra!".

Najczęściej opór pojawia się wówczas, gdy rodzice wywierają na dziecko nadmierną presję, zwykle nawet nie zdając sobie z tego sprawy. Dotyczy to dużej części rodziców i trudno temu zaradzić. Myślicie tylko o nocniku i jesteście już na skraju załamania. Jeżeli wasz maluch się buntuje, to najprawdopodobniej przesadzacie z zachęcaniem.

Pamiętacie, co wcześniej pisałam o zachęcaniu i wycofywaniu się? Podkreślałam, że to bardzo ważne. Pewnie czytaliście to dwa tygodnie temu, kiedy nauka korzystania z nocnika była dla was jedynie teorią. Przeczytajcie ten tekst ponownie, ponieważ teraz już was to dotyczy. Wcale nie żartuję, gdy piszę, że większość problemów da się rozwiązać dzięki informacjom zawartym w tamtym akapicie. Dzięki nim uda wam się osiągnąć równowagę pomiędzy przesadnym zachęcaniem a wycofywaniem się.

W wypadku niektórych dzieci wszystko zaczyna się układać już w ciągu kilku pierwszych dni nauki, ale zwykle tak nie jest.

Zanim dojdziemy do dylematów, muszę przypomnieć wam kilka kwestii. Po pierwsze miejcie na uwadze, że zaledwie kilka dni temu wasze dziecko w ogóle nie zwracało uwagi na swoje potrzeby fizjologiczne. Wiem, że wciąż to powtarzam, ale chciałabym, by to do was dotarło. Musicie dać im trochę czasu na opanowanie nowej umiejętności. Większość rodziców w pewnym stopniu zdaje sobie z tego sprawę, ale wciąż mają nadzieję, że wszystko uda się załatwić drugiego czy trzeciego dnia. Tak jak opanowanie innych ważnych umiejętności, przyzwyczajenie do korzystania z nocnika wymaga czasu, a „cudowne dzieci" to rzadkość. Owszem, zdarzają się. Nie chcę jednak, byście czuli się nieswojo lub myśleli, że nie sprawdzacie się w roli rodziców, gdy się okaże, że na sukces trzeba trochę dłużej poczekać.

Pora na małą dygresję. Jestem zdania, że trudności podczas nauki korzystania z toalety przypominają nieco bóle porodowe. Z czasem o nich zapominamy. Osoby, które twierdzą, że ich dziecko po prostu postanowiło nie nosić pieluszek, to rodzice dzieci starszych niż wasze albo ludzie, którzy dopiero pojawili się w waszym mieście. Tak czy inaczej – na dobrą sprawę nie da się zweryfikować ich opowieści. Różne matki na placach zabaw nieustannie opowiadają o „cudownych dzieciach". W pracy też często spotykam się z mamami, a uczenie dzieci, jak korzystać z nocnika, to moja praca, jednak nigdy nie spotkałam dziecka, które w kilka godzin samo nauczyło się wszystkiego. Pamiętajcie o tym i nie traćcie głowy.

Kolejny ważny fakt: każde dziecko jest indywidualnością – ma swoje metody i własną krzywą uczenia się. To, że wasze dziecko nie przyzwyczai się do nocnika tak szybko, jak myśleliście, wcale nie znaczy, że nie jest mądre.

Poniżej przedstawiam kilka typowych problemów fazy drugiej.

## Siusiane w majtki

Wasze dziecko poradziło sobie śpiewająco z fazą pierwszą. Wspaniale. Wiedzieliście, że czas ruszać dalej. Zdjęliście pieluszkę, maluch szybko zrobił siusiu, potem nałożyliście mu majtki, a on zamoczył wszystkie po kolei. Dochodzi południe, a wy macie siedem par mokrych majtek. Co jest, Jamie?

No więc dobrze. Po pierwsze: czy dziecko naprawdę wie, jak wkładać i zdejmować swoje ubrania? To bardzo ważna sprawa, a wszyscy o niej zapominamy. Pisałam o tym w rozdziale 4, ale pewnie czytaliście pobieżnie, bo dwa tygodnie temu, gdy zaczynaliście naukę, nie wydawało wam się to aż tak istotne. To bardzo ważne. Jeżeli maluch chce siusiu, a ma problemy ze zsunięciem bielizny, to będzie tracić cenne sekundy. Powinniście poćwiczyć zdejmowanie majtek, gdy dziecko nie musi robić siusiu, by w razie potrzeby wszystko poszło sprawnie.

Pamiętajcie, by dziecko chodziło w odpowiednio luźnych spodniach czy spodenkach na gumce albo w legginsach. Dziewczynki mogą chodzić w sukienkach bez majtek. Chłopcy mogą być w bokserkach, ale nie powinni mieć już pod spodem żadnej dodatkowej bielizny. Chodzi o to, by na pupie było jak najmniej materiału. Powtarzam to po raz kolejny, bo warto sobie to zakodować w pamięci.

## Potrzeba zrobienia siusiu

Zacznijcie używać przy dziecku zwrotu „potrzeba zrobienia siusiu…". Niektóre dzieci nie są świadome, że najpierw powinny poczuć potrzebę oddania moczu, potem muszą podejść do nocnika, zdjąć spodenki, usiąść i dopiero zrobić siusiu. Większość dzieci najlepiej reaguje na krótkie i bezpośrednie polecenia. Nie musicie wykrzykiwać komend, jakbyście tresowali psa, ale mówcie zwięźle i do rzeczy, zachowując odpowiednią kolejność czynności, których wykonania oczekujecie. To niezwykle istotne. Nauka siadania na nocnik to dla dziecka pierwsza sytuacja, w której tylko ściśle określona kolejność czynności przynosi odpowiednie rezultaty. Może się ono pomylić, więc zadbajcie o to, by wszystko było przekazane jasno: „Idź". „Majtki". „Siadaj". „Siusiaj".

Wiele szkrabów słyszy, jak mówicie do nich „idź zrobić siusiu" i zawsze tak właśnie robią. Przypomina mi się stary film *Spokojnie, tatuśku* ze Steve'em Martinem. Jego córce robi się niedobrze, a on pyta: „Kochanie, zwymiotujesz?", na co ona odpowiada: „Dobrze" – i wymiotuje na ojca. No właśnie. Musicie wydawać konkretne, krótkie wskazówki, dzięki którym dziecko zrozumie, co powinno robić.

Przyjrzyjmy się innym wersjom siusiania w spodenki. Czasami powodem jest to, że dziecko nie opanowało pierwszej fazy nauki. Powinno po zachęceniu siusiać do nocnika samodzielnie. Jeżeli tego nie robi, to lepiej wstrzymać się z zakładaniem mu spodenek. Nie przyspieszajcie tego etapu i nie bierzcie go za wyznacznik sukcesu. To kolejna faza nauki. Nie da się położyć elementu wieży o nazwie „spodenki", dopóki nie postawimy podwalin o nazwie „nago". Nie chcemy jednak, by nasze dziecko samodzielnie robiło siusiu tylko wówczas, gdy chodzi nago, więc będzie trzeba popchnąć cały proces nauki do przodu. Jeżeli nie jesteście pewni, co robić, spróbujcie nałożyć dziecku spodenki. A jeśli maluch je zmoczy, to „dajcie mu szansę na sukces", jak pisałam na końcu poprzedniego rozdziału.

Gdy odnosicie wrażenie, że dziecko próbuje dotrzeć na czas do nocnika, ale mu się to nie udaje, nie poddawajcie się. Podejmowanie prób, choćby nieudanych, to bardzo dobry znak! Jeżeli wasza pociecha zmoczyła kilka par spodenek, ale czujecie, że wszystko jest na dobrej drodze, próbujcie dalej. Dedykuję wam słowa mojej dawnej klientki Amy:

*Pragnę dodać otuchy tym, którzy czują, że ponoszą porażkę. W naszym przypadku pierwsze kilka dni nauki były źródłem wielu niepowodzeń. Moja córka Katherine (dwadzieścia dwa miesiące) zaczynała siusiać na podłogę, przestawała, gdy ją o to prosiłam, następnie nie chciała zrobić siusiu do nocnika, ale zaliczała wpadkę, gdy tylko wstawała. W drugim dniu zamoczyła dziewięć par spodenek w siedem godzin (i zaliczyła dwie wpadki nago, ponieważ uwielbiała biegać bez ubrań). W tych pierwszych dniach najbardziej pomogło mi przeczytanie wpisu na blogu Jamie, gdzie pisała, że rodzice powinni wykazać się determinacją, zamiast wątpić w swoje dziecko i czekać kolejne kilka miesięcy. Tamten dzień rozpoczęłam z nowymi siłami i postanowiłam, że się nie poddam. Przypomniałam Kat, że jest dużą dziewczynką i nie korzysta już z pieluszek (nie licząc nocy, ale o tym nie wspominałam). Córka zachowuje się jak duża dziewczynka także podczas posiłków – nie chce zakładać śliniaczka i korzysta z talerzy oraz sztućców dla dorosłych. To zaczęło się razem z nauką używania nocnika. Dziś częściej karmiłam ją piersią, ale wydaje mi się, że powoli zaczyna czuć się jak starsza, odpowiedzialna dziewczynka. Muszę tylko pamiętać o tym, by nie nazywać ją „moją dzidzią". Chciałabym podziękować Jamie! Bardzo się cieszę, że wytrwałam!*

Mokre spodenki to część procesu uczenia się. Jeżeli dziecko nie siusia do nocnika, to zwracajcie uwagę na poniższe sygnały:

*Odraza:* dziecko przejawia widoczne oznaki obrzydzenia.
*Skrucha:* każda wersja „przepraszam".
*Konsternacja:* dziecko jest zaniepokojone tym, co się wydarzyło.
*Ukrywanie się:* dziecko stara się ukryć wpadkę przed rodzicem (można to też przyjąć jako formę wypierania się, że maluch się zmoczył).

Każdy z wymienionych symptomów świadczy o tym, że dziecko jest świadome tego, co się stało, i ma związane z tym negatywne odczucia. W takim wypadku należy zastosować technikę polegającą na ubieraniu dziecka tylko czasami. Prawdopodobnie potrzebuje ono nieco więcej czasu i wiary w swoje umiejętności.

Jeżeli dziecko siusia i w ogóle nie zdaje sobie z tego sprawy, to z pewnością należy zorganizować kolejny dzień biegania bez ubrań. Co najmniej jeden. Pamiętajcie, na czym polega postęp: od nieświadomości, poprzez „zrobiłem/am siusiu", a następnie „robię siusiu", do końcowego „chcę zrobić siusiu".

## Wciąż brak kupki

Przeszliście do fazy drugiej, ale maluch wciąż nie zrobił kupki. W tym momencie dziecko może już zacząć przejawiać oznaki dyskomfortu. Uważnie go obserwujcie; kupka z pewnością w końcu się pojawi. Zachowajcie czujność podczas nakładania bielizny, jeżeli nie było jeszcze kupki. Złudzenie prywatności, jakie zapewnia bielizna, może być dla dziecka sygnałem do wypróżnienia się w majtki.

Nawet drugiego dnia brak kupki to sytuacja dość typowa. To normalne, nie musicie panikować. Największym problemem w takim przypadku jest to, że wy, rodzice, zaczynacie tracić rozum i zachowywać się nerwowo, nie odstępując dziecka na krok i coraz usilniej je zachęcając. Więcej informacji na ten temat znajdziecie w rozdziale 10 pod tytułem *Kupka*.

## Totalna histeria

To sytuacja dość typowa jeśli chodzi o dwulatka, który nie dostaje tego, czego chce. „To, czego chce" to w tym wypadku pieluszka i powrót do dawnych nawyków. Dziecięce awantury mają jednak to do siebie, że dziecko traci zainteresowanie, jeżeli nie chcecie brać w nich udziału. Oto przebieg typowej awantury podczas nauki korzystania z nocnika: zachęcacie dziecko, by zrobiło siusiu. Podchodzicie do niego, a ono rzuca się na podłogę, natychmiast sztywnieje albo przelewa się przez ręce jak mokre spaghetti, zaczyna krzyczeć, gdy je dotkniecie i... zresztą sami wiecie, o czym mówię. A oto rozwiązanie: zaproponujcie dziecku zrobienie siusiu. To znaczy przypomnijcie mu, a potem oddalcie się. Maluchy urządzają teatrzyk tylko dlatego, że je obserwujecie. Poprzestańcie więc na zachęceniu i zwyczajnie odejdźcie (tak, wiem, brzmi to ryzykownie), a tym samym dajcie mu szansę na samodzielne podjęcie decyzji. Szkrab zaangażowany w walkę z rodzicami skupia całą energię na buntowaniu się przeciwko nim, a nie na podejmowaniu rozsądnych decyzji. Zachęćcie i odejdźcie. Żadne dziecko nie urządza awantur w pustym pokoju. Do tego wymagana jest obecność obserwatora.

## Pułapka nocnej potrzeby

Pamiętacie grę „Candy Land"* i czekoladowe bagno, w którym można było utknąć? Podczas nauki korzystania z nocnika czy-

* Popularna w Stanach Zjednoczonych gra planszowa – przyp. tłum.

ha na was podobna przeszkoda, którą nazywam „pułapką nocnej potrzeby".

Problem dotyczy dwóch sytuacji: czasu przed rezygnacją z nakładania pieluch na noc i tuż po tym, jak się na to zdecydujemy. Opiszę wyłącznie kwestie związane z odpoczynkiem nocnym, ale to samo dotyczy dziennych drzemek.

Wygląda to następująco: Aaron cały dzień radzi sobie doskonale. Jego mama, Angela, wie, że w ciągu dnia maluch będzie korzystał z nocnika. Dziecko albo mówi jej, że musi zrobić siusiu, albo bardzo wyraźnie sygnalizuje swoją potrzebę. Siusianie w dzień zostało opanowane. Aaron kładzie się spać o 19:30. Jak zwykle mama czyta mu przed snem trzy bajki i śpiewa dwie piosenki. Tatuś pomaga maluchowi umyć zęby i przebrać się w piżamę. Wszystko przebiega doskonale, niemal jak w reklamie. Wtedy jednak Aaron mówi: „Muszę zrobić siusiu". W porządku, rodzice zdejmują piżamę i pieluchę założoną na noc, a chłopiec siada na nocniku. O dziwo, nie ma siusiu. Rodzice ponownie zakładają pieluchę i piżamę, układają Aarona do snu i wychodzą z pokoju. „Siusiu! Muszę siusiu!". Trzeba ponownie zdjąć piżamę oraz pieluchę i posadzić malca na nocniku. Hmm. Żadnego siusiu. Całą procedurę można powtarzać do znudzenia. Wołanie do kupki jest jeszcze lepsze, bo kończy się czterdziestominutowym czytaniem bajek podczas siedzenia na nocniku. Wszystko po to, by doczekać się kupki.

To klasyczny przypadek. Niezwykle wyczerpujący. O godzinie 20:30 dziecko powinno już spać, co widać po jego zachowaniu. Cóż możemy jednak poradzić? Mamy nie reagować na wezwania? Przecież wykonaliśmy tak dużo pracy. Przecież malec mówi prawdę. A co, jeżeli nie?

Z doświadczenia wiem, że pułapka nocnej potrzeby (PNP) to doskonały sposób na rodziców. Aaron ma rodziców w garści i doskonale o tym wie. Nigdy wcześniej nie miał takiej władzy. Mama i tata aż podskakują, gdy mówi, że chce mu się siusiu. Aaron nie jest głupi, przeciwnie – jest bardzo sprytny. Będzie wykorzystywać władzę jak najczęściej, głównie dla własnej rozrywki.

Jeżeli wpadliście w PNP, dajcie dziecku trzy szanse (lub tyle, ile sami ustalicie). Dajcie mu do zrozumienia, że ma tylko określoną liczbę prób. Możecie powiedzieć: „Aaron, to ostatni raz, kiedy siadasz na nocniku. Jeżeli nie zrobisz siusiu, to wytrzymasz do rana, aż przyjdzie do ciebie mama". Dziecko może zrobi, a może nie zrobi siusiu. Nie powinniście natomiast mówić: „To twoja ostatnia szansa, bo będziesz siusiać w pieluchę". Zasugerujcie mu, że może wytrzymać i że wszystko zależy od niego. Maluch ma wybór: A lub B.

Jeżeli macie wrażenie, że wasze dziecko opóźnia spanie za pomocą PNP, możecie kłaść je do łóżka wcześniej, uwzględniając czas na ten manewr. W takim wypadku Aaron rozpoczynałby przygotowania do snu około 18:45. Pamiętajcie, że to tymczasowe rozwiązanie! Z czasem wszystko zostanie dopracowane. Jeżeli zadbacie o zapas czasu na opóźnienie, to będziecie mniej niecierpliwi. Gra na zwłokę jest denerwująca sama w sobie, ale irytację rodziców wzmaga świadomość tego, co będzie się działo nazajutrz, gdy dziecko dobrze się nie wyśpi. Zapewnijcie więc sobie wystarczającą ilość czasu na opanowanie sytuacji.

Nie bójcie się wyznaczania wyraźnych granic. Gdy dziecko nie ma pola manewru, zwlekanie przestanie go bawić. Jak zwykle zachowujcie się spokojnie i swobodnie. Nawet gdy maluch zawoła was ostatni raz, gdy wychodzicie z pokoju, możecie powiedzieć mu: „W porządku, wytrzymaj do jutra. Kocham cię. Dobranoc". W ten sposób pokazujecie, że usłyszeliście wołanie i wierzycie mu (nawet jeżeli tak nie jest), ale wyznaczyliście granice i zamierzacie być stanowczy. To właśnie, moi drodzy, jest dobre rodzicielstwo.

Nie musicie się przejmować, jeżeli dziecko faktycznie zrobi siusiu w pieluchę; to nie rujnuje całego procesu. To tylko niewielka przeszkoda natury behawioralnej. Najpierw zajmijcie się zwlekaniem, a potem wrócicie do nauki korzystania z nocnika.

Oczywiście sprawa staje się nieco bardziej skomplikowana, jeżeli nie zakładacie dziecku pieluchy na noc, ponieważ istnieje realne ryzyko, że zmoczy ono łóżko. Nigdy nie okazujcie strachu! Najlepsze rozwiązanie to zostawienie w pokoju dziecka nocnika i przypomnienie mu o tym przy wychodzeniu z pokoju: „Dobranoc. Kocham cię. Jeżeli zachce ci się siusiu, to obok łóżka masz nocnik". Jeżeli maluch wyczuje, że się boicie lub macie wątpliwości, to gwarantuję wam, że potraktuje to jak grę.

Z doświadczenia wiem, że zazwyczaj w przypadku kładzenia dziecka do łóżka należy zarezerwować odpowiednią ilość czasu na wszystkie mniej i bardziej istotne sprawy. W ramach typowych rozmów przed snem powiedzcie półżartem: „Czy wypiłeś/aś ostatnią szklankę wody? Jaką bajkę mam przeczytać na koniec? Idź zrobić ostatnie siusiu. Umyj ostatniego zęba. Dziękuję". Złoszczenie się czy denerwowanie nigdy, przenigdy nie pomaga, ponieważ zarówno wy, jak i dziecko będziecie poirytowani i nie osiągniecie nic oprócz tego, że wasza pociecha nie będzie mogła zasnąć.

## Gra sił

Z niepowodzeniami w nauce korzystania z nocnika wiąże się kolejna istotna kwestia, a mianowicie gra sił. Tego typu potyczki są źródłem wielu szalonych sytuacji. Przeciętna rodzina bierze udział w takich przepychankach kilka razy dziennie, więc problemy w trakcie nauki siusiania do nocnika nie powinny nikogo dziwić. Najlepiej jest jednak unikać wszelkich potyczek o władzę i to właśnie dlatego powinniście wystrzegać się sterczenia nad dzieckiem i przesadnego namawiania go do robienia siusiu. Takie zachowania prowadzą do konfliktów.

W przypadku gry sił musicie określić i zlikwidować czynnik, który ją pobudza. To jedyne rozwiązanie, ponieważ nigdy nie uda wam się wygrać walki o władzę z małym dzieckiem, które staracie się nauczyć samodzielnego korzystania z nocnika.

Pamiętam klasyczny przykład konfliktu, do jakiego doszło między mną a Pascalem. Stał kilkadziesiąt centymetrów ode mnie, a gdy poprosiłam, by do mnie przyszedł, odparł: „Nie, ty przyjdź do mnie". Prosiłam ponownie, ale reakcja była taka sama. Im bardziej byłam zawzięta, tym więcej uporu okazywał mój syn. W końcu na chwilę włączyłam dorosłe myślenie i zrozumiałam, że kłócimy się o pół metra... i tak naprawdę Pascal wcale nie musiał do mnie podchodzić. Rany Julek! Daj już spokój, mamo.

Nawet nie próbujcie się wypierać, że nie wiecie, o czym mówię. Walka o władzę potrafi wybuchnąć o byle co, więc zastanówcie się, jak wielki potencjał ma coś tak istotnego, jak nauka nawyków toaletowych! To naturalne pole bitwy o dominację.

Poza tym – w przeciwieństwie do innych potencjalnych przyczyn konfliktów – w procesie przyzwyczajania do korzystania z nocnika wasze dziecko naprawdę ma władzę w dosłownym znaczeniu tego słowa. Czasami odnosimy wrażenie, że cały świat obraca się wokół naszych dzieci i że to one kierują naszym życiem. Prawda jest jednak taka, że dzieci nie mają nad niczym kontroli. To my zawsze mówimy im co, jak i gdzie mają robić. To normalne. Ich czynności fizjologiczne nie są jednak pod naszą kontrolą! To w ich organizmach znajduje się siusiu i kupka, więc to do nich należy władza nad nimi.

Jeżeli potraktujemy taką grę sił jako przeciąganie liny, to najlepszym sposobem wybrnięcia z konfliktu jest puszczenie jej. Nie oznacza to, że musimy się ugiąć i spełniać zachcianki naszego dziecka. Chodzi raczej o zrezygnowanie z chęci kontrolowania tej sytuacji. W przypadku małych dzieci walka o władzę najczęściej wynika z ich pragnienia zrobienia czegoś samodzielnie. To także prawdziwa natura przyuczania malucha do nocnika. Gdy przypadkiem zaangażujecie się w walkę o dominację, „puszczenie liny" polega na sprawieniu, że dziecko potraktuje korzystanie z nocnika jako swój pomysł. Możecie do tego celu użyć na przykład omawianego przeze mnie wcześniej „zachęcania od niechcenia". Powiedzcie dziecku, co macie mu powiedzieć, i wycofajcie się. Nie powtarzajcie zachęt do znudzenia, bo nic nie zdziałacie, a tylko doprowadzicie do eskalacji konfliktu.

## Za dużo gadania

Owszem, mówienie do dziecka jest pożądane. Opowiadanie mu o czynnościach, które wykonujemy, również jest pożyteczne. Jednak we wszystkich przypadkach trzeba zachować umiar. Obecne trendy w rodzicielstwie zbyt faworyzują mówienie. Niektórzy rodzice pragną wszystko dzieciom objaśniać, wygłaszać pogadanki na temat całości spraw dziejących się wokół. Sądzę, że bierze się to ze zbyt silnej potrzeby „aktywnego" nauczania. Jeśli zaś chodzi o przyzwyczajanie dzieci do korzystania z nocnika może to być próba ukrycia przed nimi swojego strachu.

Sęk w tym, że dopóki mówicie, nie możecie słuchać. Dopóki mówicie, nie pozwalacie też, aby dziecko mówiło do siebie. Tymczasem mówienie do samego siebie jest kluczowe dla rozwoju języka oraz procesów myślowych i pozwala dziecku kontrolować własne odruchy. Umożliwia ono jego rozwój i staje się jego wewnętrznym głosem. Niektórzy eksperci są zdania, że dzieci, które rozwinęły umiejętność prowadzenia rozmów ze sobą, dokonują lepszych wyborów przez całe dzieciństwo. Teraz co prawda skupiamy się wyłącznie na siusiu i kupce, ale na pewnym etapie dziecko dorośnie i zacznie podejmować decyzje w sprawie palenia papierosów, brania narkotyków czy uprawiania seksu. Nie zawsze rozsądnie jest dorzucać swój głos do wszechobecnego zgiełku, który i tak panuje we współczesnym społeczeństwie. Gdy wasze dziecko mówi samo do siebie, porządkuje przyswojone informacje i tworzy nowe. Uczy się podejmować samodzielne decyzje. To wszystko nie nastąpi, jeżeli będziecie ciągle do niego mówić.

Co więcej, gdy mówicie do dziecka – o nauce czy czymkolwiek innym – zwykle martwicie się tym, czy na przykład dziecko słucha albo czy was rozumie. To kolejny problem, ponieważ za słowami kryją się emocje. W przypadku nauki korzystania z toalety te emocje to zwykle strach lub niepokój (wasz). Dzieci zwracają uwagę na wasz nastrój o wiele uważniej niż na słowa.

W istocie większość rodziców bez przerwy opowiada dzieciom o etapach nauki korzystania z nocnika. A dzieci przeważnie znają je już na pamięć. Jeżeli wasza pociecha potrafi powiedzieć wam, gdzie trafia siusiu i kupka, ale wciąż siusia na podłogę, to czas przestać gadać. Zamiast tego stosujcie proste wskazówki niewymagające zbyt obszernych wyjaśnień. Gdy powiecie dziecku, co ma robić, przestańcie na jakiś czas się odzywać, by dać mu czas na samodzielne przetworzenie informacji.

## Problemy ze zrobieniem siusiu lub niechęć do nocnika

### Sztuczka z czerwonym kubkiem

Przy rozwiązaniu tego problemu pomoże wam sztuczka z czerwonym kubkiem. Takie właśnie kubki są popularne w kręgach muzyków country oraz wśród studentów na terenie całych Stanów Zjednoczonych. To coś więcej niż tylko nietłukący się pojemnik na napoje. To również doskonały przenośny nocnik.

Nie śmiejcie się, mówię poważnie.

Po pierwsze... kubek wcale nie musi być czerwony. Równie odpowiedni będzie dowolny głęboki pojemnik z szerokim otworem. Sztuczka ta naturalnie lepiej sprawdza się w przypadku chłopców, ale dziewczynki też zadziwiająco dobrze sobie z nią radzą.

Odkryłam fortel z kubkiem, ponieważ mam tylko jedną łazienkę. Zawsze, ale to zawsze, gdy tylko siadałam na sedesie, mój syn oznajmiał mi, że on również musi zrobić siusiu. Na tym etapie dawno już wyrósł z nocnika i nie chciałam zachęcać go do siusiania na przykład do wanny. Postawiłam więc pod zlewem plastikowy kubek. Był dobrze schowany, by goście nie zadawali na jego temat zbędnych pytań i by nikt nie wziął go omyłkowo za naczynie do picia.

Oto kilka dodatkowych pomysłów dotyczących sztuczki z kubkiem: na początku nauki przydaje się on, gdy dziecko zaczyna stawiać opór, bo ma już dość całego zamieszania wokół nocnika.

Kubek spełni swoje zadanie, gdy wasza pociecha ma problemy z odprężeniem się i zrobieniem siusiu. Takie naczynie pozwala mu skupić się wyłącznie na „uwolnieniu" siusiu, zamiast dodatkowo na siedzeniu.

W razie nagłych wypadków możecie trzymać po jednym kubku w każdym pomieszczeniu domu. Pamiętajcie, że na początku będziecie mieli tylko kilka sekund na dotarcie do nocnika. Jeżeli dziecko jest zbyt zaangażowane w to, czym się aktualnie zajmuje, i opiera się przed skorzystaniem z nocnika, możecie zaoferować mu alternatywę w postaci kubeczka.

Jeżeli maluch jest akurat w wannie i zachce mu się siusiu, miejcie w pobliżu plastikowy kubek. Mocz jest sterylny i dziecko może siusiać do wanny, ale jeżeli nie chce, to powinniście to uszanować i odpowiednio zareagować. Sztuczka z kubkiem pozwala wam uniknąć przenoszenia mokrego dziecka na nocnik, a później z powrotem do wanny (co zwykle wywołuje tak wielkie zamieszanie, że maluch nie potrafi się odprężyć na tyle, by zrobić siusiu).

Kubek przydaje się także w aucie, gdy szybko trzeba zrobić siusiu w drodze tuż przed dotarciem na miejsce lub tuż po wyjechaniu (dla waszego dobra w aucie najlepiej korzystać z naczyń wyposażonych w zamknięcie). Gdy jesteście na plaży, nad jeziorem lub gdy założyliście dziecku zimowy kombinezon, kubek pozwoli mu szybko załatwić potrzebę bez niepotrzebnego ściągania na siebie wzroku innych osób.

Czasami, w przypadku dzieci, które zwyczajnie nie przepadają za nocnikiem, plastikowy kubek jest po prostu o wiele ciekawszą alternatywą.

Wielu rodziców wzdraga się na myśl o tym, że ich pociecha miałaby robić siusiu do kubeczka, natomiast inni przekonali się już, że to pomysłowe wyjście i teraz martwią się jedynie o to, że ich dziecko będzie chciało robić siusiu wyłącznie do plastikowego kubka. Sztuczka z kubkiem to tymczasowy zabieg podczas przyuczania do korzystania z nocnika. Nigdy nie spotkałam się z dzieckiem, które zbyt długo korzystałoby z plastikowych pojemników.

## Obecność przy zachęcaniu

Jeżeli uważnie przeczytaliście fragmenty poprzedniego rozdziału dotyczące zachęcania i wycofywania się i jesteście przekonani, że nie przesadzacie z zachęcaniem, ale mimo to wciąż napotykacie opór dziecka, to prawdopodobnie zbyt długo stoicie nad dzieckiem. Być może zachęcacie dziecko, a potem stoicie przy nim w oczekiwaniu na reakcję lub wręcz prowadzicie je do nocnika. Wiele zależy przy tym od wieku dziecka, ale jeżeli jest ono starsze niż dwadzieścia cztery miesiące, to nie musicie mu pomagać. Nie powinniście też obserwować malucha, by upewnić się, że usiądzie na nocniku i zrobi siusiu. Rzecz w tym, by zachęcić dziecko lub przypomnieć mu, co ma zrobić, a potem odejść (tak jak podczas awantury). Może się to wydawać ryzykowne, ale musicie pozwolić maluchowi na samodzielne podjęcie odpowiedniej decyzji. Potraktujcie zachęcenie jako przypomnienie, a nie jako nakłonienie dziecka do zrobienia siusiu. Jeżeli będziecie się zachowywać tak, jakby wam nie zależało, to maluch nie będzie miał powodu, by się opierać.

Jak już wspomniałam, fazy druga i trzecia to najważniejsze etapy nauki korzystania z nocnika. Powinniście już wówczas dostrzegać postęp, nawet jeżeli jest on niewielki. Być może traficie wtedy na dzień lub dwa, w trakcie których będzie się wam wydawać, że stoicie w miejscu lub nawet się cofacie. Nie przejmujcie się tym, ale jeśli w ogóle nie dostrzegacie postępów, to zanim się poddacie, zajrzyjcie do rozdziałów 13: *Zachowanie kontra nauczanie* oraz 16: *Reset*. Jeżeli wasza pociecha ma mniej niż dwadzieścia lub więcej niż trzydzieści miesięcy, to przeczytajcie też rozdział poświęcony tym konkretnym przedziałom wiekowym.

ROZDZIAŁ 9

# FAZA CZWARTA I CAŁA RESZTA

Niniejszy rozdział mówi o wszystkich niewielkich, lecz osobliwych wydarzeniach, które mogą przytrafić się wam w późniejszych fazach nauki korzystania z nocnika lub po jej zakończeniu. Nigdy nie wiadomo, kiedy coś takiego was spotka, więc postanowiłam zebrać tu wszystkie znane mi sytuacje.

## Toalety publiczne

Jednym słowem: obrzydlistwo. Wpadłam na pomysł, który sprawdza się zarówno w przypadku chłopców, jak i dziewczynek: postawcie dziecko w rozkroku na desce klozetowej (mocno je przytrzymując) i niech nasiusia bezpośrednio do sedesu. Chłopcy mogą po prostu wyjąć penisa, ale dziewczynki będą musiały zdjąć majtki (gdy dziewczynki stoją w rozkroku, mocz płynie prostym strumieniem). Działa to jedynie przy chęci siusiu: w razie konieczności zrobienia kupki nie ma wyjścia – dziecko musi usiąść. Próbowałam łapać dzieci pod kolanami, tak aby wystawały im pupy, ale prawie zawsze wywoływało to zbyt wielkie zamieszanie. Powinniście nosić przy sobie paczkę chusteczek dezynfekujących lub jednorazowych nakładek na sedes (można je kupić w większych sklepach z akcesoriami dla maluchów). Jak już mówiłam, jestem zwolenniczką wożenia w samochodzie pieluszek. Jeżeli dziecku zachce się siusiu czy kupkę, prawdopodobnie będziecie dość blisko swojego auta. Niezależnie od tego, na jakie rozwiązanie się zdecydujecie, pamiętajcie, że mocz jest sterylny, ale kał już nie.

Kolejna genialna rada od mamy: miejcie w torebce kartki samoprzylepne. Można nimi zakrywać fotokomórkę automatycznej spłuczki w publicznych toaletach, by nie uaktywniała się, gdy wasze dziecko wciąż siedzi na sedesie. Dzieci są małe, a mechanizm często włącza się w trakcie robienia kupki. Po takim niemiłym przeżyciu trudno wam będzie namówić dziecko na ponowne skorzystanie z publicznej toalety.

## Koniec sukcesów

Dotyczy to dzieci, które z początku radziły sobie doskonale, ale nagle, ni stąd, ni zowąd, zaczęły miewać wpadki. Miesiąc miodowy dobiegł końca.

Pamiętam, jak wiele lat temu rzuciłam palenie. Pierwsze kilka miesięcy poszło jak z płatka. Byłam z siebie dumna i wszyscy mnie wspierali. Gdy robiłam się zrzędliwa, mogłam zrzucić winę na walkę z nałogiem. Przyjaciele codziennie kontaktowali się ze mną, by dowiedzieć się, jak sobie radzę. Później to minęło. Stałam się osobą niepalącą – marudną, grubą niepalącą, której nikt już nie gratulował. Czar prysł. To samo dotyczy nauki korzystania z nocnika. Myślicie sobie: „Mój maluszek już się nauczył". On sam też myśli: „Już się nauczyłem". Później, gdy nabierze pewności siebie, może się zdarzyć, że będzie za długo zwlekać z pójściem do toalety. Jeżeli coś takiego się zdarzy, ponownie zacznijcie go obserwować i zachęcać do robienia siusiu.

Nie znaczy to, że będziecie musieli sterczeć przy dziecku tak jak na początku, ale postarajcie się ustalić, co jest przyczyną wpadek. Często maluchy bywają zbytnio zaaferowane zabawą i po prostu zapominają pójść do toalety lub nie chcą czegoś przegapić. Niekiedy czekają z tym zbyt długo i niewielka ilość moczu ląduje w majtkach. Czasami też nie są w stanie od razu dotrzeć do toalety i tama pęka. Jeżeli chcecie dowiedzieć się, jak temu zaradzić, zajrzyjcie do rozdziału 19: *Porady i pytania*.

Kiedy wasza pociecha nagle zacznie miewać wpadki i nie da się wytłumaczyć tego żadnymi oczywistymi czynnikami stresującymi obecnymi w domu, to trzeba będzie poszukać gdzie indziej. Być może w żłobku pojawiła się nowa opiekunka? Może ktoś dokucza waszemu maluszkowi? Być może drastycznie zmieniła się jego dieta? Może coś go trapi? Najlepiej zwyczajnie zapytać dziecko, a ono wam powie, co się stało. Taktowne zadawanie pytań oraz znajomość wszystkich aspektów życia dziecka bardzo wam pomogą. Czasami (czasami???) coś, co wydaje nam się błahe, jest dla naszej pociechy niezwykle ważne.

Posłużę się przykładem mojego syna. Potrafił już korzystać z nocnika i nagle zaczęło mu się przytrafiać kilka nocnych wpadek w tygodniu. Na tym etapie nie sprawdzałam nawet, jak dużo pije przed snem. Gdy w nocy chciało mu się siusiu, po prostu wstawał. Zdziwiłam się więc i zaczęłam mu się uważnie przyglądać. W końcu domyśliłam się, że wpadki były związane z nowym żłobkiem. Sama zmiana nie była dla niego niczym nadzwyczaj stresującym, ale w nowym miejscu wszystko było o wiele bardziej usystematyzowane. Dzieci piły tylko podczas posiłków oraz przekąsek i dostawały wyłącznie małe kubeczki napojów. Mój syn najzwyczajniej nie wiedział, że może poprosić o dolewkę. Był bardzo spragniony, więc gdy wracał do domu, wypijał pięć dużych szklanek wody. Nawet mistrzowie toaletowej nauki nie zdołaliby poradzić sobie z taką ilością płynów o tak późnej porze. Gdy powiedziałam mu, że w żłobku może prosić o wodę, gdy tylko będzie spragniony, po powrocie do domu pił już normalnie i problem zniknął. Wydawało mi się oczywiste, że dziecko może poprosić o wodę, gdy chce mu się pić, ale tak nie było (co ciekawe, w domu syn nie ma problemów z proszeniem o picie).

Jeszcze jedna uwaga odnosząca się do wpadek: nie nakładajcie dziecku z powrotem pieluch. To bardzo ważne. Po rozpoczęciu nauki korzystania z nocnika i sedesu nawet we wczesnych etapach wkładanie pieluchy daje jasny przekaz: „Nie ufam ci. Wprawdzie cały dzień zapewniam cię, że dasz sobie radę i że wierzę w ciebie, ale w gruncie rzeczy ci nie ufam". To bardzo szkodliwe dla całego procesu nauki. Jeżeli nie ufacie swojemu dziecku, ono nigdy nie zaufa sobie.

Gdy waszemu maluchowi przytrafi się wpadka, nie karzcie go ani nie strofujcie. Niech pomoże wam posprzątać i niech usłyszy, że następnym razem na pewno uda mu się zdążyć do nocnika. Dotyczy to naturalnie sporadycznych sytuacji. Poważny regres wskazuje na problemy, które omówię w rozdziale 17: *Wyjątkowe okoliczności*.

## Tak być nie powinno

To dla wielu rodziców drażliwy temat. Dziecko powinno czuć się komfortowo i wiedzieć, że jest akceptowane, ale musicie dać mu do zrozumienia, że siusianie na podłogę nie jest właściwe. Jeżeli nauka trwa już od jakiegoś czasu, a wy wciąż zmagacie się z dzieckiem siusiającym nie tylko do nocnika, to może właśnie to stanowi sedno problemu. Większość rodziców nie chce używać pejoratywnego słownictwa ani wywoływać negatywnych odczuć w kwestiach związanych z nocnikiem. Prawda jest jednak taka, że małe dzieci postrzegają świat jako czarno-biały: to wy musicie mówić im, co należy, a czego nie należy robić. Informacje takie przekazujecie dziecku za pomocą słów, intonacji i mimiki. Na pewnym etapie nauki będziecie musieli wyjaśnić dziecku, że siusianie na podłogę jest nieodpowiednie, a siusianie do nocnika – właściwe. Wasza pociecha musi to zrozumieć. Tylko od was zależy, jak tego dokonacie. Jeżeli używacie tego samego wyrazu twarzy, tonu głosu oraz słów do oceniania sytuacji pożądanych i niepożądanych, to wasz maluch uzna, że akceptujecie zarówno siusiu w nocniku, jak i siusiu na podłodze.

Spójrzcie na to w ten sposób: gdy wasze dziecko kogoś uderzy, wasza mimika, ton głosu i słowa komunikują mu, że to, co zrobiło, jest niewłaściwe. Mówicie: „Nie wolno bić". Interweniujecie w sposób fizyczny i przerywacie bójkę. Zapewne wyraz waszej twarzy będzie zdradzał niezadowolenie. To samo dotyczy przyzwyczajania do nocnika; nie musicie być dla dziecka niemili, ale przekaz powinien być wyraźny. Istnieje sposób poprawny i sposób niewłaściwy. Dziecko powinno nauczyć się właściwego.

## Nauczone, zapomniane

Taka sytuacja bardzo przypomina scenariusz dotyczący właściwych i niewłaściwych zachowań. Gdy dziecku udało się zrobić siusiu do nocnika kilka razy z rzędu, wiecie już, że to potrafi. Nauka dobiegła końca. Oczywiście wciąż mogą się zdarzać wpadki, ale z uzasadnionych powodów. W przypadku regresu polecam lekturę rozdziału 13: *Zachowanie kontra nauczanie* i zastanowienie się nad opisanymi tam zagadnieniami. Gdy dziecko zacznie w odpowiedni sposób korzystać z nocnika, będziecie wiedzieli, że potrafi to robić. W tym momencie nieoczekiwany regres ma zazwyczaj podłoże behawioralne i jest wynikiem oporu lub „lenistwa".

## Robienie kupki w pieluszkę założoną na czas drzemki lub na noc

Minęło kilka tygodni nauki i zauważyliście, że dziecko czeka z kupką do drzemki lub nocy. Wydaje się, że specjalnie czeka, aż założycie mu pieluchę, albo może po prostu zmieniło swój rytm dnia. W większości wypadków tego typu sprawy same się normują. Jeżeli absolutnie nie jesteście jeszcze gotowi, by zająć się nocną nauką, można ją trochę odwlec w czasie. Dzieci zwykle po prostu muszą się odprężyć. Kiedy nauka załatwiania się do nocnika to coś tak bardzo nieznanego, całkowity relaks przychodzi dopiero w nocy. Po pewnym czasie, gdy załatwianie potrzeb fizjologicznych zacznie dziecku wychodzić coraz lepiej, kupki pojawią się także w ciągu dnia. Jeżeli jednak czujecie się na siłach, by rozpocząć nocne ćwiczenia, to rozwiązaniem jest zupełne pozbycie się pieluszek. Nie jest to szczególnie trudne, ponieważ większość z nas nie wstaje w nocy na kupę. Natura działa więc na naszą korzyść. Zajrzyjcie do rozdziału 6: *Ćwiczenia nocne* i jak najszybciej rozpocznijcie trening. Na kilka nocy możecie położyć dziecko spać z gołą pupą – bez spodni od piżamy i bez bielizny. Gdy dziecko śpi, potrzebuje silnych, podświadomych bodźców, by wstać lub wstrzymać oddawanie moczu (oprócz dwóch pobudek, o których piszę w rozdziale 6). Bielizna czy piżama pomogą zatrzymać ewentualne wpadki, ale czasami mogą się do nich przyczynić (ponieważ materiał stykający się ze skórą może sprawiać wrażenie pieluszki i uruchomić pamięć mięśniową). To dość paradoksalna sytuacja i ostateczna decyzja należy do was. Tak czy inaczej, na noc zalecam wyścielenie łóżeczka pieluchą lub ręcznikiem. Problem z robieniem kupki w pieluchę zwykle znika po jednej lub dwóch nocach, więc po zdjęciu pieluszki nie będziecie musieli męczyć się do końca życia. Poza tym całkowita rezygnacja z pieluch zwykle pomaga pokonać inne drobne problemy związane z przyuczaniem dziecka do nocnika.

## Siusiu jako zemsta

Załóżmy, że dziecko nabroiło i w ramach kary wysyłacie je do swojego pokoju, by ochłonęło. Okazało się, że zrobiło tam siusiu (to, czy była to wpadka, czy działanie celowe, pozostaje niejasne). Jeżeli maluch histeryzuje, to prawdopodobnie siusiu było rezultatem nadmiaru emocji. Zanim ponownie wyślecie dziecko do pokoju, warto spróbować nakłonić je do zrobienia siusiu (powodzenia). Jeżeli odnieśliście wrażenie, że „wpadka" miała raczej charakter zemsty, to macie kilka wyjść. Możecie poczekać do końca kary i dopiero wówczas posprzątać. Nie jestem fanką zmuszania dziecka do siedzenia we własnym moczu i nigdy tego nie polecam. W tym wieku kara i tak nie powinna trwać dłużej niż minutę lub dwie, więc nie ma to akurat tak wielkiego znaczenia. Musicie zachować stanowczość; nie możecie zabierać dziecka z pokoju tylko dlatego, że zrobiło siusiu. Jeżeli tak postąpicie, to nauczycie malucha, że zsiusianie się powoduje koniec kary. Podczas nauki korzystania z nocnika radzę stosować inne metody wychowawcze niż przerwy na ochłonięcie. Gwoli ścisłości – mam na myśli sytuacje, w których przewinieniem było na przykład uderzenie kogoś i nie miało to żadnego związku z nauką korzystania z nocnika. Jeżeli sądzicie, że nieodpowiednie zachowanie jest bezpośrednio związane ze sprawami toaletowymi, to przeczytajcie rozdział 13: *Zachowanie kontra nauczanie*.

## Wewnętrzna rezygnacja

Jeżeli ćwiczycie z dzieckiem od kilku tygodni i wciąż regularnie zdarza mu się co najmniej raz dziennie zaliczyć wpadkę, to czas powrócić do fazy pierwszej. Dziecko, które tak często siusia poza nocnik, nie jest jeszcze nauczone. Prawdopodobnie na którymś etapie popełniliście błąd i wasze dziecko ma lukę poznawczą. Nie musicie jeszcze raz przechodzić całego procesu, ale pamiętajcie o podstawach. Chodzi o to, że dziecko z luką poznawczą lub nie w pełni pojmujące założenia całego procesu szybko przybierze postawę, którą określam jako wewnętrzny głos mówiący „chrzanić to". Taka rezygnacja to rezultat utknięcia w martwym punkcie i brak wiedzy, jak się z niego wydostać. Wyobraźcie sobie chuligana z liceum, który odcinał się nauczycielom i uciekał z lekcji. W dziewięciu przypadkach na dziesięć chłopcy tacy mają trudności w uczeniu się, które uniemożliwiają im osiągnięcie sukcesu, a więc ich problematyczne zachowanie to tylko przykrywka. To samo dotyczy nauki nawyków toaletowych. My, ludzie, lubimy być dobrzy w tym, co robimy. Gdy coś nam nie wychodzi, udajemy, że nas to nie obchodzi. Naturalnie nie jest to logiczny czy świadomy proces myślowy. Wróćcie do faz pierwszej, drugiej i trzeciej, aby odszukać lukę poznawczą (zgaduję, że chodzi o etap pośredni między chodzeniem nago a w ubraniach).

To właśnie typowe problemy, które mogą pojawić się w pierwszym miesiącu nauki przyzwyczajania do nocnika. Mam dla was jeszcze wiele informacji oraz kilka niezwiązanych z żadnym konkretnym rozdziałem pytań (i odpowiedzi), które znajdziecie w rozdziale 19, sprytnie nazwanym *Porady i pytania*.

## ROZDZIAŁ 10

# KUPKA

Kulminacją wszystkiego, czego dokonaliśmy jako matki, ojcowie i ludzie – ukończenia szkół, kariery, podróży, sztuki życia – jest moment, w którym emocje biorą nad nami górę, gdyż nasze dziecko zrobiło kupkę do nocnika lub nie. Gdyby pięć lat temu ktoś powiedział wam, że znajdziecie się w tym miejscu, to zaśmialibyście się mu w twarz. Ale oto jest – kupka oraz związane z nią błaganie, namawianie i obserwowanie sygnałów. Jeżeli kiedykolwiek płakaliście z powodu dziecięcej kupki, to niniejszy rozdział jest przeznaczony dla was.

Nie jesteście pierwszymi ani ostatnimi ludźmi, którzy zajmują się tym zagadnieniem. Przyzwyczajanie dziecka do nocnika i jego nieświadome wstrzymywanie, umyślne wypróżnianie się na podłogę czy konflikty związane z domaganiem się pieluszki, do której maluch będzie mógł zrobić to, co musi, to temat-rzeka. Kupce poświęcam więc cały rozdział i zajmiemy się w nim wieloma zagadnieniami: społeczeństwem, filozofią, mitologią i po prostu kupką. Aby zrozumieć, o co w tym wszystkim chodzi, będziecie musieli spojrzeć na kupkę z perspektywy małego dziecka. O kilku rzeczach trzeba pamiętać.

Po pierwsze, wasze dziecko od zawsze zna wyłącznie odczucie kupki tuż przy swoim ciele. Po drugie, w jego oczach nikt, jak dotąd (aż do dziś), nie interesował się zbytnio tym odwiecznym i jakże intymnym aspektem jego życia. Po trzecie, wypróżnianie się w pozycjach stojącej lub kucznej jest o wiele naturalniejsze niż na siedząco. Po czwarte – przeskok od załatwiania się w pieluszkę do robienia kupki do nocnika bywa bardzo osobliwym procesem. Musicie uzbroić się w cierpliwość. Wasze dziecko nie docenia jeszcze, jak wspaniale jest mieć czystą pupę. Nie szkodzi, w końcu to zrozumie.

Pomyślcie o swoich stolcach. Pamiętacie te największe? Takie, po których czujecie, że schudliście co najmniej dwa kilogramy? Ja osobiście lubię takie kupki, ale wyobraźcie sobie, jakie to uczucie dla małego dziecka. Pewnie myśli ono, że wypadają z niego wszystkie wnętrzności. Kupki mogą być przerażające. By nieco oswoić z nimi dzieci, pozwólcie im opróżniać nocnik do sedesu. Możecie wówczas się śmiać (lub udawać obrzydzenie), bo prawie wszystkie dzieci są zafascynowane własną kupką. Maluchy będą nieść nocnik do sedesu, wpatrując się w niego oraz badając i obwąchując zawartość, zwykle z nieskrywanym poczuciem dumy. „Ja to zrobiłem? To coś wyszło z mojej pupy? Ekstraaa!"

Podczas nauki korzystania z nocnika powodem do zmartwienia jest wstrzymywanie stolca przez dziecko. Innym problemem jest uwalnianie go w nieodpowiednim momencie. Niestety, im dłużej maluch wstrzymuje kupkę, tym większe prawdopodobieństwo, że wyjdzie wtedy, kiedy nie powinna.

Przyjrzyjmy się więc współczesnemu poglądowi na sprawę defekacji. Muszę podkreślić, że w ciągu kilku ostatnich dziesięcioleci sprawy się nieco skomplikowały. Słyszeliście pewnie od swojej mamy, jak łatwo było nakłonić was do korzystania z nocnika. Tylko że to było kiedyś, a teraz jest inaczej. Żyjemy w innym świecie i jesteśmy innymi rodzicami. Uczę dzieci, jak korzystać z nocnika i sedesu od 2002 roku. Pierwsza edycja niniejszej książki wyszła w 2009 roku i od tej pory coraz więcej ludzi z niej korzysta, ponieważ w ciągu ostatnich lat dziecięce kupki zaczęły sprawiać coraz więcej problemów. Fascynuje mnie to, że wszystko tak drastycznie się zmieniło w ciągu zaledwie jednego pokolenia. Uczenie dzieci, by wypróżniały się do nocnika, to z każdym kolejnym rokiem coraz trudniejsze i bardziej męczące zadanie. Spędziłam dużo czasu na próbach dotarcia do sedna tego problemu. Podzielę się z wami tylko najważniejszymi szczegółami, ponieważ – powiedzmy sobie szczerze – nikt nie chciałby słuchać wszystkiego, co mam do powiedzenia na temat kupek.

## Sir Thomas Crapper

Mężczyzna ten podobno w XIX wieku wynalazł toaletę ze spłuczką. Gwoli ścisłości był hydraulikiem i kupił tylko odpowiedni patent. Prawdziwym twórcą współczesnej toalety był sir John Harrington, który zaprezentował swój wynalazek w 1596 roku. Wszystko to mało istotne informacje, a ja i tak uważam sir Crappera za prawdziwego wynalazcę toalety. Jego nazwisko jest po prostu adekwatniejsze do tego tematu**. Tak czy inaczej – sedes towarzyszy nam już od bardzo dawna. Podczas wielu moich podróży odwiedziłam kraje, w których wypróżnianie się w pozycji kucznej i przystosowane do tego toalety są normą. Musicie wiedzieć, że wydalanie kału w takiej pozycji jest znacznie dogodniej-

* W języku angielskim potoczne określenie kału to crap, choć słowo to nie wywodzi się od nazwiska Crappera – przyp. tłum.

sze. Kąt ułożenia tunelu, którym kał dociera do odbytu, podczas siedzenia zostaje nienaturalnie zgięty. Gdy kucamy lub stoimy, tego typu zgięcie nie powstaje. Dzięki temu wypróżnianie się jest łatwiejsze i praktycznie nie wymaga wysiłku.

Moim zdaniem fakt, że w naszej kulturze przyjęło się wypróżnianie na siedząco, znacząco wpływa na trudności w przyzwyczajeniu do tego dzieci. My, rodzice, dawno do tego przywykliśmy i na ogół nie mamy z tym problemu, ale u dzieci musi nastąpić radykalna zmiana z pozycji kucznej lub stojącej (tak właśnie to wygląda, gdy maluchy noszą jeszcze pieluszki) do siedzenia. Nie tłumaczy to jednak w pełni istoty całego problemu. Niektóre dzieci nie mają przecież kłopotu z wypróżnianiem się na siedząco, a w końcu z muszli klozetowej korzystamy już od dawna. Jeżeli to pozycja siedząca odpowiadałaby za trudności z wydalaniem, to już dawno zrezygnowalibyśmy z sedesów.

Siedzenie jest jednak częścią problemu, więc dopóki nie uda nam się opracować idealnej muszli klozetowej (pracuję nad tym), przy siadaniu możecie podkładać dziecku książki pod nogi, by uda znajdowały się bliżej klatki piersiowej. Dzięki temu maluch przyjmuje lepszą pozycję, a wypróżnianie się przebiega o wiele łatwiej. Ja stosuję nakładkę do pozycji kucznej firmy Squatty Potty. Zastanówcie się nad zakupem takiego urządzenia, gdy wasze dziecko dorośnie; mój sześcioletni syn ją uwielbia.

Podsumowując, właściwa pozycja na nocniku czy sedesie jest wygodna, ale nie jest to jedyny problem związany z robieniem kupki.

## Defekacja to potrzeba pierwotna

Wypróżnianie się to jedna z podstawowych czynności fizjologicznych. Nasze odchody to dosłownie część nas samych, więc wydalanie wymaga odosobnienia. Gdyby się nad tym zastanowić, w pewnym sensie zapewnia je właśnie pieluszka. Gdy dziecko ma zakrytą pupę, czuje, że jest oddzielone od świata i ma nieco prywatności. Dopiero goła, obnażona w trakcie nauki przyuczania dziecka do nocnika pupa sprawia, że wypróżnianie się w miejscu publicznym bywa z początku niekomfortowe. Dorośli zwykle udają się do małego pomieszczenia przeznaczonego do tego celu i zamykają drzwi. Nie tolerują przy tym intruzów. Dzieci mają te same potrzeby. Jeżeli maluch nie chce robić kupki, to na samym początku powinniście zadbać o zapewnienie mu odrobiny intymności. Powinniśmy ją dostosować do wieku dziecka, gdyż to wiek określa, jak wiele prywatności ono potrzebuje. Dzieci młodsze niż dwudziestodwumiesięczne zwykle potrzebują jej mniej, ale od dwudziestego czwartego miesiąca zaczynają wykazywać się wzrastającą świadomością własnej osoby, co oznacza, że będą wymagać więcej prywatności. Zapewnienie jej może z naszej strony polegać na „zapomnieniu" czegoś z sąsiedniego pokoju w chwili, gdy dziecko usiadło na nocniku. Możecie także zamknąć po prostu drzwi do toalety.

Krótko mówiąc, w trakcie nauki korzystania z nocnika robimy zbyt wiele szumu wokół czynności mających z natury bardzo intymny charakter. To jednak też tylko kolejny element układanki.

## Wartości związane z kupką

Co to, u licha, znaczy „wartości związane z kupką"? To wymyślone przeze mnie określenie poglądu waszej rodziny na sprawy dotyczące wypróżniania się. Lubicie kupkę? Traktujecie wydalanie jako coś zabawnego (tak jest o wiele lepiej)? Gdy ktoś pójdzie do toalety i zostawi tam przykry zapach, komentujecie to, czy milczycie, jakby nic się nie stało? Czy jeśli w waszej rodzinie ktoś puści bąka, reszta udaje, że tego nie słyszała? Czy potraficie wypróżniać się wyłącznie we własnym domu? Czy wypróżnianie się was krępuje, czy jest to dla was coś naturalnego?

Ogólnie rzecz biorąc, należymy do kręgu kulturowego, który gardzi defekacją. Bez względu na wasze indywidualne nastawienie musicie wiedzieć, że to konieczna czynność fizjologiczna, która pozwala nam pozbywać się odpadów powstających w procesie trawienia. Cytując Johna Robbinsa: „Nie jesteśmy tym, co jemy. Jesteśmy tym, czego nie wydaliliśmy".

Swoje nastawienie do czynności wydalania z pewnością przekażecie dziecku. Jeżeli nie macie pozytywnego stosunku do kupki, to wasze dziecko też nie będzie go miało. Jeśli uważacie, że to najbardziej obrzydliwa rzecz na świecie, to ono też będzie tak uważać. Jeżeli potraficie wypróżniać się tylko we własnym domu, to prawdopodobnie waszą pociechę też spotka taki los.

Nie próbuję was oceniać. To tylko fakty. Niektórzy rodzice sami mają dziwne podejście do wydalania, ale oczekują, że ich dziecko usiądzie na nocniku stojącym na środku dużego pokoju i po prostu zrobi kupkę. To niestety tak nie działa.

Być może wydaje wam się, że macie do tego tematu zdrowe podejście. W porządku, ale czy aby na pewno? Znakiem prawdziwie „zdrowego" podejścia jest wasza reakcja na propozycję, by dziecko towarzyszyło wam w toalecie, gdy załatwiacie tę czynność fizjologiczną. Jeżeli wam to nie przeszkadza (lub jeżeli tak właśnie to u was wygląda), to świetnie. Jeśli zaś macie obiekcje, to nie jesteście tak wyluzowani, jak wam się wydaje.

Moim zdaniem, zanim zaczniecie uczyć dziecko, jak korzystać z nocnika, powinniście zabierać je ze sobą do toalety, gdy oddajecie stolec. To najlepszy sposób na pokazanie mu, jakiego zachowania będziecie od niego oczekiwać. Maluch powinien zobaczyć, że czasami załatwianie potrzeb trwa co najmniej kilka minut, ludzie stękają przy tym i robią dziwne miny, a kupka wychodzi z ich ciała, wpada do sedesu i nikomu nie dzieje się przy tym krzywda. Właśnie dlatego dzieci powinny móc zobaczyć was podczas wypróżniania się. Nie muszą wchodzić z wami do toalety za każdym razem. Równie ważne jest, by od czasu do czasu zakomunikować dziecku, że idziecie zrobić kupkę i potrzebujecie prywatności. To dobry moment na wprowadzenie tego słowa i związanego z nim znaczenia.

## Dieta

Nie da się rozmawiać o problemach z robieniem kupki bez poruszenia kwestii związanych z dietą. Małe dzieci (mniej więcej do dwudziestego czwartego miesiąca życia) zwykle jedzą zdrowo. W większości wypadków mamy dają im owoce, warzywa i inne dobre produkty. Od czasu do czasu godzą się na coś słodkiego lub na małą porcję soku. Jednak gdy dziecko skończy dwa lata, spora część rodziców daje za wygraną. Dziecko coraz częściej gości na imprezach urodzinowych – rodzinnych lub swoich rówieśników – a tym samym jada więcej tortów i innych niezdrowych przekąsek. Mama i tata godzą się na więcej cukierków, soków czy innych tego typu produktów. Prawdę mówiąc, z czasem wszyscy coraz bardziej ustępujemy.

W wieku dwóch lat maluchy stają się też bardziej wybredne. Ujawniają swoje preferencje, a te najczęściej dotyczą... niezdrowej żywności. To właśnie wówczas zaczyna się faza jedzenia wyłącznie makaronu z sosem serowym lub spaghetti. Wtedy też coraz popularniejsze staje się „jedzenie w biegu". Wasze dziecko zapewne zdobyło już umiejętność samodzielnego jedzenia i nie musicie pilnować, by się nie udławiło. Dzięki temu czy to w samochodzie, czy na placu zabaw chętnie dajecie mu przekąski. Są to przeważnie poręczne i niebrudzące przysmaki, jak krakersy czy płatki śniadaniowe.

Wiem, że nie jest to książka o odpowiednim odżywianiu, ale wykazałabym się niesumiennością, gdybym w rozdziale poświęconym kupce nie napisała na przykład o alergiach pokarmowych.

Spośród moich klientów mających dzieci cierpiące na problemy z wypróżnianiem się co trzeci rodzic słyszy od lekarzy diagnozę związaną z alergiami pokarmowymi. Najczęściej winowajcą jest gluten, a na drugim miejscu plasuje się nabiał. Jeżeli wasze dziecko cierpi na zaparcia lub biegunki, to wyświadczcie sobie przysługę i udajcie się z nim do alergologa. Rzadki stolec oddawany co najmniej cztery razy dziennie to znak, że coś jest nie tak. Prawdopodobnie wasze dziecko nie trawi danego pokarmu, co może prowadzić do niedożywienia.

Wiem, że alergie pokarmowe to spory problem dla rodziców. Musicie jednak wiedzieć, że spotykam mnóstwo osób, które po usunięciu z diety dziecka problematycznych składników spodziewają się, że od tej pory ich pociecha nie będzie mieć już żadnych kłopotów z wypróżnianiem się.

Pora na kilka słów na temat tłuszczu. Szczególnie w przypadku małych dzieci obsesja na punkcie diety niskotłuszczowej nie jest właściwa. Zadbajcie o to, by dziecko otrzymywało odpowiednią porcję zdrowego tłuszczu. Moim zdaniem dobrym jego źródłem jest olej kokosowy, awokado, oliwa z oliwek, masła z nasion i orzechów, dobrej jakości masło z mleka krowiego i pełnotłusty jogurt naturalny. Odpowiednia ilość zdrowego tłuszczu nie tylko pomoże dziecku się wypróżnić, ale też poprawi jego zachowanie oraz zdolność do skupienia uwagi.

Osobiście przestrzegam tzw. diety paleo (diety człowieka pierwotnego) i nigdy nie cieszyłam się takim zdrowiem, jak obecnie. Nie jadam ziaren zbóż i nie karmię nimi syna. Gdy zmieniłam jego jadłospis, zaczął zachowywać się niemal jak aniołek. Co więcej, łatwiej mu się skupić i nie czuje się wiecznie głodny. Znikły mu też krwawiące wypryski. Ponieważ jednak nie jest to książka o odżywianiu, więc na tym zakończę ten temat.

Jeżeli wasze dziecko ma problemy z wypróżnieniem się, być może zechcecie wprowadzić do jego diety więcej błonnika. Nie ma w tym nic złego, ale pamiętajcie, że nie wszystkie suszone owoce (popularne przekąski polecane osobom potrzebującym błonnika) są bogate w ten składnik, a niektóre mogą mieć efekt odwrotny do zamierzonego i powodować zaparcia (a ponadto przywierać do zębów trzonowych dziecka). Z moich doświadczeń wynika, że na zaparcia najlepiej działają orzechy kokosowe w dowolnej postaci – jako olej, płatki czy mleko. Można przyrządzać je na różne sposoby, ale wystarczy dać dziecku łyżeczkę lub dwie mleka czy oleju kokosowego. Mielone siemię lniane z mlekiem kokosowym to wspaniały pomysł na ciepłe śniadanie, które naprawdę pomaga przy zaparciach. Tak czy inaczej, z doświadczenia wiem, że zanim zaczniecie podawać dziecku więcej błonnika, najpierw zadbajcie o to, by w jego diecie było wystarczająco dużo tłuszczu. To naprawdę pomaga.

W praktyce nawet zmiany w diecie nie rozwiązują jednak wszystkich problemów z robieniem kupki. Dieta z pewnością jest pomocna, ale to nie wszystko. Przecież gdy tylko zaczniemy uczyć dziecko, jak korzystać z nocnika czy sedesu, nie zmieni ono od razu swoich nawyków żywieniowych. Poza tym wiele dzieci wcześniej nie miało żadnych problemów z wypróżnianiem się. Gdy nosiły pieluszki, robiły trzy kupki dziennie, a po odstawieniu pieluch zaczęły się dramaty. Problem musi więc tkwić w samej nauce.

## Kłopoty z kupką a współczesny tryb życia

W tym miejscu zaczyna się robić ciekawie. Uwierzcie mi, przyjrzałam się kłopotom z kupką z każdej możliwej strony. Od pokoleń dzieci wypróżniały się raczej bez problemów. Nagle jednak w ciągu ostatniej dekady sprawy wyraźnie się skomplikowały. Dieta ma w tym swój znaczący udział. Pozycja na nocniku czy sedesie także. Jest jednak aspekt, którym się jeszcze nie zajęłam, a który moim zdaniem ma kluczowe znaczenie. Mowa o tempie naszego życia. W dzisiejszych czasach zdobywamy informacje i komunikujemy się o wiele szybciej niż nasi przodkowie. Wydaje mi się, że dla naszych dzieci świat pędzi za szybko i wskutek tego są one wiecznie niespokojne – bez względu na to, jak bardzo staramy się z tym walczyć.

Jeżeli spojrzymy na nasze dzieci jak na osoby fundamentalnie niespokojne, a na pieluszkę jako na najstarszy i najbliższy dziecku symbol bezpieczeństwa, to problemy z kupką przestają dziwić. To nie samo wypróżnianie się stanowi problem. Sądzę, że nasze pociechy rozpaczliwie potrzebują jakiegoś rodzaju symbolu bezpieczeństwa, który znały od urodzenia. Coraz częściej słyszę, jak dzieci proszą o pieluszkę, by móc się w nią wypróżnić, zamiast zrobić to do nocnika. Dziesięć lat temu było to nie do pomyślenia, ale teraz stykam się z tym coraz częściej.

Pójdźmy jeszcze dalej i przyjrzyjmy się psychologii związanej z wstrzymywaniem (np. kupki) oraz jego przeciwieństwem, czyli uleganiem potrzebie (robieniem kupki). Takie rozbieżności można spotkać już w mitologiach. Dziś temat ten stanowi nawet fabułę wielu filmów. Skoro więc robienie kupki jest przeciwieństwem jej wstrzymywania, to niby dlaczego dziecko miałoby się hamować?

Sądzę, że jest to bardzo interesujące pytanie i warto przyjrzeć mu się bliżej. Jako społeczeństwo żyjemy na krawędzi. Świat polityki przypomina reality show. Programy telewizyjne tego typu dominują kulturę i promują niewłaściwe zachowania. Facebook stał się realnym uzależniającym zagrożeniem. Wiadomości w Internecie, możliwość „lajkowania" i dzielenia się treścią, blogi... wszystko to przekłada się na szaleńcze tempo życia. Mamy są szczególnie narażone na natłok nie tylko przerażających wiadomości (porwania itp.), ale także na medialne dramaty dotyczące rodzicielstwa, takie jak wspomniana już niesławna okładka z magazynu „Time". Wszystkie te informacje służą jedynie dezorientacji i okaleczaniu naszej intuicji, a ponadto wywołują w nas niepokój, który udziela się naszym pociechom.

Media to jednak nie wszystko. W dzisiejszych czasach bardziej niż kiedykolwiek wcześniej dzieci traktuje się jako rynek zbytu. To kolejna rzecz, która różni nas od poprzedniego pokolenia. Przyjęcia urodzinowe to ważne wydarzenia, na które dzieci zaprasza się coraz częściej. Spotkałam raz mamę, która nie mogła znaleźć wolnego weekendu, by rozpocząć ze swoim dwulatkiem naukę korzystania z nocnika, ponieważ sześć weekendów z rzędu odbywały się przyjęcia urodzinowe. To przesada.

Wielu rodziców zwraca się do mnie z pytaniem, czy ich pociecha może drugiego dnia nauki iść na basen, zajęcia gimnastyczne czy muzyczne dla maluchów. Jeżeli próbujecie wepchnąć naukę korzystania z nocnika w napięty grafik waszego dziecka, to niewłaściwie podchodzicie do całej sprawy. Umiejętność samodzielnego załatwiania potrzeb fizjologicznych jest dla dziecka kluczowa; to znacznie ważniejsze niż lekcje muzyki. W dzisiejszych czasach dzieci są zbyt zajęte. Wszyscy wiemy, że to nic dobrego. Być może wydaje się wam, że wasze dziecko nie ma zbyt wielu zajęć, ale pamiętajcie, że dla takich maluchów wszystko może być sporym obciążeniem. Wydaje mi się, że dzieci przez większość czasu są wyczerpane i cierpią na coś, co nazywam „emocjonalnym kacem".

Weźmy też pod uwagę fakt, że rodzicom bardzo zależy na „tworzeniu wspomnień". W moim odczuciu wspomnienia powstają podczas tych krótkich cudownych chwil, gdy jesteście sam na sam z dzieckiem. Nie musi to być koniecznie Disneyland czy koncert ulubionego zespołu.

Podsumowując: zbytnio pędzimy przez życie. Za szybko wystawiamy dzieci na działanie zbyt wielu bodźców. Stało się to cechą naszego społeczeństwa. Sama zresztą mogę posłużyć za przykład. Zabrałam synka do kina na wspaniały film przyrodniczy pod tytułem *Szympans*. Pozwalam mu oglądać telewizję i zabieram go do kina, ale starannie dobieram filmy. Jednak zwiastuny puszczane przed seansem o mało nie przyprawiły nas o epilepsję; tempo zmieniających się na ekranie obrazów było zawrotne. Dziś jest to typowa sytuacja. Wszystko wokół nas dzieje się za szybko. Ledwo radzimy sobie z nudą – gdy tylko wydaje nam się, że nasze dzieci mogą się nudzić, od razu próbujemy na siłę wypełniać im czas.

Oczywiście żyję w realnym świecie, lubię Facebooka i mojego smartfona, więc nie chcę, byście rezygnowali ze wszystkich dostępnych środków przekazu, ale proszę was – zwolnijcie. Próbujcie walczyć z marketingiem wymierzonym w nasze dzieci. Poświęćcie czas, aby cieszyć się postępami w umiejętnościach korzystania z nocnika, zaciągania suwaka, wiązania butów czy jazdy na rowerze. Dzieci uwielbiają rutynę i potrzebują czasu, by móc odkrywać otaczający je świat. Przestój to coś nie tyle dobrego, co niezbędnego. Nuda rodzi kreatywność; jest pożyteczna dla duszy.

Wracając do tematu kupki, wydaje mi się, że to właśnie nasz współczesny, pędzący bez opamiętania świat ponosi dużą część odpowiedzialności za dziecięce problemy z wypróżnianiem się.

Wiele mam mówi mi: „Uczę dziecko, jak korzystać z nocnika, i siedzimy w domu od dwóch dni. Tracę już rozum". Nie obraźcie się, ale z powodu dwóch dni spędzonych w domu z dzieckiem nie powinniście tracić rozumu. Zastanówcie się nad tym.

Zadbajcie o stworzenie bezpiecznej przestrzeni dla swojego dziecka, tak by mogło ono się odprężyć i odkrywać świat we własnym tempie. Dziś wszystko stoi na głowie. Z jednej strony atakujemy dziecko bodźcami i zapełniamy cały jego dzień zajęciami, a z drugiej opóźniamy naukę ważnych umiejętności życiowych (jak korzystanie z toalety).

Przedszkole, do którego chodził mój syn, było fantastycznym miejscem. Posiadało cechy placówek Montesori i Waldorf, ale nie było oficjalnie związane z żadnym z tych nurtów pedagogicznych. Codziennie wspólnie przygotowywano tam przekąski i wszyscy siedzieli razem jak rodzina. Dzieci nalewały sobie wody i odmierzały ilość produktów. Nie korzystano z pomocy żadnych postaci z bajek, by uniknąć marketingu, w drugim śniadaniu nie mogło być cukru itp. Jednym z powodów, dla których wybrałam to przedszkole, był fakt, że nie miało ono własnego placu zabaw. Placówka mieściła się w centrum miasta, a dzieci korzystały z całej dostępnej miejskiej infrastruktury. Codziennie (przez cały rok) niezależnie od pogody wychodziły poza teren przedszkola. Wyjątkiem był jeden dzień, w którym mocno padał śnieg. Bardzo mi się to spodobało.

Dzieci z tego przedszkola nauczyły się, jak samodzielnie ubierać się stosownie do panujących na zewnątrz warunków pogodowych, jak zakładać zimowe spodnie, rękawice czy buty, zasuwać suwaki, zapinać guziki i zawiązywać sznurki. To było fantastyczne! Uczenie tak praktycznych umiejętności okazało się znacznie cenniejsze niż jakakolwiek inna „nauka" przedszkolna. Powiem wam coś: mieszkamy w Nowej Anglii i trzylatek, który potrafi sam założyć zimowe ubranie, to tutaj coś niespotykanego. Piszę o tym, bo według mnie to właśnie odpowiednia kolejność uczenia. Mózg mojego synka nie potrzebował stymulacji pod kątem matematyki, czytania czy muzyki. Dziecko chce być samodzielne. Powinno więc najpierw uczyć się życiowych umiejętności, takich jak korzystanie z nocnika. Gdy opanuje tak ważne umiejętności, będzie z siebie dumne i wykształci poczucie własnej wartości.

## Jak poradzić sobie z problemami

Dużo piszę na temat przyczyn trudności z wypróżnianiem się, ale robię to po to, by pomóc wam poradzić sobie z tymi problemami. Przyjrzyjmy się teraz zarówno najpopularniejszym sytuacjom, jak i tym bardziej wyjątkowym.

Chciałabym, byście pamiętali o czymś niezwykle ważnym: wszystko to jest dla waszego dziecka nowe. Do tej pory normą było dla niego uczucie ciepłej, rozmiękłej kupki stykającej się z jego pupą. Kupka spadająca w swego rodzaju „otchłań" może mu się wydawać przerażająca. Społeczną normą jest wypróżnianie się do specjalnych pojemników, ale nie zapominajcie, że przez prawie dwa lata normą dla waszego malucha były pieluchy.

Jest wiele przyczyn kłopotów z wypróżnianiem, podzieliłam więc ten temat na przystępniejsze sekcje. Oto najbardziej typowe sytuacje związane z robieniem kupki do nocnika. Po pierwsze – lekkie, nieświadome wstrzymywanie się. Dla wielu rodziców to poważny problem. Może to wyglądać tak: gdy wasza pociecha nosiła pieluchy, robiła kupkę dwa, trzy razy dziennie. Teraz, gdy oficjalnie rozpoczęliście przyuczanie dziecka do nocnika... nie ma nic. Być może chodzi o opór przed siadaniem na nocniku czy sedesie. Niektóre dzieci mówią coś w stylu „boli mnie pupa", ale inne nie mówią nic i po prostu nie robią kupki.

Najważniejsze, by od samego początku mieć na uwadze, że wypróżnianie się to z natury rzeczy czynność intymna. Myślę, że my, rodzice, dobrze to rozumiemy, jeśli dotyczy to nas samych, ale zapominamy o tym, kiedy chodzi o nasze dzieci. Kupka to jedna z niewielu rzeczy, którą możemy uważać za coś autentycznie własnego. Spójrzcie na to z innej strony: mówi się, że usta i zęby są bardzo unerwione i właśnie dlatego tak wiele osób panikuje przed wizytą u dentysty. To otwór w naszym ciele. Należy do mnie. Nie macie tam wstępu. Mam rację? A to przecież otwór, który widać na pierwszy rzut oka. Do pupy natomiast się nie zagląda. Mimo to stoimy nad dziećmi i badamy, co też tam się dzieje. Wcześniej wszystko schowane było w pieluszce – naturalnie często przewijaliście dziecko, ale nie było was przy samym wypróżnianiu się. Nie mieliście pojęcia, jak wygląda cały proces. Być może zauważyliście odpowiednią minę, ale był to tylko zwiastun. Nie wiemy, jak długo trwała ta czynność. Teraz jednak rozpoczęliście naukę i wygląda to tak, jakby ktoś skierował olbrzymi reflektor prosto na pupę waszego dziecka.

Pomówmy przez chwilę o tym zwróceniu oczu w stronę czegoś, co zwykło być bardzo intymną czynnością. Odbyt ma postać zwieracza. Otwiera się on i zamyka pod wpływem emocji. (To jedno z moich ulubionych zdań z tej książki. Zastanawiam się nawet nad stworzeniem T-shirtów z takim hasłem. Pewnie mam coś nie tak z głową).

Powiem wam, co jeszcze jest zwieraczem: szyjka macicy. To jeden z mięśni, dzięki któremu dziecko może przyjść na świat. Ina May Gaskin, jedna z najbardziej znanych położnych na świecie, tłumaczy, w jaki sposób szyjka macicy musi się rozszerzyć, by doszło do porodu. Zaznacza też, że mięsień ten potrafi też gwałtownie się skurczyć:

*Nawet gdy mięśnie zależne od woli są już zbyt zmęczone, zwieracze mogą pracować dalej. Są one połączone z narządami, które są czymś wypełnione (czyli pęcherzem moczowym, macicą czy jelitami). Zwieracze kurczą się i rozkurczają, a przy rozkurczu to, co znajdowało się w środku narządu, zostaje wypchnięte na zewnątrz. Po wszystkim zwieracz kurczy się ponownie. Mięśnie te działają najlepiej w atmosferze prywatności; są one wstydliwe i dotyczy to zarówno ludzi, jak i większości zwierząt. Szukamy odosobnienia, by pozwolić pracować zwieraczom. Ich praca jest związana z działaniem hormonów. Na przykład poziom oksytocyny we krwi zwiększa się, gdy wychodzi z nas coś dużego (równie dobrze może to być dziecko, jak i stolec). W rozluźnieniu zwieraczy pomaga na przykład śmiech. Rodzące kobiety namawiam, by się śmiały, ponieważ to ułatwia proces, a w dodatku powoduje wzrost poziomu oksytocyny i endorfiny. Jeżeli jednak odczuwamy strach lub naruszenie prywatności, zwieracze gwałtownie się kurczą.*

Gaskin udowadnia to podczas swoich zajęć w szkole rodzenia. Na środku pokoju ustawia dużą srebrną miskę, do której kładzie banknot studolarowy. Jeżeli komukolwiek uda się wypróżnić do miski, będzie mógł zatrzymać pieniądze. Jak dotąd nikomu się to nie udało.

Nauka korzystania z nocnika trwa więc w najlepsze, a nocnik stoi w samym środku pokoju (choćby w sensie metaforycznym). Wszystkie oczy zwrócone są w jego stronę. Jupitery wycelowano w dziecko i jego kupkę. Oczekujemy, że wypróżni się ono do srebrnej miski... i to nie zawsze działa. Sęk w tym, że ucząc maluchy, nie możemy zapewnić im pełnej prywatności. Nie możemy zostawić ich samych, ponieważ prawdopodobnie będą potrzebować naszej pomocy w rozpoznaniu sygnału o zbliżającej się potrzebie i w dotarciu do nocnika.

Rodzice zwykle nie tolerują, gdy dziecko zwleka ze zrobieniem kupki. Kiedy postanowią oni nauczyć swoją pociechę korzystania z nocnika, automatycznie oczekują, że wszystko przebiegnie równie gładko jak wówczas, gdy dziecko nosiło pieluchę. Jeśli nie wszystko idzie po ich myśli, odbierają to jako znak, że ich pociecha „nie jest jeszcze gotowa". W rzeczywistości jest zupełnie na odwrót: im wcześniej zaczniecie naukę, tym mniej dziecko odczuwa potrzebę prywatności podczas wypróżniania się. Starsze dzieci będą odczuwać ją w większym stopniu, w związku z czym ich opór będzie bardziej stanowczy.

Podobnie jak szyjka macicy, zwieracze odbytu najlepiej rozluźniają się w sprzyjającej atmosferze – bez nadmiaru fanfar i słów. Potrzebny jest relaks, pewna doza prywatności, a być może nawet śmiech. Im bardziej normalną i rutynową czynnością będzie dla dziecka wypróżnianie się, tym bardziej rozluźniony będzie zwieracz. Nadmierna uwaga związana z procesem nauki potrafi sprawić, że niektóre dzieci będą robić kupkę rzadziej (nie mam tu na myśli zaparć, lecz brak typowej jednej lub dwóch kupek dziennie). To zupełnie normalne. Analogia do porodu sprawdza się także tu: rodząc, chcemy mieć przy sobie kogoś zaufanego. Nie potrzebujemy ludzi, którzy zamęczają nas logicznymi wywodami i głosem rozsądku. Nie potrzebujemy nerwowości. Z pewnością nie chcemy przebywać w towarzystwie ludzi, którzy niecierpliwie czekają, aż skończymy.

Cierpliwość, konsekwencja i zrozumienie to cechy, które sprawią, że dziecko potraktuje wypróżnianie się jako coś normalnego. Wiem, że zapewnienie prywatności dziecku, które dopiero uczy się nowej umiejętności, nie należy do łatwych zadań, ale możecie pomóc mu na kilka sposobów. W pierwszych dniach nauki nawyków toaletowych trzymajcie nocnik tam, gdzie dziecko spędza najwięcej czasu, ale nie musi to być środek pokoju. Można wypróżniać się dyskretnie, niekoniecznie znajdując się za zamkniętymi drzwiami. Możecie być przy swoim maluchu, ale nie musicie zbytnio ingerować. (Proszę was, nie rozchylajcie mu pośladków, by sprawdzić czy zbliża się kupka. Być może trudno wam się oprzeć, ale nie róbcie tego!). Sprawdzonym sposobem jest nakłonienie dziecka, by usiadło na nocniku, po czym przypomnienie sobie nagle o czymś, co pilnie trzeba zrobić w sąsiednim pokoju. Każcie maluchowi poczekać i powiedzcie, że zaraz wrócicie. W dziewięciu na dziesięć przypadków kupka pojawi się, gdy was nie będzie. Tak naprawdę bardzo wyraźnym sygnałem świadczącym o tym, że czas rozpocząć przyuczanie do nocnika, jest to, że wasze dziecko udaje się w jakieś konkretne miejsce, by załatwić swoją potrzebę. Nie przegapcie tej okazji!

Waszym celem jest przeniesienie uwagi z dziecka na proces nauki. Nikt nie chce wypróżniać się na oczach czujnych obserwatorów. Oczywiście, kiedy dziecku uda się zrobić kupkę do nocnika, możecie przybić mu piątkę i razem z nim krzyknąć „hurra!".

Jeżeli podczas pierwszych kilku dni nauki wasza pociecha nie chce zrobić kupki, nie martwcie się. To nie jest zależne od niej i nie ma nic wspólnego z manipulacją – to normalny proces polegający na chęci zatrzymania tego, co w mniemaniu dziecka należy do niego.

Ina May Gaskin kończy swój wywód na temat zwieraczy następującym zdaniem: *(...) Jeżeli jednak odczuwamy strach lub naruszenie prywatności, zwieracze gwałtownie się kurczą.* Co prawda ma ona na myśli szyjkę macicy i poród, ja zaś piszę o odbycie i wypróżnianiu się, ale zwieracz to zwieracz.

Dochodzimy tym samym do zasadniczego pytania. Dlaczego dziecko miałoby czuć strach lub naruszenie prywatności podczas nauki korzystania z nocnika? Jest wiele powodów i żaden z nich nie ma nic wspólnego z „gotowością" dziecka do nauki. Wspominałam już o kwestii prywatności: przesadne skupianie uwagi na intymnej czynności może zostać negatywnie odebrane przez dziecko. Mam na myśli odczuwany przez nie dyskomfort, zażenowanie albo pewien rodzaj skrępowania w pierwotnym wymiarze, a nie rażące przypadki naruszenia prywatności, o jakich słyszycie czasami w telewizji. To samo skrępowanie nie pozwala nam puszczać głośnych bąków w publicznej toalecie, jeśli wiemy, że ktoś zajmuje kabinę obok. Jestem pewna, że wiecie, o czym mówię. Zastanówmy się więc, dlaczego dziecko miałoby bać się robienia kupki do nocnika. Po pierwsze to dla niego nowość. Małe dzieci uwielbiają rutynę, pieluszki zaś były jej częścią niemal od samych narodzin. Pomyślcie o tym. Możliwe, że wasze dziecko miało na sobie pieluszkę, zanim jeszcze pierwszy raz je nakarmiono! Tak, to niewątpliwie niezwykłe. Nic więc dziwnego, że teraz tak diametralna, niezrozumiała zmiana może wywołać u dziecka lęk. Wiecie pewnie, że dziecko pozbawione przez jakiś czas kontaktu z rodzicami wykazuje objawy przypominające chorobę sierocą. Zrozumcie więc, że dziecko zna i kocha pieluchy tak samo długo, jak zna i kocha was. Strach w takim wypadku można więc śmiało porównać do pewnego rodzaju lęku separacyjnego.

Używam wielu słów, by określić, czym jest dla dziecka pielucha: nawyk, rutyna, symbol bezpieczeństwa. Za tymi słowami kryje się to samo: wasz maluszek od zawsze załatwiał swoje potrzeby do pieluszki. Zarówno wy, jak i ja wiemy o gospodarce odpadami, toksycznym charakterze fekaliów i cudownych zaletach systemu kanalizacji, ale spróbujcie spojrzeć na to wszystko oczami małego dziecka: od zarania dziejów załatwiało się ono w pieluszkę. Być może wie, że wy robicie to inaczej i widzi, że nie nosicie pieluszki – może zdaje sobie sprawę, że dorośli wypróżniają się w inny sposób. Prawdopodobnie jednak nie wie. Małe dzieci zwykle skupiają się wyłącznie na swoich sprawach, o czym przekonujecie się za każdym razem, gdy upominacie je, by dzieliły się na przykład zabawkami. To wszystko zupełnie normalne i w pewien sposób nawet zabawne. Nie oczekujcie zatem od waszej pociechy, że sama pewnego dnia postanowi załatwiać swoje potrzeby fizjologiczne tak jak wy. Spodziewając się po dziecku logicznego rozumowania, popełniacie błąd.

Przez około dwa lata wasz maluszek robił kupkę w jedyny znany mu sposób, aż tu nagle któregoś dnia prosicie go, by robił to inaczej. Dziwicie się, że może się to spotkać z oporem? Wyobraźcie sobie, że odwiedzacie mnie w domu, a ja oznajmiam wam, że u nas należy wypróżniać się wyłącznie w rogu dużego pokoju. Wmawiam wam, że to przyjęta norma. Wszyscy tak robimy. Serio. Zapewnię wam prywatność. Proszę was, bardzo was proszę, zróbcie kupkę w rogu dużego pokoju. Nie martwcie się! Ja wszystko posprzątam! Niezależnie od tego, co bym powiedziała, będziecie czuć, że coś jest nie w porządku. Mam rację? Wiecie przecież, że to niehigieniczne, a w dodatku od dawna uwarunkowywano was do wypróżniania się w przeznaczonym do tego miejscu.

No tak... magiczne słowa: uwarunkowywani do wypróżniania się w odpowiednim miejscu. Tylko jak uwarunkować małego człowieka, który nie potrafi jeszcze rozsądnie myśleć? Zabawne pytanie. Poproszę kategorię „konsekwencja i powtarzalność" za tysiąc złotych. O to właśnie chodzi w uczeniu odpowiednich nawyków toaletowych: o konsekwencję i powtarzalność.

Z jakich jeszcze powodów dziecko miałoby bać się robienia kupki do nocnika? Jeżeli podczas czytania tej książki jesteście w trakcie jedzenia, to sugeruję, że powinniście na chwilę przestać.

Pamiętajcie, że wasza pociecha zawsze była w pieluszce i jest przyzwyczajona do przytulnego odczucia, jakim jest ciepła kupka stykająca się z jej pupą. Dla dziecka to zupełnie normalne. To rutyna, która daje mu poczucie bezpieczeństwa. Nam, rodzicom, wydaje się to obrzydliwe, ale dzieci naprawdę to lubią – głównie dlatego, że nie znają niczego innego. Pracowałam z dziećmi, które przyznawały otwarcie: „Lubię ciepłe siusiu i kupkę w pieluszce". Dobrze, że dzieci są takie słodkie, nieprawdaż?

Nie zapominajmy też o strachu przed samą toaletą. Przez lata słyszałam opowieści o wszystkich możliwych rodzajach potworów, które rzekomo tam żyją. Spłukiwanie wody to świetna zabawa, dopóki nie przyjdzie czas na posadzenie pupy na sedesie. Raz jeszcze spójrzmy na to oczami dzieci: nie rozumieją one, gdzie trafia woda (znowu ta przeklęta logika). Później prosimy je, by wystawiły swoje intymne i delikatne części ciała tuż nad tą złowrogą otchłanią. Bez wątpienia może to rodzić strach. Niektóre dzieci przenoszą lęk przed toaletą także na nocnik, ale większość z nich bardzo chętnie ogląda, ile kupki udało im się zrobić (niekiedy naprawdę dużo) i z ochotą wyrzuca zawartość nocnika do sedesu. Dlatego właśnie zawsze polecałam rodzicom na początek nocnik: uważam, że to świetny wynalazek. Dzięki niemu kupka znajduje się nieco bliżej i dzieci mają okazję obejrzenia tego, co zrobiły. Mogą one obawiać się wydalania tak dużej części siebie bez choćby krótkiej możliwości przypatrzenia się temu z bliska.

Mały nocnik bardzo pomaga w przyjęciu odpowiedniej pozycji do poprawnego wypróżnienia się. Jeżeli wasza pociecha ma problemy z robieniem kupki na nakładce do sedesu, to powinniście posadzić ją na nocniku i podłożyć jej pod nogi kilka książek.

Tak czy inaczej, gdy uczymy dziecko prawidłowych zachowań, zmieniamy nawyk, który był z nim od zawsze. To prawda, że jest ono jeszcze bardzo małe, ale nie zmienia to faktu, że od urodzenia załatwiało się inaczej. Podobnie jak w przypadku innych długotrwałych nawyków, najlepiej zerwać z nimi od razu. Próbowaliście odzwyczaić dziecko od smoczka? Najskuteczniejsze wyjście to wyrzucenie go i poradzenie sobie z konsekwencjami, jeżeli jakieś w ogóle się pojawią. Sądzicie, że lepszym wyjściem byłoby pozwolić dziecku possać smoczek rano przez godzinę, a potem go zabierać? Zapewne nie. Małe dzieci nie myślą logicznie. Nie mają poczucia czasu. Tak samo należy postąpić z pieluchami. Wielu rodziców odbiera strach czy opór jako znak, że dziecko nie jest jeszcze gotowe. Zasadniczo im dłużej trzymamy dziecko w pieluchach, tym dłużej wyrabiamy niechciane nawyki, tym bardziej maluch się do nich przywiązuje i tym bardziej normalne wydaje mu się uczucie kupki i siusiu stykających się z jego skórą. Z czasem coraz trudniej będzie nakłonić go do zmiany w tym aspekcie. Wówczas opór i strach będą coraz silniejsze, co może prowadzić do walki o dominację.

## Brak kupki

Ten problem przybiera wiele różnych form. Przez kilka dni nie potrafimy niczego jednoznacznie stwierdzić. Jak już wielokrotnie wspominałam, pierwsze dni to tylko nauka. Nie możemy jednoznacznie stwierdzić, co się dzieje, dopóki nie zauważymy schematu. Podczas pierwszego czy drugiego dnia nauki bardzo często zdarza się, że dziecko wcale nie robi kupki. Dlaczego? Nawet najspokojniejsi rodzice wywierają pewną presję i maluch może być trochę zestresowany. Właśnie z powodu tej presji chcemy, by wszystko przebiegało możliwie jak najspokojniej. W tej rozległej kategorii jest jednak kilka konkretnych sytuacji.

Jeżeli dziecko bez kłopotu robi siusiu i siada na nocniku, gdy je do tego zachęcacie, to nie ma powodów do obaw. W końcu kupka się pojawi.

Jeśli widzicie wyraźny sygnał, że maluch chce kupkę - siada, po czym wstaje, chodzi na paluszkach i tym podobne - nie ma problemu. Nie musicie go pospieszać. Tego typu „tańce" potrafią trwać nawet dziesięć godzin. Przypomnijcie spokojnie dziecku, że kupka powinna trafić do nocnika. Zawsze używajcie neutralnie nacechowanych słów - puść, wypuść, wysuń, uwolnij itp. U małych dzieci kupka zwykle po prostu wysuwa się z pupy i maluchy na dobrą sprawę znacznie bardziej się męczą, wstrzymując stolec. Przypomnijcie też dziecku, że do dyspozycji ma nocnik lub nakładkę na sedes, bo niektóre dzieci mają w tej kwestii wyraźne preferencje. Możecie im poczytać lub po prostu towarzyszyć podczas próby. Pamiętajcie, że to zupełnie nowe uczucie i może nieco onieśmielać. Sygnały zwiastujące kupkę i problemy z wypróżnieniem się nigdy nie mają nic wspólnego z „gotowością" do nauki. W większości wypadków kupka pojawi się w swoim czasie i trafi do nocnika lub do sedesu.

Co więc zrobić, jeżeli sygnały utrzymywały się przez dłuższy czas, a kupka pojawiła się nieoczekiwanie w momencie, w którym akurat nie było was przy dziecku, i wylądowała na podłodze? Jeżeli było to pierwsze czy drugie podejście, nie szkodzi. Nie o to nam chodziło, ale taka wpadka nie będzie miała negatywnego wpływu na dalszy proces nauki. Przypomnijcie po prostu maluchowi, że nie powinno się robić kupki na podłogę i że jej miejsce jest w nocniku. Zaakceptujcie to, co dziecko czuje. „Wiem, że to dla ciebie niezrozumiałe i musisz robić kupkę do nocnika". Jeżeli brzydzi się kupką, to zawsze powinniście dać mu odczuć, że to rozumiecie. Nigdy nie wolno przekonywać dziecka, że nie ma w tym wszystkim nic dziwnego.

Jeżeli dziecko robi kupkę, gdy tylko się odwrócicie (zwykle w takim przypadku dziecko wypróżnia się, stając w kącie pokoju), to świetny znak. Oznacza to, że potrzebuje ono więcej prywatności. Jak pisałam wcześniej, możecie posadzić malucha na nocniku i udawać, że „zapomnieliście" czegoś z sąsiedniego pokoju. W dziewięciu na dziesięć przypadków dziecko załatwi się pod waszą nieobecność.

Wspomnę o tym jeszcze nie raz: widząc, jak dziecko w wymyślny sposób sygnalizuje, że musi zrobić kupkę (chodzi po pokoju na palcach, trzymając się za pupę), najlepiej jest się wycofać. Możecie powiedzieć: „Widzę, że chcesz kupkę. Tam stoi twój nocnik, a jeśli chcesz, możesz usiąść na dużym sedesie". To dobry moment, by upewnić się, że nie gadacie o tym za dużo. Dajcie dziecku okazję do podjęcia odpowiedniej decyzji.

Jeżeli postępowaliście według wszystkich powyższych wskazówek, a wasze dziecko wciąż robi kupkę w majtki lub na podłogę, to czas na nieco inne metody. Bardzo dobrym pomysłem jest nakłonienie dziecka, by pomagało przy sprzątaniu swoich wpadek. Naturalnie nie powinniście dziecku pozwalać na zajmowanie się samą kupką. Może jednak iść po nowe ubrania i się przebrać. Nie spieszcie się. Dziecko powinno uświadomić sobie, że o wiele prościej będzie usiąść na nocniku niż sprzątać i przebierać się. Nie powinniście też pozwalać dziecku wrzucać kupki do sedesu i spuszczać wodę. Ta czynność to dla dziecka niezła zabawa, zatem powinna być zarezerwowana na moment, gdy uda mu się wszystko zrobić poprawnie.

Kolejnym skutecznym zabiegiem jest zadbanie o natychmiastowe, choć niezbyt dotkliwe konsekwencje. Niektórzy rodzice tego nie lubią. W pierwszych dniach nauki wpadki powinny obywać się bez konsekwencji, ponieważ maluch dopiero poznaje cały proces. Jeżeli jednak jesteście pewni, że dziecko wie, co ma robić, przynajmniej w teorii, to drobne konsekwencje nie zaszkodzą. Chodzi o coś symbolicznego, ale natychmiastowego. Zazwyczaj wystarczy zabranie dziecku zabawki, którą się bawiło, lub przerwanie zajęć, w które było zaangażowane. Przerwy na ochłonięcie okazują się zwykle nieskuteczne, podobnie jak długofalowe konsekwencje typu brak deseru po obiedzie. Małe dzieci nie potrafią kojarzyć faktów dotyczących tak odległych od siebie wydarzeń.

Następstwa powinny się pojawić, bo jeśli dziecko zna plan działania, a mimo to nadal wypróżnia się w majtki lub na podłogę, to mamy do czynienia z problemami natury behawioralnej. Niezależnie od tego, czy chodzi o celowy opór, czy zwykłe „lenistwo", wciąż jest to wybór dziecka. Konsekwencje nie powinny być przykre ani drakońskie – mają jedynie wzmocnić relacje przyczynowo-skutkowe w taki sposób, by dziecko zrozumiało, co się dzieje. Jeśli sama kupka w majtkach nie jest wystarczająco wymownym skutkiem (dla niektórych dzieci nie jest), musimy dodać kolejny element. Więcej na ten temat znajdziecie w rozdziale 13: *Zachowanie kontra nauczanie.*

Gdy poznałam moją klientkę Rachel, jej syn dość dobrze radził już sobie z załatwianiem potrzeb fizjologicznych. Samodzielnie robił siusiu, ale często zdarzało mu się robić kupkę w majtki. Rachel niechętnie reagowała na moje sugestie dotyczące konsekwencji. Czuła, że nie powinna karać swojego synka, Seana. Po dłuższej rozmowie stało się jasne, że wpadki Seana to rezultat „lenistwa". Chłopiec po prostu nie chciał przerywać absorbujących go zajęć. Kobieta starała się zarządzać przerwy w zabawie, by nakłonić go do skorzystania z nocnika, ale nie dawało to pożądanego rezultatu. Równie bezowocne okazało się przynoszenie zabawek do toalety. Rachel chciała nawet namówić Seana, by pomógł jej po sobie posprzątać, ale skoro i tak nie mógł on fizycznie dotykać kupki, pozostawał niewzruszony. Gdy zaproponowałam wyciąganie konsekwencji, Rachel mocno się sprzeciwiła. Nie widziała różnicy między konsekwencjami a nagrodą, więc wolała nagradzać synka niż go karać.

Przekażę wam to samo, co powiedziałam wówczas Rachel i co powtórzę jeszcze wielokrotnie: nie wierzę w nagrody za oczekiwane zachowanie. Jeżeli chcecie spróbować swoich sił – proszę bardzo. Osobiście przekonałam się, że rodzi to więcej problemów niż korzyści. Nie sądzę, by naklejka czy cukierek wystarczyły do zmiany zachowania dziecka. Nie wierzę też w tablice z naklejkami. Nie wydaje mi się, żeby małe dziecko rozumowało na tyle logicznie, by pomyśleć sobie: „Och, w tym tygodniu zdobyłem cztery naklejki; jeszcze trzy i dostanę nagrodę". Widziałam, jak dzieci robią siusiu i kupkę „na raty", by zdobyć więcej nagród, i przekonałam się, że nagradzanie cukierkami podczas przyuczania do korzystania z nocnika przeradza się często w niepotrzebną walkę o dominację. To wszystko nie jest warte zachodu. Od czasu do czasu natknę się na dziecko, które wydaje się nie pasować do żadnej kategorii – nie wiadomo, czy nauczyło się załatwiać swoje potrzeby do nocnika, czy nie. Nawet w takim wypadku drobne konsekwencje okazują się pomocne. Raz jeszcze podkreślam – to nie musi być nic okrutnego. Chodzi wyłącznie o sprawienie, by maluchowi bardziej zależało na zdobyciu nowej umiejętności.

Za każdym razem, gdy Sean wypróżnił się nie tam, gdzie powinien, Rachel zabierała mu jedną małą zabawkę. Nie było tu żadnych dramatów, a jedynie konsekwencje typu „ty zrobisz to, a ja zrobię to". Po dwóch dniach Sean już bez sprzeciwu robił kupkę na nocniku. Z jakiegoś powodu brakowało mu po prostu pewnego rodzaju zewnętrznej motywacji. Więcej informacji na ten temat znajdziecie w rozdziale 13: *Zachowanie kontra nauczanie*.

Jeśli po kilku dniach nie doczekacie się kupki, należy podjąć działanie. Skonsultujcie się z pediatrą w sprawie zakupu odpowiednich środków rozluźniających stolec. Potencjalnym problemem może okazać się odmierzenie odpowiedniej dawki tego specyfiku. Na początku należy zachować umiar. Naszym celem jest rozluźnienie stolca, a nie narobienie bałaganu. Pokarmy sprzyjające wypróżnianiu się (bogate w błonnik) także bywają pomocne, ale nie działają tak samo i jeżeli przesadzicie, mogą zadziałać odwrotnie i wywołać zaparcia.

Znam wiele mam, które z powodzeniem stosują czopki pediatryczne. Kiedyś sądziłam, że należy ich używać wyłącznie w skrajnych przypadkach, jako ostatnią deskę ratunku. Stopniowo jednak zmieniałam zdanie, kiedy coraz więcej mam informowało mnie, jak skuteczna jest to metoda. Możecie rozważyć tę opcję, jeżeli wasze dziecko zbyt długo wstrzymuje stolec. Ma ona dwie niepodważalne zalety: (1) czopki nie wywołują żadnych skutków ubocznych oraz (2) po ich zastosowaniu kupka pojawia się w ciągu piętnastu, dwudziestu minut. Doustne środki rozluźniające stolec działają niekiedy dopiero po upływie doby i często mają zbyt mocne działanie, co skutkuje kłopotliwym rozwolnieniem.

Problem z zaparciami polega na tym, że (a) gdy w końcu przyjdzie czas na zrobienie kupki, będzie to trudne i bolesne, oraz (b) stolec może naciskać na pęcherz moczowy, powodując więcej wpadek.

## Bóle lub urazy odbytu

Przypomnijcie sobie, czy wasze dziecko kiedykolwiek cierpiało na bóle odbytu. Pracowałam z dziećmi, które doznały w przeszłości różnego rodzaju urazów. Niektóre maluchy jeszcze przed rozpoczęciem nauki korzystania z nocnika cierpiały na zaparcia. Czasami konieczna była operacja genitaliów lub odbytu. U niektórych dzieci w stolcu pojawiała się krew. Jeżeli wasza pociecha cierpiała na jakiekolwiek bóle lub miała w przeszłości urazy, to oczywiście nauka powinna przebiegać dużo wolniej i spokojniej. W takim razie przyuczanie zawsze zaczynajcie od podawania środków rozluźniających stolec. To niezwykle ważne, aby pierwsze kupki przyszły z łatwością. Zapewnijcie dziecko, że wiecie o jego kłopotach z przeszłości, ale postarajcie się nie używać słowa „cierpieć". Gdy dziecko utożsami je z nocnikiem i samo zacznie je wypowiadać, bardzo trudno będzie ustalić, czy rzeczywiście go boli, czy zwyczajnie nie odczuwa potrzeby. Używając słowa „cierpienie", dziecko najszybciej dotrze do waszego serca. Dlatego ja zamiast tego mówię „trudności", „niewygoda" itp. Nie potrzeba nam dodatkowego emocjonalnego nacechowania procesu nauki.

Dzieci z urazami nie dadzą się przekonać, że wszystko pójdzie gładko. Pamiętają, że w przeszłości cierpiały i właściwie nie wiedzą nic więcej. Wtedy z pomocą przychodzi magia mamy. Podobnie jak mamusiny całus pomaga przy gojeniu się większości ran, tak w tym przypadku możemy wykorzystać efekt placebo przy robieniu kupki. Lek na rozluźnienie stolca można podać w soku (pasuje do soku z suszonych śliwek) i powiedzieć dziecku, że to magiczny sok na kupkę. Można „zaczarować" nocnik lub swoją pociechę, wypowiadając magiczne zaklęcie, na przykład: „Kupka wychodzi, ja ją spłukuję, jestem już dzielny/a i świetnie się czuję". Jeżeli dziecko pozwoli, możecie posmarować mu pupkę wazeliną, olejem kokosowym albo oliwą z oliwek. Powiedzcie, że to „magiczna maść pupkowa". Wszelkie odniesienia do „magii" pomogą dziecku oswoić cały ten proces.

Być może te sugestie wydają się wam absurdalne, ale zapewniam was, że takie metody czynią cuda. Wiele dzieci pod moją opieką wypijało „magiczny sok na kupkę" i już po chwili zgłaszało, że muszą usiąść na nocniku. Warto pamiętać, że maluchy mają do czynienia z wymyślonymi obawami, więc każdy sposób na złagodzenie strachu będzie dobry.

## Spóźnienia w dotarciu do nocnika

Dziecko, któremu nie udało się dobiec do nocnika, jest cudowne i należą mu się brawa za starania. Musi ono po prostu nauczyć się nieco szybciej rozpoznawać odpowiednie sygnały. Możecie mu pomóc, pokazując, uwaga... obrzydliwą, ale skuteczną sztuczkę z ciastoliną udającą kupkę.

Jednym z największych problemów związanych z pierwszymi kilkoma kupkami jest fakt, że dzieci po prostu nie wiedzą, co się z nimi dzieje. Pojawia się odpowiednie odczucie, jama się otwiera, a malucha to przeraża.

Oto mały trik, który pomaga dziecku w sposób wizualny skojarzyć odczucie z tym, co się w istocie dzieje. Gdy dzieci coś widzą, łatwiej im to zrozumieć: „Ahaaa... więc o to w tym chodzi. Muszę zdążyć do nocnika". To świetny sposób na maluchy, które starają się jak mogą, ale nie dają rady dobiec do nocnika. Tę samą metodę możecie zastosować w przypadku dziecka, które wysyła odpowiednie sygnały – „tańczy" przez dziesięć godzin, siada na nocnik i z niego wstaje, ale wciąż brzydzi się kupki.

Kupcie ciastolinę. Jeżeli uda wam się znaleźć brązową, to idealnie. Złóżcie dłoń w pięść. Miejsce, w którym kciuk zawija się wokół palca wskazującego, będzie służyć jako imitacja odbytu. Ta-dam! Oto wasza pomoc wizualna. Bierzemy brązową ciastolinę do ręki i zaciskamy pięść, by trochę wypłynęło. Tak, obrzydlistwo. Dzieciaki to uwielbiają. Wytłumaczcie im: „Gdy kupka jest tu (w pięści), ale chce się wydostać, musisz mi o tym powiedzieć. Gdy kupka jest tu (wyciśnijcie ciastolinę z pięści), to znaczy, że już wyszła i jest za późno". Jeżeli macie na tyle odwagi, możecie wytłumaczyć maluchowi, co się dzieje, gdy zwieracz się otwiera.

Dla dzieci są to informacje ciekawe i podane w bardzo przystępny sposób. Większość z nich od razu zrozumie, o co w tym wszystkim chodzi. Dla was natomiast będzie to kolejny moment w życiu rodzica z cyklu „Nigdy w życiu nie myślałem/am, że będę coś takiego robić".

## Dziecko bez problemu siusia, ale chyba boi się robienia kupki

Takie dziecko w dużej mierze radzi sobie świetnie, ale kupka zwykle ląduje w majtkach lub na podłodze. Na początku muszę coś wyraźnie zaznaczyć, bo to istotna różnica: wasza pociecha nie boi się robienia kupki jako takiego, lecz robienia kupki na nocniku.

Najważniejsze to nie lekceważyć strachu dziecka. Tak jak przy wszystkich innych obawach – strachem przed potworem pod łóżkiem, wodą czy czymkolwiek innym – niezależnie od tego, jak długo będziecie dziecko przekonywać, że nie ma się czego bać, nic to nie da. Przestańcie próbować.

Jeżeli macie do czynienia z takim właśnie maluchem, to musicie podjąć ważną decyzję. Nie czuję się na tyle kompetentna, by wam doradzać, ponieważ wszystko zależy od waszego dziecka, a to wy znacie je najlepiej. Mogę jednak podsunąć kilka pomysłów. Najczęściej podpowiadam rodzicom, by postąpili tak, jak w wypadku wszystkich innych dziecięcych obaw. Jeżeli wasz maluszek boi się potwora pod łóżkiem, to przecież nie zabraniacie mu spać w nocy. Zapewne stosujecie połączenie stanowczości i magicznego myślenia (stawianie pluszowej zabawki „na straży" lub stosowanie specjalnego sprayu przeciwko potworom). To samo dotyczy nauki korzystania z nocnika. Pozwolenie dziecku, aby patrzyło, jak pluszak korzysta z nocnika, czyni cuda. Dobrym wyjściem jest też zabieranie dziecka ze sobą do toalety i sadzanie go na nocniku.

Uff, wiem, że to sporo informacji na temat kupki. Jeżeli uznacie, że zaszła taka potrzeba, możecie wrócić do tego rozdziału później. Nie starajcie się ogarnąć wszystkiego przy pierwszym czytaniu książki. Gdy mówimy o robieniu kupki, najważniejsze jest, aby zachować spokój niezależnie od tego, co robi nasze dziecko. Pamiętajcie, że przeciwieństwem wstrzymywania jest robienie kupki. Sprawcie, by dziecko czuło się bezpiecznie przy wypróżnianiu. To oznacza, że musicie wykazać się spokojem i opanowaniem.

ROZDZIAŁ 11

# NAPRAWA BŁĘDÓW Z WCZEŚNIEJSZYCH PRÓB NAUKI

W ciągu wielu lat pracy byłam często proszona o naprawienie nieudanych prób przyuczenia dzieci do korzystania z toalety. Problemy większości rodziców spowodowane były zbyt późnym rozpoczęciem nauki lub nieprzywiązywaniem do niej dostatecznej uwagi.

Jeżeli próbowaliście już nauczyć swoje dziecko korzystania z nocnika i nie poszło wam najlepiej, ten rozdział jest dedykowany właśnie wam. Nie twierdzę, że to wasza wina, jednak jeżeli ponieśliście klęskę, to zapewne popełniliście jakieś klasyczne błędy.

Rodzice zazwyczaj szukają mojej pomocy dopiero wtedy, gdy sytuacja jest już naprawdę beznadziejna, a w domu panuje chaos. Mają oni zszargane nerwy, bo dzieci zaciekle stawiają opór, wypróżniają się na podłogę, z krzykiem uciekają od nocnika lub okazują rodzicom lekceważenie i brak szacunku (swoją drogą rodzice zbyt szybko popadają w histerię). Nie przesadzam, widziałam to wszystko na własne oczy. Wiem, że to dość szokujące, ale nauka korzystania z nocnika wyzwala różnego rodzaju emocje zarówno u dzieci, jak i u ich opiekunów. Jednak najczęściej coś, co na pierwszy rzut oka wygląda jak chaos, daje się stosunkowo łatwo naprawić.

Każde dziecko jest inne i do każdej sytuacji należy podchodzić indywidualnie, dlatego podzieliłam sekcję o problemach z nauką na cztery główne kategorie, które opatrzyłam tytułami – byście mogli lepiej zrozumieć, z czym macie do czynienia:

1. Dziecko „trochę" nauczone.
2. Dziecko w znacznej mierze nauczone.
3. Dziecko nieświadome.
4. Dziecko „z piekła rodem".

Omówię teraz każdą kategorię z osobna, a wy spróbujecie ustalić, co poszło w waszym wypadku niewłaściwie i dowiecie się, w jaki sposób możecie to naprawić.

## Dziecko „trochę" nauczone

To najczęściej rezultat myślenia typu: „po prostu postawmy nocnik" lub „podejdźmy do tego swobodnie". Oznacza to, że nie dość należycie zaangażowaliście się w naukę. Jeśli rzeczywiście poświęcicie czas i uwagę na przyuczanie dziecka do korzystania z nocnika, powinno ono wkrótce nabyć właściwe umiejętności.

Co dalej? Wybierzcie odpowiedni dzień i zacznijcie od nowa. Postępujcie według instrukcji z rozdziału 5: *Mamo! Chcę kupę!*.

Wasza pociecha tylko czeka na to, aż wykażecie się konsekwencją w działaniu. Szczegóły nie są takie ważne.

Być może nie pokazaliście zaangażowania, ponieważ dziecko nie było zbytnio zainteresowane nauką. Moim zdaniem istnieje spore prawdopodobieństwo, że maluch w gruncie rzeczy nigdy się tym specjalnie nie zainteresuje. Mój syn nigdy nie przejawiał zainteresowania nauką wiązania sznurowadeł w swoich butach. Kiedyś otwarcie powiedział mi, że nie chce się uczyć. Kupiłam mu więc wyłącznie wiązane buty i po prostu musiał nabyć tę umiejętność. Postąpiłam tak, bo wiedziałam, że potrafi to zrobić. Nie popełniajcie błędu czekania na gotowość waszego dziecka. Często słyszę od rodziców: „Ojej, wygląda na to, że moje dziecko po prostu czekało, aż zdejmę mu pieluszkę". Tak właśnie jest. Dzieci czekają, aż przejmiecie kontrolę nad ich życiem. To właściwa kolej rzeczy.

Sytuację z „trochę" nauczonym dzieckiem łatwo jest naprawić. Dzięki stanowczości i powtarzalności maluch szybko powinien opanować tajniki korzystania z nocnika. Wystarczy, że wybierzecie dogodny dzień i rozpoczniecie od fazy pierwszej.

## Dziecko w znacznej mierze nauczone

Ta sytuacja jest nieco trudniejsza. Główny problem polega na tym, że nikt do końca nie wie, co dzieje się w umyśle takiego malucha. Wie on, co i kiedy ma robić, więc zwykle wszystko się udaje. Potrafi jednak wstrzymywać siusiu oraz/lub kupkę, aż rodzice założą mu pieluchę (na noc lub na drzemkę). Czasem wręcz prosi o pieluszkę, by móc załatwić swoje potrzeby.

Z tego, co wiem, takie zachowanie to znak, że zbyt długo zwlekaliście z nauką, choć przypuszczalnie obecnie postępujecie prawidłowo. Możliwe, że w grę wchodzi walka o dominację, ale to mało prawdopodobny scenariusz. Takie nawyki najczęściej trzeba traktować jako typowe dziwactwa małych dzieci. Po ukończeniu mniej więcej dwóch i pół roku maluchy zwykle zaczynają przejawiać naprawdę niezwykłe obawy. Ukochany odkurzacz staje się nagle narzędziem terroru, łóżko zmienia się w dom dla potworów, a ciemności ni stąd, ni zowąd wydają się przerażające. Nic więc dziwnego, że toaleta również kryje różnego rodzaju mroczne tajemnice, z którymi dziecko nie chce mieć do czynienia. Niekiedy – z niewiadomych nam, dorosłym, przyczyn – załatwianie potrzeb fizjologicznych staje się dla dziecka czynnością, której nie należy wykonywać.

W takim razie najlepiej jest całkowicie zrezygnować z pieluch. Możecie wrócić do poprzednich rozdziałów i ponownie przyjrzeć się poszczególnym fazom nauki. Być może warto przekonać się, czy dziecko zdoła załatwić się do nocnika, gdy jest rozebrane, i czy przypadkiem problemy nie pojawiają się wraz z założeniem ubrań. Zdecydowanie polecam ponowną lekturę rozdziału 10: *Kupka*. Praktycznie nie ma innego wyjścia, jak tylko wyrzucić pieluchy. Z pewnością czeka was opór ze strony dziecka i sporo zachodu, ale w ostatecznym rozrachunku jest to najlepsza opcja.

Niektórzy rodzice sądzą, że zabranie pieluch to dla malucha traumatyczne przeżycie, ale to nieprawda. Wspomniałam już, że znam rodziców, których dzieci zostały usunięte z przedszkola, bo nie potrafiły samodzielnie i prawidłowo korzystać z toalety. Gdy przyszła pora na załatwienie potrzeb fizjologicznych, takie dzieci mogły to zrobić wyłącznie do pieluszki, więc poproszono rodziców o zabranie ich z danej placówki. Dla mnie to dopiero byłoby prawdziwie traumatycznym przeżyciem. Dlatego warto poświęcić weekend na naukę, aby uniknąć podobnej sytuacji.

Najczęściej źródłem kłopotów jest kupka, a nie siusiu. Skutecznym wyjściem jest podanie dziecku łagodnego środka na rozluźnienie stolca i oznajmienie mu: „Już nie będziemy używać pieluch. W ciągu dnia rób kupkę tak jak mama i tata – na sedesie albo na nocniku".

Dziecko z omawianymi problemami jest zwykle nieco starsze i potrafi lepiej się wysławiać. Zawsze powinniście je zapytać, w czym według niego tkwi problem. Czasami słyszałam od dzieci odpowiedzi w stylu: „W muszli klozetowej żyje rekin transformer i gdy będę robić kupkę, on zje moją pupę". Nawet jeżeli taka odpowiedź wydaje wam się absurdalna, wiedzcie, że dziecko traktuje swój lęk śmiertelnie poważnie. Czasami wystarczy zapewnić malucha, że podczas robienia kupki czy siusiu na sedesie nic mu nie grozi.

Pamiętajcie, by nie wywierać presji. Danego problemu nie rozwiążemy błaganiem, negocjacjami czy logicznym tłumaczeniem. Zastanówcie się też nad „wartościami związanymi z kupką" w waszej rodzinie. Pamiętacie, co o tym pisałam? Chodzi o to, jak traktujecie czynność wypróżniania się. Jeżeli dajecie dziecku odczuć, że robienie kupki to najbardziej obrzydliwa rzecz pod słońcem, to wasze dziecko będzie miało z tym problem.

Podsumowując, „nowy sposób" załatwiania potrzeb fizjologicznych (brak pieluszek) powinien być wprowadzony stanowczo i bezwarunkowo, niezależnie od reakcji emocjonalnych dziecka. Często przedstawiam analogiczną sytuację w innym kontekście, by lepiej uzmysłowić ją rodzicom. Załóżmy, że nagle musicie się przeprowadzić. Nie chcecie tego ani wy, ani wasze dziecko, ale już od najbliższego tygodnia jesteście zmuszeni przenieść się w inne miejsce. Nie da się tego zmienić. Jedyne, co możecie zrobić, to iść przed siebie i jak najlepiej radzić sobie z tym, co nastąpi. Podobnie ma się rzecz z nauką korzystania z toalety. Musicie zrozumieć, że dalsze używanie pieluch może w przyszłości przysporzyć wam i dziecku jeszcze większych problemów. Dlatego załóżcie, że tak ma wyglądać nowy porządek. Koniec, kropka.

## Dziecko nieświadome

Takie dziecko nie ma pojęcia, o co wam chodzi, gdy mówicie o nocniku czy o toalecie. Zakładając, że maluch nie jest opóźniony w rozwoju, autentycznie „nieświadome" dziecko jest prawdopodobnie za małe (co wcale nie znaczy, że nie można go nauczyć korzystania z nocnika, jedynie potrwa to dłużej). Pamiętajcie, że rzeczywiście „nieświadome" dziecko będzie siusiać w trakcie chodzenia, poślizgnie się w kałuży i wciąż nie będzie wiedzieć, co się dzieje. Przeciwieństwem „nieświadomego, bo za małego" dziecka jest dziecko „nieświadome i za duże". Jeżeli wasza pociecha ma ponad trzy lata i wciąż wydaje się „nieświadoma", to znaczy, że udaje. Wydaje jej się, że jeżeli będzie ignorować naukę korzystania z nocnika czy sedesu, to problem zniknie.

Jeśli wasze dziecko ma mniej niż dwadzieścia dwa miesiące i widać, że absolutnie nie ma pojęcia, co się dzieje, to spróbujcie rozpocząć naukę ponownie za miesiąc lub dwa. Uważajcie jednak. Upewnijcie się, że to nie są jedynie wymówki z waszej strony. Sprawdźcie, czy dziecko naprawdę nie rozumie, o co chodzi, i jest faktycznie „nieświadome". Wróćcie do rozdziału 2: *Kiedy zacząć*, i przeczytajcie o oznakach wskazujących na to, że można już rozpocząć naukę. Jeżeli wasz maluszek choćby w najmniejszym stopniu daje do zrozumienia, że wie, co powinien zrobić, to powinniście zaczynać. Być może będziecie musieli być bardziej cierpliwi i czujni, ale nie powinniście się poddawać.

Dziecko „nieświadome", ale starsze, to zupełnie inna bajka. Będzie ono głuche na zachęty, może zupełnie was ignorować i zachowywać się tak, jakby nigdy nie słyszało słowa „nocnik" czy „toaleta". W takim razie powinniście zajrzeć do rozdziału 15: *Dzieci młodsze niż dwadzieścia miesięcy i starsze niż trzy lata*.

Wiem, że tego typu scenariusze da się naprawić w pół dnia, ale znam też przypadki, gdy trwało to dwa dni, więc musicie uzbroić się w cierpliwość. Nie bójcie się prosić o pomoc innych osób. Niekiedy rodzice bywają zbyt zaangażowani emocjonalnie. Poszukajcie pomocy u przyjaciela czy przyjaciółki, opiekunki lub babci. W przypadku innych osób zwykle szybciej widać rezultaty, ponieważ nasze dzieci po prostu lubują się w doprowadzaniu nas do szaleństwa.

Niezależnie od tego, co zrobicie, gdy postanowicie rozpocząć z dzieckiem naukę korzystania z nocnika, nie wolno wam już wracać do pieluszek! Pamiętajcie też, by nie grozić dziecku, że w razie dalszych niepowodzeń znowu zaczniecie zakładać mu pieluchy. Takie dziecko może najzwyczajniej grać wam na nerwach. Musicie poświęcać mu uwagę i okazywać czułość w innych aspektach jego życia. Widywałam rodziców, którzy z powodu problemów z nauką korzystania z nocnika przez cały czas żywili do dziecka urazę i byli wobec niego złośliwi. To kolejny powód, aby jak najszybciej naprawić zaistniałą sytuację.

## Dziecko „z piekła rodem"

To dziecko najlepsze z najgorszych. Przypomina trochę „nieświadome" starsze dziecko, z tą różnicą, że znacznie bardziej stanowczo demonstruje swoją niechęć do nauki korzystania z toalety. Taki maluch zwykle ma ponad trzy lata i widać, że nie żartuje. Nie ma zamiaru odzwyczaić się od pieluch.

Jeśli macie do czynienia z takim dzieckiem, to znaczy, że podczas nauki musiało zdarzyć się coś, w wyniku czego dziecko postanowiło, że nie chce się już z wami w to bawić. Mogło to być zarówno coś poważnego, jak i drobiazg. Na waszym miejscu nie traciłabym czasu na ustalanie, gdzie i czy w ogóle popełniliście błąd. Najważniejszy jest fakt, że dzieci powyżej trzeciego roku życia są w pełni zdolne do zrozumienia wszystkich aspektów nauki korzystania z toalety. Dziecko sprzeciwia się nie dlatego, że otrzymuje sprzeczne sygnały, ani dlatego, że jest zdezorientowane. Odmowa ma na celu wyłącznie zdenerwowanie rodziców i zademonstrowanie swojej woli. Taka sytuacja wymaga podjęcia natychmiastowych działań, ponieważ dziecko „na złość babci może odmrozić sobie uszy".

Kontakty z dzieckiem „z piekła rodem" to prawdziwa walka o dominację. Maluch wie, gdzie powinny trafiać kupka i siusiu, umie też rozpoznać potrzebę. Wie, jak wiele frustracji i problemów powoduje swoim zachowaniem. Właśnie dlatego teraz wasza kolej, by pokazać rogi. Dziecko „z piekła rodem" nie potrzebuje rozpieszczania, pochwał czy innych nagród za postępy w nauce korzystania z nocnika. Jego zachowanie zdaje się mówić rodzicom: „chrzańcie się".

Warto pamiętać, że tego typu sytuacje (i związana z nimi walka o władzę) rzadko mają bezpośredni związek z nauką korzystania z toalety. Chodzi jedynie o pokazanie, kto tu rządzi. Założę się, że jeżeli dopuściliście do takich sytuacji, to nie wy rządzicie. Nie mówię tego, by kogokolwiek obwiniać czy oceniać, ale by was uświadomić. Dzieci nieustannie nas sprawdzają i możemy stracić nad nimi kontrolę, nawet nie zdając sobie z tego sprawy.

Jeżeli tak właśnie jest u was, weźcie głęboki oddech i nie przejmujcie się zbytnio. Takie rzeczy się zdarzają i chodzi o to, by jak najszybciej naprawić błędy, a nie o to, by roztrząsać, jak do tego doszło. Będę z wami szczera. Przyszła pora na zmiany, bo tym razem gra będzie się toczyć o kwestię godności. Wasze dziecko jest zbyt mądre i za duże, by chodzić w pieluchach. Koniec, kropka. Jeżeli wykorzystuje zaistniałą sytuację, by okazać wam brak szacunku, musicie to zmienić jak najszybciej!

Z punktu widzenia logistyki trudno wam będzie znaleźć przedszkole, które przyjmie dziecko nieumiejące samodzielnie załatwiać potrzeb fizjologicznych. Poza tym chyba nie muszę wam mówić, że nie chcielibyście, by motywacją do nauki dla waszej pociechy stały się docinki jego rówieśników. Wśród cztero- i pięciolatków zaczyna się wzajemne dokuczanie sobie i przezywanie kolegów. Jak myślicie, co będzie, gdy zobaczą dziecko, które nie potrafi jeszcze korzystać z toalety? Może zrobić się nieprzyjemnie.

Wspomniane dziecko wymaga podjęcia stanowczych kroków – zastosowania wszystkich dostępnych metod. Gdy przyjdzie czas rozpoczęcia nauki, będzie ono już pewnie za duże na nocnik, więc zaczynajcie od razu od sedesu. Niewykluczone, że mamy do czynienia z jakąś luką poznawczą, więc przejdźcie przez wszystkie opisane w poprzednich rozdziałach fazy, ale zróbcie to w dość szybkim tempie. Powodem jest fakt, że prawdopodobnie chodzi jednak o problemy z zachowaniem, ale warto się upewnić.

Bez wątpienia należy od razu całkowicie zrezygnować z pieluch. Nie ma innego wyjścia. Oprócz tego wykorzystajcie ciszę. Dziecko owinęło was sobie wokół palca. Jestem pewna, że próbowaliście już wszystkiego. Teraz więc nie próbujcie już niczego. Przestańcie tańczyć, jak wam zagra. Być może będziecie musieli zostać na kilka dni w domu. Prawdopodobnie czeka was dzień pełen wpadek, ale jak już mówiłam, dziecko w końcu zrezygnuje, gdy zobaczy, że was to nie rusza. Jaki jest sens ciągle siusiać w majtki, gdy rodzic w ogóle nie reaguje?

Jeżeli dziecko wypróżnia się na podłogę, to podkreślam raz jeszcze, że nie ma to nic wspólnego z nauką korzystania z toalety – chodzi o okazanie wam braku szacunku. Jeżeli coś takiego się zdarza, to tak jak piszę w rozdziale 15: *Dzieci młodsze niż dwadzieścia miesięcy i starsze niż trzy lata*, prawdopodobnie będzie wam potrzebna bardziej specjalistyczna pomoc. Szczerze mówiąc, może się okazać, że nie obejdzie się bez wizyty u terapeuty. Macie tu bowiem poważniejszy problem niż kupka.

Zakładając, że nie mamy do czynienia z żadnymi poważniejszymi problemami natury psychicznej, jeżeli uda wam się zachować neutralność przez dzień lub dwa, to dziecko powinno zacząć z wami współpracować. Kolejny raz powtarzam: to wasza reakcja jest przyczyną jego zachowania (oczywiście wasze dziecko w istocie jest męczące jak wrzód na tyłku, więc nie bądźcie dla siebie zbyt surowi).

Dziecko „z piekła rodem" to prawdziwy ekspert w udawaniu, że mu na niczym nie zależy. Nagrody, kary... zdaje się, że nic nie robi na nim wrażenia, co potrafi doprowadzić rodzica do białej gorączki. Możecie rozwiązać ten problem, zastanawiając się, „co ono z tego ma?". Maluchy wpadają w szał, bo zawsze wiedzą, że w jakiś sposób na tym skorzystają. Znajdźcie więc tę ukrytą nagrodę i zlikwidujcie ją.

Tak jak w pozostałych opisanych w niniejszym rozdziale sytuacjach, pamiętajcie o tym, by sprawy związane z toaletą nie wpływały na inne dziedziny życia. Czasami dzieci sprawiają wrażenie tak bardzo „złych", że rodzice przestają je lubić, co widać w różnych aspektach wspólnego życia. Kochajcie swoje dziecko, przytulajcie je i poświęcajcie mu uwagę, gdy na to zasłuży. Wiem, że to nie jest wcale takie proste, ale wierzę w was.

Nie odważyłabym się powiedzieć tego o żadnym innym aspekcie rodzicielstwa, ale tutaj, w przypadku „dziecka z piekła rodem", chodzi o wygraną. Musicie po prostu wygrać tę konkretną bitwę. Trzeba pokazać, kto tu rządzi i to musicie być wy. Jeśli rządzi dziecko, robi się niebezpiecznie. Gdy mówię o wygranej, nie twierdzę, że powinniście angażować się w walkę o dominację, ale musicie pokazać, że nie żartujecie. Prawdopodobnie nie będzie to łatwe, ale w ostatecznym rozrachunku dziecko na tym skorzysta, a w waszym domu zapanuje spokój. „Nowy porządek" musi mieć charakter absolutny, co oznacza, że kupka i siusiu zawsze trafiają do sedesu.

Podsumowując: jeżeli macie do czynienia z którymkolwiek z powyższych scenariuszy, musicie przejść przez fazy nauki opisane w rozdziale 5: *Jak pozbyć się pieluch*. Przypuszczalnie wasze dziecko zaliczy je wszystkie błyskawicznie, a może na niektórych trochę utknie, ale cały proces da wam pogląd na to, gdzie i jaki popełniliście błąd. Jeżeli uważacie, że konieczna jest dłuższa przerwa, byście mogli nabrać sił, nie widzę przeszkód. W rozdziale 16 zatytułowanym *Reset* omawiam kwestię ponownego zastosowania pieluch, by dać rodzicom czas na przegrupowanie szyków. Od któregokolwiek wspomnianego wyżej scenariusza zawsze możecie zrobić sobie przerwę, jeżeli uznacie, że to konieczne. Nie martwcie się: reset to nie krok wstecz. W końcu musicie być w odpowiedniej formie, bo to wy tutaj dowodzicie.

ROZDZIAŁ 12

# ŻŁOBKI I OPIEKUNKI

Przyznaję, że żłobki potrafią poważnie utrudnić proces przyzwyczajania dziecka do korzystania z toalety. Kiedyś wierzyłam, że sukces zależy od tego, czy uda się nakłonić do współpracy pracowników placówek sprawujących opiekę nad maluchem. Zmieniłam jednak nieco zdanie i udało mi się pomóc wielu rodzicom w osiągnięciu zamierzonego celu zarówno z pomocą opiekunów, jak i bez niej.

Zanim w ogóle zaczniecie naukę, dowiedzcie się, jak wygląda koncepcja programu żłobka, do którego chodzi wasze dziecko. W większości dużych ośrodków do kwestii opieki podchodzi się dość formalnie. Przydomowe punkty opieki i opiekunki nie mają aż tak sztywnych ram działania, ale i tak każdy zawsze ma swój pogląd na temat korzystania z toalety. Musicie ustalić to z wyprzedzeniem. Zadawajcie jak najwięcej pytań. Wiele punktów chwali się, że współpracuje z rodzicami, ale później okazuje się, że wcale tak nie jest. Opiekunowie mogą też mieć różne dziwne wyobrażenia na temat tego, co im wolno, a czego nie. Najlepiej dowiedzieć się wszystkiego, zanim wejdziecie tam któregoś poniedziałkowego poranka i zostaniecie zaskoczeni. Pracownicy niektórych żłobków zostali właściwie przeszkoleni w zakresie nauki korzystania z toalety i będą wam pomagać, jak tylko potrafią. Niestety, w większości placówek jest nieco inaczej, więc bez zbytniego upiększania opiszę, jak wygląda sytuacja.

We wrześniu 2012 roku otrzymałam masę alarmujących e-maili z całego kraju z informacją o oficjalnym stanowisku żłobków w sprawie umiejętności nowo przyjmowanych dzieci. Otóż według wymagań dzieci MUSZĄ już umieć samodzielnie korzystać z nocnika czy sedesu, a poza tym mają nosić pieluszki typu pull-up. Pieluch tych nie należy zdejmować, chyba że dziecko je noszące nie zamoczyło ani jednej przez pełne dwa tygodnie. Nie mam pojęcia, skąd wzięły się takie wymogi. Zdziwiło mnie jednak otrzymanie podobnie brzmiących wiadomości na temat tak wielu placówek z całego kraju.

Jakimś sposobem stało się to „oficjalnym" stanowiskiem sporej części punktów opieki dziennej. Rozumiem to. Niełatwo jest opiekunom radzić sobie z nauką korzystania z toalety. Zrezygnowanie z tego obowiązku oznacza zdjęcie ze żłobków olbrzymiego ciężaru. Wyobrażam sobie, że wdrażanie tych umiejętności u wielu maluchów jednocześnie nie jest łatwym zadaniem. Wiem też, że poszczególne stany mają swoje własne przepisy dotyczące niektórych aspektów nauki (takich jak sprzątanie czy wysyłanie dzieci do toalety bez opieki). Mimo wszystko chcę wam wytłumaczyć, jak niedorzeczne jest to stanowisko.

Jakim cudem dziecko ma się nauczyć nowego zachowania, skoro wciąż aktywnie ma do czynienia ze starym wzorcem? Próbowaliście namówić kiedyś dziecko do zjedzenia brokułów, gdy objada się cukierkami? Albo załóżmy, że chcecie ograniczyć czas, jaki spędza ono na oglądaniu telewizji. Idąc tokiem rozumowania żłobków wydających wspomniane oświadczenie, powinniście zostawiać włączony telewizor do czasu, aż maluch dojrzeje do rzadszego oglądania ulubionych programów. To prawie niemożliwe i wymaga od dziecka nie lada umiejętności oraz rozsądku. Wręcz nie mieści mi się to w głowie.

Tymczasem osoby kompetentne w kwestiach związanych z rozwojem dzieci zgodnie kiwają głowami, jak gdyby te nowe zalecenia były słuszne. Co jest, u licha?

Wróćmy do żłobków. W wielu placówkach usłyszałam, że ich pracownicy zwyczajnie nie mają czasu, by poświęcić każdemu dziecku wystarczająco dużo uwagi potrzebnej przy nauce korzystania z toalety. Innymi słowy, ludzie ci twierdzą, że gdy dziecko chce siusiu, musi je zrobić jak najszybciej, a oni nie są w stanie zareagować na czas. Nie wydaje wam się to trochę dziwne? Skoro tak, to jak długo nasze dzieci siedzą w brudnych pieluchach?

Czy jest coś ważniejszego niż nauka nowej, przydatnej w życiu umiejętności? Wyobraźcie sobie, że jakiś żłobek nagle oferuje naukę samodzielnego korzystania z toalety. Ojej, okres oczekiwania na miejsce wydłużyłby się do pięciu lat, a opłaty uległyby podwojeniu. Czy naprawdę są inne, bardziej istotne sprawy? Uczenie się kształtów i kolorów czy odgrywanie scenek to świetne zajęcia, ale nauka robienia kupki i siusiu do sedesu jest przecież znacznie przydatniejsza.

Żłobki więc tak naprawdę was nabierają, zwłaszcza jeżeli jesteście rodzicami pracującymi na pełen etat (wiem, że pewnie na tym etapie jesteście już przyzwyczajeni, że każdy was nabiera). Przecież tuż po żłobku przychodzi czas na przedszkole, a tam opiekunowie wymagają już, by dziecko było całkowicie i absolutnie nauczone, jak radzić sobie samodzielnie.

Nie sądzicie, że to niedorzeczne? Strasznie mnie to frustruje. Wiem, że na ogół wasza pociecha świetnie radzi sobie w żłobku, a zresztą i tak nie macie innego wyjścia, więc postaramy się poradzić sobie z tym, co mamy. Podpowiem wam, w jaki sposób pomóc dziecku osiągnąć sukces i jak sprostać nieco mniej idealnym sytuacjom.

Na początku nauki powinniście wziąć jak najdłuższy urlop. Dobrze sprawdzają się długie weekendy dodatkowo wydłużone o jeden dzień wolnego. Wiem, że nie jest to najlepszy sposób na spędzenie urlopu, ale zaręczam, że to się opłaci. Jeśli możecie sobie pozwolić na dłuższą nieobecność w pracy, to jeszcze lepiej. Jeżeli posyłacie malucha do żłobka bardziej ze względów społecznych niż z konieczności, to zastanówcie się, czy nie lepiej byłoby przez kilka dni zostawić go w domu.

Podczas nauki postarajcie się jak najlepiej poznać nawyki waszego dziecka związane z siusianiem. Chodzi o to, jak dużo i jak często siusia po wypiciu określonej ilości płynów. Dobra wiadomość jest taka, że w większości żłobków dzieci dostają jedzenie i picie o stałych porach. Powinniście jednak mniej więcej wiedzieć, jak to wygląda u waszych pociech, by przekazać te informacje opiekunom.

Ucząc dziecko, mówcie mu to, co chcielibyście od niego usłyszeć. Pamiętacie, jak uczyliście je mówić „pa, pa"? Zapewne w sposób naturalny wypowiadaliście jego kwestię: „pa, pa, babciu", dodatkowo pewnie mówiąc cienkim głosikiem. W końcu dziecko zaczęło samo mówić „pa, pa".

To samo dotyczy nauki korzystania z toalety. Sadzając maluszka na nocniku, mówcie „mamo, na nocnik" albo „mamo, siusiu". Coś w tym rodzaju. Tak powinni postępować wszyscy rodzice, ale to szczególnie ważne w waszym przypadku, ponieważ chcecie, by maluch zaczął jak najszybciej komunikować swoje potrzeby, gdy wróci do żłobka (realistycznie rzecz biorąc, zgłaszanie potrzeb na dobre pojawia się dopiero po okresie od jednego do trzech tygodni od rozpoczęcia nauki).

Nie martwcie się sprawą pieluch zakładanych na czas drzemki w żłobku. Dajcie opiekunom pieluszki. To bezsensowna walka, której pewnie i tak nie wygracie.

Pracownicy żłobków i punktów opieki dziennej sprzeciwiają się też chodzeniu dzieci bez bielizny. Wydaje mi się, że ci ludzie po prostu nie są do tego przyzwyczajeni. Najlepiej w ogóle nie pytać opiekunów o pozwolenie czy zdanie na ten temat. W pierwszym etapie nauki bielizna zwyczajnie wprowadza dziecko w błąd. Materiał ciasno przywierający do pupy przypomina im pieluszkę i stwarza złudzenie prywatności. Założę się, że gdy za szybko założycie maluchowi bieliznę, będzie on miał o wiele więcej wpadek. W wielu punktach opieki pracownicy upierają się, że bielizna to wymóg prawny. Niech tak będzie. Spróbujcie jednak dowiedzieć się, o jakie konkretnie przepisy chodzi i zorientujcie się, czy nie da się ich jakoś obejść. Prawdopodobnie personel obawia się, że dziecko zabrudzi podłogę. W takim wypadku zapytajcie, czy maluch mógłby biegać w spodniach z nogawkami na gumkach, które zapobiegną takim sytuacjom. Z doświadczenia wiem, że wielu opiekunów po prostu nie chce brać na siebie odpowiedzialności. Miejcie jednak na uwadze to, że ci ludzie będą opiekować się waszą pociechą przez wiele godzin. Dlatego nie warto być zbyt kłótliwym.

Załóżmy, że w domu nauka szła całkiem nieźle. Dziecko zrozumiało, o co chodzi, ale sprawa nie została jeszcze zakończona. Gdy przyjdzie czas, by maluch wrócił do żłobka, przekażcie wszystko opiekunowi. Będąc na miejscu, pokażcie dziecku łazienkę i wyjaśnijcie szczegóły typowe dla danej placówki. Jeżeli dziecko nie może korzystać z toalety, poproście opiekunów, by w pomieszczeniu stał nocnik. Jeżeli i na to się nie zgodzą, to sugeruję rozważenie zmiany żłobka. To bardzo ważne, by wasze dziecko miało dostęp do łazienki. Nie chodzi o to, żeby było łatwiej, ale o to, by nauczyło się ono samodzielności.

Powiedzcie maluchowi, kto mu będzie pomagał. Podajcie mu imiona, wskażcie palcem konkretne osoby, zorganizujcie rozmowę między dzieckiem a opiekunem. System opieki w żłobkach bywa dezorientujący i musicie upewnić się, że dziecko wie, kogo ma prosić o pomoc, nawet jeżeli wydaje się to oczywiste. Pokazując dziecku pomocne osoby, zwróćcie jego uwagę na ulubionego opiekuna. W żłobkach i punktach opieki dziennej zawsze znajdzie się ktoś, kogo dzieci darzą szczególną sympatią. Szukajcie „dobrego gliniarza", osoby czułej i cierpliwej. Jeżeli wśród personelu spotkacie osobę nieco mniej empatyczną, nie zwracajcie się do niej o pomoc.

Nie ma nic złego w tym, że dzieci idą do toalety o ustalonych porach. W domu uczę nieco inaczej, ale w przypadku grup dzieci taka metoda się sprawdza. Mentalność stada działa tu na naszą korzyść. Dzieci powinny chodzić do toalety co najmniej raz na godzinę, a najlepiej co pół godziny. Byłam kiedyś w żłobku, w którym opiekunowie stwierdzili, że nie mają aż tyle czasu i mogą prowadzić dzieci do toalety co dwie godziny! To zbyt rzadko (poza tym uważam, że opowieści o braku czasu to bzdura).

Jeżeli wiecie, jak wyglądają u waszego dziecka sygnały świadczące o zbliżającym się siusiu czy kupce, poinformujcie o nich opiekunów. Jak już wspominałam, mogą to być sygnały oczywiste, takie jak przeskakiwanie z nogi na nogę, ale niektóre dzieci milkną, a inne robią się hałaśliwe. Bez względu na to, jak zachowuje się wasze dziecko, opowiedzcie o tym wszystkim opiekunom.

Ustalcie specjalny sygnał, którym dziecko będzie komunikować swoje potrzeby. Najlepszy i najprostszy z nich to pociągnięcie osoby dorosłej za rękaw. Nie wiem dlaczego, ale czasami dzieci wstydzą się powiedzieć, że chcą do toalety, bo uważają, że zwracają tym na siebie nadmierną uwagę. Wydawałoby się, że narobienie w majtki będzie co najmniej równie krępujące, ale okazuje się, że nie. Co zrobić. Dziecięca logika działa w odmienny sposób. Tak czy inaczej, sygnały niewerbalne pomogą rozwiązać ten problem.

Poproście opiekuna, by zajął miejsce dziecka, gdy wychodzi ono do toalety. To dla dzieci bardzo ważne. Wiele z nich w takiej sytuacji boi się stracić miejsce czy ulubioną zabawkę. Jeśli będą pewne, że nic im nie grozi, znacznie chętniej będą zgłaszać konieczność skorzystania z toalety.

Zadbajcie o to, by opiekun nie stał nad maluchem, gdy ten próbuje załatwić swoje potrzeby. W każdej placówce obowiązują nieco inne zasady. Jeżeli w łazience znajdują się kabiny i niskie sedesy, to opiekun może zaprowadzić dziecko do toalety i przymknąć drzwi. Jeśli w pomieszczeniu są nocniki – odradźcie po prostu opiekunom stanie nad dzieckiem. Znałam kiedyś małą dziewczynkę imieniem Emily, która bardzo dobrze radziła sobie w domu. W żłobku jednak wstrzymywała siusiu, a kiedy próbowała siadać na nocniku, nie udawało jej się załatwić. Opiekunka trochę się niecierpliwiła. Po krótkiej rozmowie ustaliłam, że kobieta stała nad Emily, czekając, aż dziewczynka zrobi to, co miała zrobić. To był błąd. Gdy kobieta podeszła do sprawy z nieco większym luzem i odwróciła wzrok od małej, Emily poradziła sobie śpiewająco!

Ta sama zasada dotyczy kupek. Klucz do sukcesu to poczucie prywatności.

Dowiedzcie się, na jakim etapie nauki korzystania z toalety są inne dzieci. Jeżeli wasza pociecha jest pionierem, możecie to wykorzystać. Powiedzcie dziecku, że uczy się jako pierwsze i może pokazać koleżankom i kolegom, jak to się robi. A jeżeli wasz maluch uczy się jako ostatni, też możecie zrobić z tego użytek. Powiedzcie mu, że skoro chce być duży, tak jak jego koledzy, powinien ich naśladować. Jeśli wasze dziecko jest na podobnym co inne dzieci etapie nauki, także możecie to wykorzystać. Powiedzcie, że rówieśnicy robią to samo, co on, więc maluch nie będzie osamotniony.

Jeżeli w żłobku nagradza się dzieci za sukcesy – niech tak będzie. Nie zmieniajcie jednak reguł domowych. Kiedy maluch poprosi o nagrodę w domu, powiedzcie po prostu: „O nie, kotku. Nagrody są tylko w żłobku". Z doświadczenia wiem, że nie stanowi to problemu i nie wprowadza zamętu. Nie jest to idealne wyjście, ale to pracownicy punktów opieki muszą radzić sobie z potencjalnymi konsekwencjami prowadzonego systemu nagród. Dzieci, z którymi pracowałam, nigdy nie protestowały, że w domu obowiązują inne reguły.

Przedstawiłam wam najważniejsze zagadnienia. Nie powinniście zarzucać pracowników żłobka zbyt obszernymi instrukcjami. Wyczujecie ich nastawienie już po kilku prostych pytaniach. Przykładowa prosta rozmowa może przebiegać następująco:

„Dzień dobry! W ciągu długiego weekendu zamierzamy zacząć z Sally naukę korzystania z toalety. Uważamy, że najlepszy sposób to niezakładanie pieluch nawet w ciągu dnia. Bylibyśmy bardzo wdzięczni, gdyby mogli państwo pomóc nam w nauce. W jaki sposób zwykle zajmują się państwo tymi sprawami? Na pewno mają państwo spore doświadczenie w zakresie uczenia dzieci, jak korzystać z nocnika czy sedesu. Chcielibyśmy połączyć z państwem siły, by umożliwić Sally osiągnięcie sukcesu".

„Czy regularnie prowadzą państwo dzieci do łazienki? Jak często? Ile wpadek tolerują państwo, zanim poprosicie rodziców o nałożenie pieluchy?".

„Dopóki Sally będzie robić postępy w nauce, z pewnością uda nam się skutecznie współpracować".

„Bardzo doceniam państwa wysiłek włożony w opiekę nad Sally. Uważamy, że nadszedł odpowiedni czas na naukę korzystania z toalety. Jeżeli możemy państwu w jakiś sposób pomóc, proszę dać nam znać".

W ten sposób jasno określiliście, czego oczekujecie. Przy okazji wtrąciliście do wypowiedzi odpowiednią dozę pochlebstw i podkreśliliście, że bardzo cenicie sobie ten punkt opieki. Same pozytywy.

W odpowiedzi zapewne usłyszycie: „Będziemy z państwem współpracować niezależnie od przyjętej przez państwa strategii". To świetnie, ale zadajcie więcej pytań! Znam wielu rodziców, którzy nie poświęcili tej sprawie wystarczającej uwagi i później zmagali się ze sporymi problemami.

Nie wiem dlaczego, ale opiekunowie pracujący w żłobkach często prześcigają się w udowadnianiu, kto wie więcej na temat rozwoju dziecka. Mogą na przykład powiedzieć: „To nastąpi dopiero w wieku trzech lat" albo „Dzieci powinny uczyć się korzystać z toalety w pieluchach pull-up". Wygląda to jak spór o to, kto jest mądrzejszy. W takiej sytuacji najlepiej będzie, jeżeli określicie jasno, czego chcecie dla waszej pociechy. W dobrych żłobkach opiekunowie są skorzy do współpracy z rodzicami. Pracownikom takich placówek nie wolno zakładać dziecku pieluch bez waszej zgody, chyba że mają do czynienia z nagłym wypadkiem, takim jak na przykład biegunka.

Mała dygresja: zaczęłam naukę z Pascalem, gdy miał dwadzieścia dwa miesiące. Chodził do dobrego przydomowego punktu opieki. Opiekunka była jednak przekonana, że mój syn jest za mały na taką naukę. W grę musiały chyba wchodzić jakieś różnice kulturowe, bo tej samej kobiecie nie przeszkadzało, że jej pięcioletnie dziecko pije z butelki. Powiedziałam jej, że mój syn doskonale radzi sobie w domu i nie mieliśmy jeszcze żadnej wpadki.

Opiekunka była zbulwersowana pomysłem, że Pascal ma chodzić w krótkich spodenkach, ale bez majtek pod nimi. Było lato i obawiała się, że podczas zabawy wszyscy mogą zobaczyć jego penisa. Pomyślałam sobie: „Kogo to obchodzi? Przecież te dzieciaki nie mają nawet dwóch lat!". Kobieta sprzeciwiała się też niezakładaniu Pascalowi pieluszki na czas drzemki. Zaoferowałam, że przyniosę własny materac i pościel. Odmówiła. Mówiąc krótko, stoczyłam ciężką bitwę, a w końcu wyraźnie oświadczyłam opiekunce, że ma nie zakładać mojemu dziecku pieluchy. Pewnego razu przyszłam odebrać go wcześniej niż zwykle i zobaczyłam, że pod bielizną ma pieluchę! Wpadłam w szał. Jeszcze tego samego dnia wypisałam Pascala z tej placówki. Teraz mieszkam w mieście, gdzie mam do wyboru wiele żłobków i wiem, że takie sytuacje wcale nie są normą. Mimo to bardzo mi się nie podoba, gdy opiekunowie zgadzają się z rodzicami podczas rozmowy w cztery oczy, a później robią zupełnie co innego.

Radzę wam, byście dobrze wybadali nastawienie pracowników punktu opieki. Ich podejście można określić po mowie ciała, tonie głosu i doborze słów. Jak już wspomniałam, w niektórych żłobkach pracownicy są przeczuleni na punkcie swojego autorytetu.

Nie walczcie z nimi – wywierajcie łagodny nacisk i wyjaśnijcie, jak według was powinna przebiegać nauka waszego dziecka. Przypuszczalnie opiekunowie pokażą wam założenia programowe placówki (w formie pisemnej, bo wówczas wiadomo, że są prawdziwe), z których dowiecie się, że dziecko powinno być w pieluszkach do momentu, aż nie będzie nauczone. Spróbujcie łagodnie obejść te ograniczenia. Najlepiej jest udawać głupka i powiedzieć: „Hmm... nie rozumiem. Chyba trudno będzie nauczyć się czegoś nowego, gdy ciągle robi się to coś po staremu. To bardzo dziwne".

Jeżeli naciski nie przynoszą rezultatu – trudno. Jak pisałam na początku rozdziału, swego czasu myślałam, że to koniec świata, ale teraz wiem już, że nie wszystko stracone.

Zdarzało mi się pisać listy w imieniu moich klientów, a nawet rozmawiać z opiekunami telefonicznie. Niektóre mamy dostawały wrzodów żołądka, usiłując przemówić pracownikom żłobków do rozsądku. Owszem, w końcu się udało. Wówczas jednak to opiekunowie znaleźli się na skraju rozstroju nerwowego – zbyt często zachęcali dzieci i stali nad nimi w oczekiwaniu na kupkę czy siusiu. To złe rozwiązanie. Dziecko powinno uczyć się w atmosferze bezstresowej. Nerwowy opiekun przeszkadza w nauce jeszcze bardziej niż pieluszka.

Jeżeli wasze dziecko musi nosić w żłobku pieluchę, to niewiele można na to poradzić. Możecie jednak trzymać się swoich metod (czyli braku pieluszek) w domu. Większość rodziców potrafi z tym żyć. Wygląda to wówczas mniej więcej tak:

Przywozimy dziecko do żłobka, zabieramy je do toalety na siusiu i nakładamy tam pieluszkę. Mówimy mu: „To w razie wpadki. Jeżeli zachce ci się siusiu, możesz pociągnąć panią Suzy za rękaw albo iść do toalety samodzielnie" (oczywiście jeżeli to prawda). To tyle. Nie dajecie dziecku „przepustki" na siusianie w pieluchy i nie sugerujecie, że może robić siusiu w pieluchę. Specjalnie pozostawiamy niedopowiedzenie. Przyjmujemy, że dziecko potraktuje pieluszkę jak bieliznę. Nauka będzie nieco trudniejsza, ale to wciąż wykonalne.

To samo dotyczy odbierania malucha ze żłobka. Idziemy z nim do toalety na ostatnie siusiu przed wyjściem. Zdejmujemy pieluchę i nie bierzemy jej ze sobą (wrzućcie ją do odpowiedniego kosza). Powiedzcie dziecku: „Jedziemy teraz do domu, a tam nie używasz pieluch. Pamiętaj, by powiedzieć mi, jak zachce ci się siusiu".

Taka procedura wzmacnia w dziecku przekonanie, że pieluchy zakłada się tylko w żłobku. To zasady, które obowiązują tylko tam i – o dziwo – dla dziecka jest to zrozumiałe. Jeżeli pracownikom żłobka chce się zmieniać pieluchy – trudno.

Zakładanie pieluchy w żłobku to nie najlepsze wyjście i ta praktyka niewątpliwie wydłuży nieco czas nauki, ale sukces wciąż jest możliwy do osiągnięcia. Zamiast jednak toczyć bitwy z pracownikami żłobka, lepiej zadbać o środowisko wolne od stresu, bo wówczas wszyscy na tym skorzystają.

Odkryłam też, że czasem pomocne okazują się zachowania pasywno-agresywne. Można powiedzieć na przykład: „No cóż, w domu nasze dziecko obywa się bez pieluszki, ale skoro nie umiecie dać sobie rady z nauką korzystania z toalety, możecie mu ją zakładać. Nie chcemy, byście byli zbyt podenerwowani". Są to złośliwe uwagi, ale wypowiadane z uprzejmością i uśmiechem na twarzy. Być może to nie w waszym stylu, jednak czasem odnosi to skutek.

Wiem, że nastawienie pracowników punktów opieki zależy od tego, co im powiemy, więc skupcie się na sukcesach. Jeżeli będąc w żłobku, powiecie opiekunom, że nauka nawyków toaletowych to koszmar, to oni właśnie tak to będą postrzegać (a nawet sami zaczną dolewać oliwy do ognia). Jeśli jednak dacie im do zrozumienia, że wszystko idzie bezproblemowo i gładko, to być może poczują potrzebę, aby doprowadzić sprawy do końca.

Gdy sukcesy dziecka w dziedzinie korzystania z toalety w domu są niewielkie – mam na myśli naprawdę niewielkie – trudno. Niektóre maluchy potrzebują nieco więcej czasu. W takiej sytuacji radzę często sprawdzać, co dzieje się w żłobku. Zwierzcie się opiekunom, że chętnie spróbowalibyście puścić swoją pociechę choć raz bez pieluchy, by przekonać się, czy wpadki w domu nie wynikają ze złośliwości.

Wiem, że to może być dla was szokujące, ale nasze dzieci często zachowują się jak aniołki tylko przy innych, a cały swój jad zachowują specjalnie dla nas, rodziców. Skorzystajcie z pomocy opiekunów: „Wiem, że maluch ma z panią dobry kontakt. Próbowaliśmy uczyć go w weekend, ale na razie idzie... średnio. Czy nie zechciałaby pani spróbować, byśmy mogli się przekonać, jak pójdzie w żłobku?". Takie podejście (ponownie dzięki niewielkiej dawce pochlebstw) zwykle skutkuje.

Gdy wasza pociecha spędza w żłobku dużo czasu, zastanówcie się nad nauką dzienną i nocną jednocześnie. Być może wydaje się wam, że to zadanie was przerasta, zatem przeczytajcie ponownie rozdział 6: *Ćwiczenia nocne* i przemyślcie tę kwestię. Jeżeli pracownicy żłobka upierają się przy pieluchach, a dziecko spędza tam osiem godzin dziennie przez pięć dni w tygodniu, to zostanie mu niewiele czasu na ćwiczenia bez pieluchy. Warto się nad tym zastanowić.

Podsumowując, dowiedzcie się jak najwięcej na temat koncepcji programowej waszego żłobka i sposobów, w jaki jego pracownicy postępują z dziećmi uczącymi się samodzielnie korzystać z toalety. Jeżeli opiekunowie są skorzy do pomocy, to możecie zaczynać, natomiast w razie sprzeciwu spróbujcie im wszystko wyjaśnić. Gdyby upierali się przy pieluszkach, obnażcie ich głupotę, zachowując się równie głupio. Skoro dzieci w żłobku bezwzględnie muszą chodzić w pieluchach, rozpocznijcie naukę, kiedy dziecko będzie w domu. Niewykluczone, że będziecie musieli nieco naginać fakty i stosować zachowania pasywno-agresywne, ale trudno, trzeba sobie jakoś radzić.

Nie możecie odwlekać rozpoczęcia nauki do chwili, aż pracownicy żłobków zaczną z wami współpracować. Przegapicie wówczas najlepszą okazję, a poza tym nie zostanie wam zbyt wiele czasu, bo wkrótce dziecko będzie musiało iść do przedszkola. Musicie delikatnie, lecz stanowczo przeć do przodu. Pamiętajcie, że nauczenie dziecka chodzącego do żłobka korzystania z toalety jest możliwe nawet wtedy, gdy pracownicy niechętnie współpracują z rodzicami.

ROZDZIAŁ 13

# ZACHOWANIE KONTRA NAUCZANIE

Umiejętność odróżniania codziennego sposobu bycia dziecka od jego zachowania w szczególnej sytuacji wdrażania do korzystania z toalety to prawdopodobnie najbardziej skomplikowana kwestia, którą zajmuję się w tej książce.

Pierwsze dni, a nawet tygodnie nauki nowych umiejętności są pełne nieznanych sytuacji. Towarzyszą im błędy oraz/lub niepowodzenia. Istnieje jednak różnica pomiędzy okolicznościami związanymi z nabywaniem nowych umiejętności a postawą dziecka wobec nich. Kiedy maluch otwarcie demonstruje swoje negatywne nastawienie, nie należy tego ignorować.

Na początku trzeba zająć się kwestią granic i ograniczeń, a następnie opiszę konkretne przykłady zachowań, które zaobserwowałam u dzieci uczących się korzystać z nocnika. Granice i ograniczenia nie są ostatnio zbyt popularne wśród rodziców. Wielu dorosłych nie jest przekonanych do wyciągania konsekwencji czy uczenia dzieci dyscypliny. Zastrzegam, że absolutnie nie popieram bicia dzieci i nie uważam, żeby była to odpowiednia metoda wychowawcza.

Prawdopodobnie rozpoczynacie naukę z dzieckiem w wieku około dwóch lat i właśnie wówczas stają się widoczne pewne zachowania typowe dla tego okresu. Być może po raz pierwszy doświadczacie buntu ze strony swojej pociechy, ale to całkiem normalne. Tak zwany bunt dwulatka (a czasem też trzylatka) to nie pusty slogan. W normalnym toku rozwoju dziecko musi sprawdzać granice. To jego zadanie. Można powiedzieć, że musi dowiedzieć się, gdzie jest płot. Wokół naszych domów stawiamy często ogrodzenie po to, by nasze dzieci nie wyszły na ulicę lub by się nie zgubiły. Granice, o których mowa w tym rozdziale, to pewnego rodzaju ogrodzenie w psychice dziecka. Mając takie ograniczenia, dziecko czuje się bezpieczne, bo zyskuje mapę – wie, gdzie może, a gdzie nie może się poruszać.

We współczesnym wychowaniu pojawił się trend oparty na założeniu, że dziecko samo potrafi podejmować odpowiednie decyzje i nie należy mu stawiać żadnych ograniczeń. To bzdura. Szukając przykładów na to, jak można pozwolić dziecku podejmować decyzję, a jednocześnie wyznaczać wyraźną granicę, często korzystam z systemu wychowawczego Montessori. Według niego dzieci mogą w pewnym zakresie swobodnie podejmować decyzje, ale nie mogą robić, co im się żywnie podoba. Johnny woli samochody od klocków – ma możliwość wyboru podczas zabawy. Nie wolno mu jednak bezcelowo przerzucać sterty zabawek. Wszystkie dzieci jedzą obiad razem. Nie można dać im dostępu do lodówki z przekąskami, by same decydowały, kiedy są głodne, gdyż to wywołałoby chaos. Wszystkie dzieci wychodzą razem na podwórko niezależnie od tego, czy któreś jest zmęczone czy nie. Dzieci potrzebują granic, ale w obrębie tych granic możemy zapewnić im mnóstwo swobody. Kiedy Pamela Druckerman wydała książkę zatytułowaną *W Paryżu dzieci nie grymaszą*, w prasie pojawiły się sprzeczne recenzje. Druckerman uważa, że Francuzi są znacznie lepszymi rodzicami niż Amerykanie, głównie z powodu francuskiego pojęcia *cadre*. Słowo to w wolnym tłumaczeniu oznacza „ramy". Francuskie dzieci otrzymują ściśle wytyczone ramy działania, wewnątrz których zapewnia im się znaczną swobodę. W książce tej jest wiele elementów, które mi nie odpowiadają – a właściwie nie podobają mi się niektóre zachowania Francuzów – ale mimo to zgadzam się w pełni z koniecznością wprowadzenia w wychowaniu dzieci *cadre*.

Zarówno w życiu codziennym, jak i w pracy widzę, że wielu rodziców nie radzi sobie z zapewnianiem dziecku swobody wewnątrz ogólnych zasad tworzących ramy. Chcąc wychować otwarcie myślące, niezależne dzieci, nie dajemy im wystarczająco jasno określonych granic, w obrębie których mogą czuć się bezpiecznie.

Wspomniałam już o książce Kima Johna Payne'a pod tytułem *Simplicity Parenting*. Payne pracował z dziećmi w systemie Waldorf i ma bardzo rozległą wiedzę w tej dziedzinie – gorąco polecam jego publikację. Przypomnę, że według niego wychowywanie dzieci jest jak stawianie piramidy. Najszerszy, znajdujący się na samym dole element, to fundamenty. Składa się on z „zarządzania" i obowiązuje od urodzenia do ukończenia przez dziecko szóstego roku życia. Kolejna, środkowa część piramidy, to faza „ogrodnictwa", która przypada na wiek od około sześciu do dwunastu lat. Na samym szczycie znajduje się faza „nakierowywania" – obowiązująca dzieci w wieku od dwunastu do osiemnastu lat. Zdaniem Payne'a rodzice odwrócili tę piramidę do góry nogami i starają się „nakierowywać" dzieci, podczas gdy powinni nimi rządzić. Poprzez rządzenie autor rozumie wytyczanie granic, a nie surowe kary. Rodzice usiłujący nakierowywać dziecko, którego płat czołowy (obszar mózgu odpowiedzialny za logikę i rozsądek) nie jest jeszcze dostatecznie rozwinięty, są skazani na porażkę. Na dalszym etapie rozwoju dochodzi do tego, że chcą oni rządzić starszymi dziećmi, które należałoby już tylko nakierowywać. Ja również dostrzegam tego typu błędy wśród znanych mi osób. Widuję wychowane bez ograniczeń dzieci, które w wieku pięciu czy sześciu lat znajdują się praktycznie poza kontrolą rodziców. Nie chcę przez to powiedzieć, że rodzice muszą sterować swoimi dziećmi jak marionetkami, ale to, aby uniknąć niekontrolowanych zachowań ze strony naszych pociech.

Payne porównuje też rodziców do kierowców aut. Wyobraźcie sobie, jak czułoby się wasze dziecko, gdyby widziało, że siedzicie za kierownicą, ale nie macie pojęcia, dokąd jedziecie. Rozwijając tę analogię, zwizualizujcie sobie, że to wasze dziecko mówi wam, dokąd macie jechać, a wy po prostu wypełniacie jego polecenia. W lewo, w prawo. Nie, w lewo. Przecież błyskawicznie byście się zgubili. Tutaj właśnie pojawia się problem w tak popularnym obecnie modelu wychowania, w którym dominuje dziecko. Wasza pociecha rzeczywiście powinna znajdować się w centrum uwagi, ale w takim sensie, że zawsze powinniście ją wysłuchiwać i traktować poważnie. Nie możecie jednak oddać dziecku kontroli nad jego własnym życiem, bo wówczas wszyscy się pogubicie. Samochód, którym jedziecie, to wasze życie – i to rodzice muszą znać drogę. Jak na ironię, wielu znanych mi rodziców dąży do zapewnienia dziecku absolutnej wolności. Zastanówcie się jednak, jak bardzo „wolne" jest dziecko odpowiedzialne za kierunek jazdy samochodem? To wręcz prowokuje niepokój. Prawdziwie beztroskie dzieciństwo to dokonywanie wyborów głównie między lodami czekoladowymi a waniliowymi.

To, o czym piszę, dotyczy szczególnie dzieci energicznych i obdarzonych silną wolą. Często pracuję z rodzicami właśnie takich maluchów. Takie dziecko z natury stanowi dla rodziców wyzwanie, a nauce korzystania z nocnika muszą oni poświęcić wzmożoną uwagę. Jednak tak usposobione pociechy również potrzebują granic, być może nawet bardziej niż typowe dzieciaki.

No dobrze, Jamie, ale co to ma wspólnego z nauką korzystania z toalety?

Cóż, czasem w trakcie nauki dzieci zaczynają pokazywać swój charakter. Dzieje się tak dlatego, że uczenie się samodzielnego załatwiania potrzeb fizjologicznych to proces naładowany emocjami i nieraz trudno je odróżnić od zwykłego codziennego zachowania. Zauważyłam też, że rodzice usiłujący nauczyć swoje dzieci właściwych nawyków toaletowych potrafią cierpliwie znosić wiele przejawów nieodpowiedniego zachowania, których nie tolerowaliby w innych sytuacjach. Na przykład jednym z największych wyzwań dla rodziców jest nakłonienie dziecka, by usiadło na nocniku. Owszem, można mu w trakcie poczytać czy śpiewać piosenki. Na początku nauki pozwalam nawet na zabawy telefonami komórkowymi czy tabletami. Ale mówiąc szczerze, jeżeli prosicie dziecko, by usiadło, to powinno ono usiąść. Być może niektórym z was wydaje się to zbyt radykalne. Spójrzcie na to jednak nie przez pryzmat nauki korzystania z toalety, a zrozumiecie, że to rozsądne oczekiwanie. Przykładowo powiedzmy, że nadeszła pora obiadu, a dziecko właśnie zaczyna skakać na krześle. Każecie mu usiąść, a ono nie słucha. Jak sobie z tym poradzicie?

Pytam o to, ponieważ odpowiedź, jakiej udzielicie, określa wasz sposób radzenia sobie z nauką korzystania z nocnika. Gdy przychodzi czas na obiad, dziecko musi usiąść i zjeść obiad. A gdy przychodzi czas na zrobienie siusiu, dziecko siada na nocniku. To jedno i to samo wymaganie.

Gdy dziecko zaczyna być niegrzeczne podczas prób nauki korzystania z nocnika, zróbcie wszystko, co w waszej mocy, by przedstawić sytuację w innym kontekście. Dzięki temu lepiej pojmiecie, jak sobie z nią poradzić. To wy podejmujecie wszystkie decyzje. Nie czuję się na siłach, by doradzać wam w kwestiach związanych z wychowywaniem waszego dziecka, ponieważ nie mam okazji go poznać. Ale oferuję wam ramy działania, dzięki którym będziecie mogli samodzielnie o wszystkim decydować.

Rodzice czasem mówią: „Nie czuję się komfortowo, rozkazując dziecku, by usiadło". To oczywiste. Nie powinniście go zmuszać. Zastanówcie się jednak, jak bardzo obawiacie się wyjścia z pieluch. Wielu rodziców boi się zrobić cokolwiek negatywnego w tej kwestii. Według nich stanowczość czy surowy ton głosu mogą wywołać u dziecka traumę. W tym momencie przedstawię wam nieco inny scenariusz. Wszystkim rodzicom chociaż raz zdarzyło się z użyciem przymusu przypiąć dziecko pasami bezpieczeństwa w samochodzie. Maluch może w takiej sytuacji kopać, krzyczeć i bić nas, ale my robimy swoje, bo chcemy, by był bezpieczny. Czy wasze dziecko kiedykolwiek doznało w wyniku tego traumy i nie chciało nigdy więcej wsiadać do auta? Zgaduję, że nie. Zatem powtarzam – nie powinniście sadzać dziecka na nocniku siłą, przywiązywać go ani robić niczego podobnego. Chcę tylko zaznaczyć, że wasz strach przed wywołaniem urazu psychicznego pojawiający się podczas prób pokazania dziecku, że nie żartujecie, nieco wymknął się spod kontroli.

Kolejna istotna sprawa, o której należy pamiętać, to różnica między „dzieckiem, które macie", a „dzieckiem, które chcecie mieć". To pierwsze nie zawsze równa się temu drugiemu. Prawda ta dotyczy zwłaszcza nauki korzystania z nocnika czy sedesu.

Mogę wam zaproponować sposób rozwiązania wielu wyjątkowych sytuacji, ale nie da się zmienić biegu rzeki. Czasem trudno nam się do tego przyznać i o tym pamiętać. Wszyscy chcemy mieć idealnie wychowane, miłe i grzeczne dzieci. Mamy jednak to, co mamy, i w niczym nie umniejsza to naszej miłości. Podczas toaletowego treningu nie powinniście nadmiernie bujać w obłokach i wyobrażać sobie, jakie dziecko chcielibyście mieć. Możecie poradzić sobie z realnymi sytuacjami, ale nie sprostacie fantazjom. Wasze dziecko jest niepowtarzalne - ma swoje dziwactwa, swoje sprawy i własne DNA.

Istnieje jeszcze inny aspekt związany z „dzieckiem, które macie". Jeżeli wasza pociecha charakteryzuje się na przykład tym, że jest marudna, lubi się sprzeciwiać czy łatwo wpada w histerię – to w trakcie nauki korzystania z nocnika będziecie mieć do czynienia z tym samym problemem. Nie mam zamiaru nikogo oceniać; widziałam już wszystkie typy zachowań. Mimo to wciąż stykam się z rodzicami, którzy myślą, że nauka będzie odbywać się w jakiejś magicznej bańce i zachowania typowe dla danego dziecka wówczas się nie pojawią. Przejście od pieluch do korzystania z nocnika to poważna zmiana, więc wszystkie te reakcje nie tylko nie znikną, ale przez krótki okres mogą nawet ulec nasileniu.

Raz jeszcze powtarzam, że to nic złego. Miejcie po prostu realne oczekiwania i nie przestawajcie kochać swojego szkraba.

Pracowałam z wieloma rodzicami, którzy chcieli zapomnieć o „dziecku, które mają" i oczekiwali, że zdołam zmienić jego charakter. Jedna z moich klientek, Denise, miała córkę Siennę, która była wyjątkowo uparta. Po wielu rozmowach Denise wypaliła w końcu, że moje metody nie zrobiły na niej wrażenia. Według niej obiecywałam, że uda mi się naprawić „takie zachowania".

Nie potrafię zmienić zachowań waszych dzieci. To wasze zadanie. Niezależnie od tego, jaką charakteryzują się osobowością, nie zmienię tego ani nie naprawię - to wrodzone skłonności. Jeżeli wasze dziecko reaguje w sposób, którego nie tolerujecie lub który uważacie za obraźliwy, to prawdopodobnie takie właśnie zachowanie zobaczycie podczas nauki korzystania z toalety. Mogę jednak podpowiedzieć wam, jak radzić sobie z niektórymi typami zachowań, które mogą ujawnić się podczas takiej nauki.

Oto wyraźny przykład problemu z zachowaniem. Powiedzmy, że przez kilka dni dziecko robiło postępy. Nagle jednak nie chce już korzystać z nocnika. Odmowa może mieć postać stanowczego „NIE!" albo może się wydawać, że dziecka to już zupełnie nie obchodzi. Jeżeli przynajmniej raz usiadło na nocniku i zrobiło siusiu albo kupkę, to wiemy, że potrafi to robić. Koniec, kropka. To proste. Jeżeli od tej pory maluch przestanie siadać na nocniku, to z pewnością chodzi o jego kaprys.

Gdy nie jesteście pewni, czy macie do czynienia ze złym zachowaniem, zdajcie się na swoje uczucia. Jeżeli jest wam smutno lub czujecie się nieco zawiedzeni, że nauka nie idzie tak gładko, jak byście tego oczekiwali, to możliwe, że dziecko musi trochę dłużej popróbować. Jeśli jednak jesteście rozgniewani, bo czujecie, że dziecko was oszukuje, przez co macie ochotę je udusić, to założę się, że chodzi o złe zachowanie. W większości przypadków rodzice dość trafnie umieją ocenić sytuację, ale nie reagują, bo boją się wywołać u dziecka traumę. Musicie mi wierzyć na słowo – wyznaczanie granic i stanowczość w żadnym razie nie wywołają u dziecka traumy.

Gdy wiecie, że wasz maluch zwodzi was i oszukuje, najlepszym wyjściem będzie wyciągnięcie niezbyt poważnych, ale natychmiastowych i właściwych konsekwencji. Jeżeli zrobił siusiu w majtki, możecie na przykład zabrać zabawkę, którą się bawił, lub przerwać zabawę, w której uczestniczył. Tak zwane przerwy na uspokojenie się zwykle nie sprawdzają się w przypadku „wpadek", podobnie jak grożenie dziecku, że za karę nie będzie mogło chodzić na basen czy naukę tańca. Jeżeli dziecko zmoczy się rano, to groźba, że nie będzie mogło zjeść wieczorem deseru po prostu nie zadziała. Małe dzieci nie mają aż tak dalece rozwiniętych procesów myślowych. Wspominałam już, że z tego samego powodu uważam za bezużyteczne tabele z naklejkami. Maluch nie może pomyśleć sobie: „Hura! Zdobyłem już sześć naklejek; jeszcze jedna i będzie tydzień bez robienia siusiu w majtki!".

Niewielkie, ale natychmiastowe konsekwencje okazują się też pomocne w sytuacjach, gdy nie jesteście pewni, czy maluch potrzebuje dodatkowej nauki, czy jedynie pokazuje swój charakter. Jak już pisałam, motywacją do nauki samodzielnego korzystania z toalety powinna być duma ze swoich osiągnięć i chęć samodoskonalenia. U niektórych dzieci tego typu motywacja nigdy się nie pojawia i potrzeba im dodatkowej zachęty. Czasami rodzice mówią: „Będę czuć się okropnie, jeżeli wyciągnę konsekwencje, a potem okaże się, że dziecko zwyczajnie potrzebowało więcej czasu na naukę". Pamiętajcie, że zabranie dziecku małej zabawki nie odciśnie piętna na jego psychice do końca życia, a jest to najszybszy sposób na uzyskanie odpowiedniej reakcji. Jeżeli wasz maluch nie chce usiąść na nocniku, chociaż wie, że jego ukochany parowóz Tomek trafi na pół godziny na lodówkę, to wiadomo, że potrzeba nieco dłuższej nauki. Dziecko nie będzie się bać. Jeżeli jednak okaże się, że potrafi spełnić waszą prośbę, to będziecie wiedzieli, że wpadki są wyłącznie rezultatem złego zachowania. Interesuje mnie rzeczywista nauka korzystania z nocnika, a nie teoria. Najszybsze wyniki daje wyciąganie konsekwencji.

Niektórzy rodzice będą się zastanawiać: „Czy konsekwencje nie są po prostu przeciwieństwem nagrody? Wolelibyśmy nagradzać pożądane zachowania niż karać dziecko za nieposłuszeństwo". Rozumiem ten tok myślenia i faktycznie w przypadku dzieci najlepiej sprawdza się promowanie pozytywnych zachowań. W tym miejscu wracamy jednak do pojęcia oczekiwanych zachowań. Problem z nagrodami i nauką korzystania z nocnika polega na tym, że maluchy szybko się przyzwyczajają. Jeżeli system nagród ma być skuteczny, muszą one być coraz większe. A skoro macie zamiar nagradzać dziecko za robienie siusiu, to dokąd doprowadzi was taka strategia? Naturalnie wszystko wciąż zależy od rodziców. Osobiście wolę raczej hamować niepożądane zachowania niż zbytnio nagradzać poprawne. W tym drugim wypadku w końcu okaże się, że dziecko oczekuje nagród niemal za wszystko.

Obecnie uczę syna w domu, ale chodził on zarówno do przedszkola, jak i do pierwszej klasy (przez jakiś czas). W jego szkole obowiązywał system nagród zwany Kennedy Kash. Chodziło o to, że gdy dzieci są „grzeczne", otrzymują monety Kennedy Kash, które następnie można wymienić na towary ze szkolnego sklepiku. Pamiętajcie, że to wszystko opiera się na promowaniu pozytywnych zachowań. Jeżeli ktoś zachowuje się nieodpowiednio, to nie czekają go konsekwencje i skutkuje to tylko zwiększeniem puli punktów Kennedy Kash dla pozostałych uczniów. Mój syn dostawał więc punkty za oddychanie czy skupianie uwagi, natomiast niegrzeczne dzieci przestała obchodzić ta fikcyjna waluta i dalej były niegrzeczne. To kompletnie nieudany eksperyment wychowawczy. Nie chcę, by moje dzieci dostawały nagrody za oddychanie. Właśnie to miałam na myśli, gdy pisałam, że jeżeli nagrody mają być skutecznie, nieustannie trzeba podnosić stawkę. Nagrody muszą być coraz bardziej wartościowe. Tak więc nie – konsekwencje nie są przeciwieństwem nagrody. Głęboko wierzę w słuszność nagród za wzorowe zachowanie, ale wiem też, że złe zachowanie zasługuje na naganę.

Ponadto uważam, że należy rozgraniczać miłość do dziecka od napiętnowania jego złego zachowania. Wasza pociecha jest dobra i zawsze będzie. Czasem po prostu nieodpowiednio się zachowuje. To wszystko.

Jeżeli dziecko demonstruje złe zachowanie w sposób jawny – na przykład patrzy rodzicowi w oczy, siusiając na podłogę, to mamy do czynienia z zupełnie inną i poważniejszą kwestią. Omawiam ją szerzej w rozdziale 15: *Dzieci młodsze niż dwadzieścia miesięcy i starsze niż trzy lata*. Zazwyczaj ten typ buntu objawia się u dzieci starszych niż trzy lata. Mówiąc krótko, musicie jak najszybciej pomóc dziecku, bo nie chodzi tu wcale o naukę siadania na nocnik, lecz o gniew. Głęboko skrywany gniew. Proponuję niezwłocznie skontaktować się z terapeutą rodzinnym, gdyż w przeciwnym razie postępowanie dziecka może jeszcze się pogorszyć i doprowadzić do potencjalnie niebezpiecznych zachowań.

Ponownie zaznaczam, że to wy znacie swoje dzieci najlepiej. Wprost uwielbiam ten list od pewnej mamy, więc go wam tu zacytuję:

> *Nieco zmodyfikowałam pani metodę (no dobrze, zmodyfikowałam ją w znacznym stopniu), ponieważ znam mojego syna i wiem, że wkrótce lodówka uginałaby się od odłożonych tam zabawek. Wzięłam więc podstawową koncepcję oznajmiania dziecku, że „GDY zrobisz TO, wtedy ja zrobię TAMTO". Powiedziałam do niego: „Chodź, zrobimy siusiu do sedesu", a on wziął mnie za rękę i odparł: „Dobrze, mamusiu".*
>
> *Poszliśmy do łazienki, a po zamknięciu drzwi zaproponowałam, że przeczytam mu książkę. Syn odmówił i nie chciał usiąść na nocniku. Oznajmiłam więc: „Jak zrobisz siusiu, będziemy mogli wrócić do zabawy". Gdy maluch uświadomił sobie, że będziemy siedzieć w toalecie do skutku, zaczął KRZYCZEĆ, prosząc o wszystkie możliwe nagrody, jakie przyszły mu do głowy.*
>
> *Gdy tylko o coś poprosił, mówiłam ze spokojem, że gdy zrobi siusiu, będziemy mogli pobawić się w daną zabawę lub dam mu to, co chce. Syn prosił po kolei o wszyst-*

*kie zabawki, a ja odpowiadałam to samo i cała procedura trwała prawie czterdzieści minut. Zaczęłam czytać jedną z jego ulubionych książek (udając brak zainteresowania tym, czy zrobi w końcu siusiu, czy nie) i wtedy on nagle usiadł i zrobił siusiu na nocniku! Godzinę później odtańczył swój taniec zwiastujący potrzebę zrobienia siusiu, więc znów poszliśmy razem do toalety i tym razem było O WIELE mniej problemów. Wszystko zajęło około dziesięciu minut, a syn nie usiadł, tylko zrobił siusiu na stojąco! Nazajutrz rano sytuacja wyglądała podobnie; zabrałam go do łazienki, zamknęłam drzwi i już po około pięciu minutach zrobił siusiu.*

*Kiedy pierwszy raz zjawiliśmy się w żłobku, od razu zaprowadziłam go do łazienki znajdującej się tuż obok jego sali. Uśmiechnął się i wskazywał wszystko palcem, mówiąc: „nocnik, zlew, mydło", na co ja odparłam: „Tak, tutaj będziesz dziś robić siusiu, a tu będziesz myć ręce" itp.*

*Spróbowałam namówić go na siusiu, ale nie chciał. Powiedziałam, że nic nie szkodzi i że spróbujemy później. Posłuchałam pani rady i nie wspominałam opiekunom, jak wielkim problemem jest dla nas nauka korzystania z toalety. Powiedziałam po prostu, że syn nie zawsze sygnalizuje, że musi zrobić siusiu, więc najlepiej będzie co godzinę przyprowadzać go do nocnika. Gdy opiekunka poszła z nim do toalety po raz pierwszy, zrobił siusiu dopiero po wyjściu z niej, więc zsiusiał się w majtki. Później jednak już przez cały dzień siusiał do nocnika!*

*Mam wrażenie, że wczoraj zrobiliśmy wielki krok do przodu i choć wiem, że jeszcze długa droga przed nami, czuję się tak, jakby ktoś zdjął ze mnie olbrzymi ciężar.*

*DZIĘKUJĘ!!!*

W tej historii najbardziej podoba mi się to, że mama doskonale znała swoje dziecko. Wzięła pod uwagę moje rady, ale umiała dostosować je do swojej konkretnej sytuacji. Wiedziała, jak uparty jest jej syn, i potraktowała to jak wyzwanie (pozytywne). Okazało się, że miała rację! Gdy pokonała barierę oporu, czekały ją dobre rezultaty.

Jak mówiłam, to dość skomplikowany rozdział. Mam skłonność do nadmiernego analizowania, dysponuję dużą ilością informacji w dziedzinie przyzwyczajania dzieci do korzystania z nocnika i jestem nadopiekuńczym rodzicem. To samo można powiedzieć o większości moich przyjaciół i klientów. Wiem, że na pewno napisałam tu kilka zdań, które was zbulwersowały. To nic, to po prostu mój sposób rozumowania jako mamy i zawodowej instruktorki samodzielności toaletowej. Jeżeli nie w pełni się z czymś zgadzacie, to przemyślcie tę kwestię i zostawcie to, co jest dla was logiczne, a zapomnijcie o tym, co waszym zdaniem takie nie jest. Większość spraw, które poruszyłam, jest związana z „filozofią rodzicielstwa". Moje podejście polega na nieprzywiązywaniu się do żadnej konkretnej filozofii. Podobnie jak wy, ja również filtruję informacje i zostawiam tylko to, co wydaje mi się sensowne. Jeżeli wasza dotychczasowa filozofia przestaje się sprawdzać, to możecie ją zmodyfikować. Zawsze staram się myśleć o tym, czy to, czego uczę, sprawdzi się na dłuższą metę. Wychowuję nie tylko swojego syna, lecz człowieka, partnera i członka społeczeństwa.

ROZDZIAŁ 14

# IDEA ELIMINATION COMMUNICATION*, czyli wychowanie bezpieluszkowe

Rozdział ten jest przeznaczony dla tych, którzy bazowali wcześniej na idei Elimination Communication (EC). Jest to technika wykorzystywania sygnałów wysyłanych przez dziecko, by pomóc mu w załatwieniu potrzeb fizjologicznych. W przypadku niektórych maluchów w ogóle nie zachodzi konieczność stosowania pieluch. W stosunku do innych dzieci wykorzystuje się zaś kombinację okazjonalnego użycia pieluch i niekorzystania z nich. Nie ma większego znaczenia, jak długo stosowaliście EC, ani na ile byliście konsekwentni. Chciałabym osobiście podziękować wam za to, że przyczyniliście się do ograniczenia ilości odpadów w naszym środowisku!

* W Polsce takie metody wychowawcze noszą nazwę Naturalnej Higieny Niemowląt albo Wychowania Bezpieluszkowego – przyp. tłum.

Przez lata współpracowałam z wieloma ekspertami w dziedzinie EC i pragnę przekazać wam wszystko, co wiem na temat procesu przechodzenia od EC do umiejętności korzystania z toalety. Zamierzam napisać o pewnych sprawach, które być może z początku wzbudzą w was oburzenie. Proszę zatem o uważną lekturę tego rozdziału i wykazanie się otwartym umysłem. W trakcie mojej długoletniej współpracy z ekspertami w dziedzinie EC odkryłam, że mają oni rację. Nie interesują mnie kłótnie. Chcę jedynie pomóc waszemu dziecku opanować toaletową etykietę. Poruszę kilka głównych kwestii, które znam z własnych obserwacji dzięki kontaktom z moimi klientami. Jeżeli nie wszystko, co tu przeczytacie, was dotyczy, po prostu zignorujcie te fragmenty.

Większość byłych uczestników programu EC zwraca się do mnie w okresie, gdy ich dzieci mają od szesnastu do dwudziestu czterech miesięcy. Zdarzało mi się słyszeć o wychowywanych zgodnie z ideą EC dzieciach, które w wieku trzydziestu sześciu miesięcy i później nie potrafiły jeszcze samodzielnie załatwiać swoich potrzeb fizjologicznych. Nie bardzo wiem, co mam na ten temat sądzić.

Czytacie ten rozdział, więc niezależnie od współczesnej literatury poświęconej EC wiecie, że nadszedł czas na zakończenie tego procesu. Etap przejścia będę nazywać w skrócie „mostem", gdyż jest to w zasadzie most od jednego wzorca zachowań do innego.

Skontaktowałam się z ekspertami EC, ponieważ coraz więcej moich klientów chciało rozpoczynać naukę korzystania z nocnika przed upływem dwudziestego miesiąca życia dziecka. W pełni popieram taką decyzję, ale zaczęłam uprzedzać ludzi, że będzie to oznaczało czasem naukę korzystania z nocnika, a czasem EC. Uświadomiłam sobie, że chociaż słyszałam o EC, jednak z pewnością nie znałam wszystkich szczegółów dotyczących tej idei. Naturalnie zgadzam się z tym, by w ciągu okresu niemowlęcego i później stosować jak najmniej pieluch, ale istnieją pewne elementy EC, które nieco utrudniają naukę korzystania z nocnika.

1. Czas spędzony bez pieluch.
2. „Łapanie" siusiu bez przenoszenia do nocnika.
3. Filozofia.
4. Przeświadczenie, że dziecko nauczy się samo.
5. Oczekiwania związane z tym, że EC pomoże w nauce korzystania z toalety.
6. Strajk toaletowy.

## Czas spędzony bez pieluch

Wielu rodziców błędnie interpretuje pojęcie czasu spędzonego bez pieluch. Niektórzy uważają, że taki okres warunkuje dziecko do siusiania na podłogę. Słyszałam sporo opowieści o dzieciach, które całymi dniami biegają nago, rodzice w tym czasie starają się „złapać" siusiu, ale w istocie po prostu sprzątają po dziecku. W ciągu ostatnich lat rozmawiałam z wieloma ekspertami w dziedzinie EC. Nie potrafiłam zrozumieć tego konkretnego podejścia. Najwyraźniej stosuje się je po to, by uświadomić dziecku związek przyczynowo-skutkowy, co jest logiczne w teorii, ale w praktyce się nie sprawdza.

Pamiętam, że gdy byłam w ciąży, czytałam świetny artykuł o małych dzieciach. Chodziło w nim o to, że dzieci nie istnieją wyłącznie po to, by drażnić rodziców czy robić sobie krzywdę. W ich życiu dzieje się tak wiele, że każda chwila jest pełna eksperymentów i odkryć. Gdy więc wylewają mleko na podłogę, robią to tylko po to, by przekonać się, co się stanie. „Aha, więc gdy zrobię tak, to stanie się to. Super". Tak, w tym wypadku chodzi o przyczynę i skutek, jednak zadaniem rodziców jest przekazanie dziecku, że nie wolno wylewać mleka na podłogę. Nie musimy przy tym krzyczeć na naszego małego eksperymentatora ani go zawstydzać, ale powinniśmy okazywać niezadowolenie i mówić rzeczy w stylu: „Nie, nie... mleko ma zostać na stole".

Przyjrzyjmy się teraz przyczynom i skutkom siusiania wszędzie tam, gdzie akurat dziecko poczuje potrzebę. Jeżeli nigdy nie powiecie dziecku, że to niedopuszczalne, to... przyjmie, że to akceptowalne. Nauczy się, że można siusiać tam, gdzie się chce. We wczesnej fazie rozwoju dziecka nie jest to problemem i to niezależnie od tego, kiedy zaczęliśmy stosować EC, ale gdy dziecko robi to od dłuższego czasu, to znaczy, że wzorzec zachowania się utrwalił. Innymi słowy, zamieniliście pieluszkę na... podłogę.

Jedynym powodem, dla którego wspominam o czasie spędzonym bez pieluch, jest to, że mamy wychowujące dzieci zgodnie z filozofią EC zawsze sprzeciwiają się, żeby dzieci chodziły nago. Kiedy poznałam Jean, jej pierwsze słowa skierowane do mnie brzmiały: „Nie widzę sensu trzymania dziecka bez ubrań przez cały dzień. Robiłam to przez wiele miesięcy i wszystko sprowadzało się do tego, że musiałam zmywać podłogę". Mimo to wciąż zalecam rodzicom taki zabieg. Dzień bez ubrań to kluczowy element jednego z najważniejszych kroków do zbudowania pomostu między EC a nauką korzystania z nocnika. Dochodzimy tym samym do punktu drugiego.

## „Łapanie" siusiu bez przenoszenia do nocnika

Idea EC zakłada, że łączy was z dzieckiem silna więź. Znacie jego sygnały i sadzacie je na nocnik lub sedes w zależności od tego, co jest dla was wygodniejsze. Podoba mi się, że EC akceptuje sadzanie dziecka zarówno na nocnik, jak i na sedes. Jednak gdy oficjalnie rozpoczniecie naukę, dziecko powinno się na coś zdecydować (może to być albo nocnik, albo nakładka na sedes). Największym wyzwaniem jest umożliwienie dziecku dotarcia w odpowiednie miejsce. Mamy uczące dzieci, gdzie mają załatwiać swoje potrzeby, często muszą wykazywać się kreatywnością w trudnych sytuacjach, ale normą powinno być korzystanie albo z nocnika, albo z sedesu. Według mnie to właśnie ten krok jest podstawą pomostu między EC a korzystaniem z toalety.

## Filozofia

Wiem, że „tradycyjne metody nauki korzystania z toalety" to określenie, które w kręgach EC ma raczej negatywny wydźwięk. Słyszałam o istnieniu „obozów edukacyjnych" i różnego rodzaju środków przymusu podczas nauki. Zapewne już wiecie, że zawsze na pierwszym miejscu stawiam dobro dzieci i bardzo się o nie troszczę. Mimo to, czasami muszę przypominać rodzicom, że wyznaczanie granic czy stawianie oczekiwań wobec dziecka to nic złego. Ruch EC i rodzicielstwo bliskości są otoczone rozległą filozofią, która często traci podstawy, gdy dziecko kończy drugi rok życia. Nie wydaje mi się, że akurat ten wiek musi być jakoś szczególnie straszny, ale może się okazać, że filozofia EC po prostu nie wytrzymuje kontaktu z rzeczywistością. Nie chcę debatować na ten temat i nie zamierzam wypowiadać się o innych metodach wychowywania dzieci. Uważam po prostu, że rodzicom trudno jest ściśle trzymać się teorii. Dziecko często sprawdza granice waszej wytrzymałości i w takiej sytuacji jego ulubionym słowem jest „nie".

Wielu ludzi twierdzi, że z przyuczaniem dzieci do nocnika czy sedesu nie powinno się wiązać nic negatywnego. Podobnie jak w wypadku związku przyczynowo-skutkowego przy rozlanym mleku, musicie jednak powiedzieć dziecku, czego od niego oczekujecie, a czego nie powinno robić. Taka uwaga nie musi być niemiła, ale powinna być stanowcza. Prędzej czy później maluch musi nauczyć się, że siusianie gdzie popadnie nie jest dozwolone. Wielu rodziców kładzie nacisk na pozytywny aspekt („siusiamy tylko do nocnika") i pomija pozostały element równania („nie wolno siusiać nigdzie indziej"). Tak więc – owszem, należy skupiać się na pozytywach, ale trzeba też jasno określić, czego robić nie wolno.

## Przeświadczenie, że dziecko nauczy się samo

Raz na jakiś czas zdarza się dziecko, które samodzielnie podejmuje decyzję o zrobieniu siusiu do nocnika. Zazwyczaj jednak to się nie zdarza i jakby się nad tym zastanowić, jest to logiczne. Owszem, robienie kupki i siusiu to zachowania pierwotne i nie musicie uczyć dziecka, jak to robić. Jednak załatwianie potrzeb fizjologicznych do odpowiedniego pojemnika to już zachowanie społeczne, co znaczy, że trzeba je dziecku wpajać. Jeżeli ktoś ma coś, czego potrzebuję, to najskuteczniejszym sposobem zdobycia tego czegoś jest wydarcie mu tego z ręki. To pierwotny odruch. Bardziej uspołecznionym wyjściem byłoby natomiast poproszenie o tę rzecz lub negocjacje. To jednak zachowanie, którego trzeba się nauczyć.

Jak uczyć takich rzeczy? Gdy nasze dzieci wykorzystują pierwotny instynkt w celu wydarcia komuś czegoś z rąk, patrzymy im w oczy i mówimy surowym tonem: „Nie wolno zabierać. Trzeba poprosić". Dodatkowo marszczymy brwi lub w inny sposób wyrażamy swoją dezaprobatę. Sygnały znacznie skuteczniej przekazuje się za pomocą prostego języka. To wolno, a tego nie wolno. Nie trzeba zbytnio nad tym deliberować. Dotyczy to zwłaszcza nauki korzystania z toalety. W podobny sposób wasze dziecko uczy się liter alfabetu. Maluchy nie dowiadują się przecież o potencjale poszczególnych dźwięków we wszystkich kombinacjach słów. Po prostu śpiewają piosenkę, która im się podoba. Jeśli chodzi o naukę samodzielnego załatwiania potrzeb fizjologicznych, krótkie i bezpośrednie polecenia sprawdzają się najlepiej.

## Oczekiwania, że EC pomoże w nauce korzystania z toalety

Według mnie najtrudniejszym zadaniem w czasie przechodzenia z EC do nauki samodzielnego korzystania z toalety jest zmierzenie się z przeświadczeniem, że skoro tak długo angażowaliśmy się w EC, to dalsza nauka powinna dziecku przyjść łatwiej. Również uważam, że tak powinno być. Nie miejcie mi tego za złe, ale niestety odkryłam, że raczej tak nie jest. To wielka szkoda. Pracowaliście tak ciężko i należą wam się dodatkowe korzyści przy okazji nauki korzystania z nocnika. Świadomość, że prawdopodobnie wcale nie będzie wam łatwiej, jest trudna do zaakceptowania. Dowiedziałam się jednak, że gdy już dotrzecie do pewnego etapu, dzieci wychowywane według filozofii EC nieco szybciej robią postępy i lepiej zapamiętują instrukcje. Dodatkową korzyścią jest mocniejsza więź między rodzicem a dzieckiem oraz lepsza znajomość wysyłanych przez nie sygnałów.

Osoby stosujące wytyczne EC, które pragną nauczyć dziecko samodzielnego korzystania z toalety, powinny postrzegać taką naukę jako zupełnie inny (odrębny) proces. Dziecko prawdopodobnie nie uświadomiło sobie, że to ono ma pilnować sygnałów o zbliżającym się siusiu. Zapewne jest bardzo przyzwyczajone do siusiania, gdy tylko poczuje potrzebę, i robienia tego wszędzie tam, gdzie się aktualnie znajduje. Najtrudniej jest zmienić właśnie te dwie rzeczy.

Zmiana nie jest tak trudna z punktu widzenia fizjologii. Chodzi raczej o wasz stan umysłu. Już drobna korekta myślenia znacznie ułatwi sprawę. Gdy poznałam Gwen, dyskutowałyśmy na temat jej filozofii przez ładnych kilka dni. Kobieta nie chciała używać żadnych negatywnych zwrotów związanych z nauką korzystania z nocnika i nie miała zamiaru pozwalać dziecku chodzić bez ubrania przez cały dzień. Naprawdę wydawało jej się, że jej dwudziestodwumiesięczna córka któregoś dnia po prostu sama zacznie korzystać z nocnika. Gwen przyszła jednak do mnie, więc najwyraźniej uznała, że potrzebuje pomocy. Rzeczywiście tak było, ale kobieta bardzo ciężko to zniosła, bo czuła, że cały wysiłek poświęcony EC idzie na marne.

W gruncie rzeczy była wściekła na EC. Jeżeli dziecko da się nauczyć korzystania z toalety w niecały tydzień, to po co marnowała tyle czasu, starając się pomóc mu skojarzyć fakty według programu EC? Być może wy czujecie się podobnie, bo wiem, że to dość powszechne. Zachęcałam Gwen, by skupiła się na pozytywnych stronach tego okresu: nie zaśmieciła naszej planety tonami brudnych pieluch i stworzyła niezwykłą więź ze swoją córką. Najważniejsze jest jednak to, że zna już wysyłane przez nią sygnały. Mamom, które zakładały swoim dzieciom pieluchy, przychodzi to z wielkim trudem. Wcześniej nie zwracały na to bowiem uwagi, więc zaczynają właściwie od zera. Kobiety takie często skarżą się: „Dziecko w żaden sposób nie dawało mi znać, że chce siusiu". Wy, zwolennicy EC, wiecie, że to nieprawda. Macie więc pewną przewagę.

Kolejną pułapką jest sytuacja, w której dziecko potrzebuje więcej czasu niż zwykle. Jill, jedna z moich klientek, o mało nie zwariowała. Według mojego „zegara" była w czwartym dniu nauki. Ponieważ jednak przez sześć poprzednich miesięcy w ogóle nie korzystała z pieluszek, czuła, że uczy dziecko od pół roku i czterech dni. To wszystko było więc dla niej bardzo frustrujące. Wciąż krzyczała: „To ciągnie się miesiącami!!! Kiedy to się skończy??!". Odpowiadałam jej, że przecież to dopiero czwarty dzień nauki! Kobieta musiała zrozumieć, że EC to wspaniały etap, który jednak dobiegł końca, a teraz przyszedł czas na rzeczywistą naukę korzystania z nocnika – coś zupełnie nowego. Gdy Jill się z tym pogodziła, łatwiej jej było dalej pracować na sukces.

## Strajk toaletowy

Wiele mam pisze, że w pewnym momencie dziecko zaczyna stawiać opór. Wydaje mi się, że to jest właśnie najlepszy sygnał, aby rozpocząć naukę. W treningu nocnikowym opór prawie zawsze pojawia się dlatego, że za bardzo skupiamy się na całym procesie. Okazujemy to poprzez nieustanne pilnowanie dziecka i zbyt częste zachęcanie go do zrobienia siusiu. Uważam, że podobna postawa rodzica jest przyczyną oporu dziecka także przy EC. Przez długi czas łapaliście siusiu i prawdopodobnie o niczym innym nie myślicie. Zwolennicy EC przychodzą do mnie z notatkami, kiedy ich dziecko robi siusiu. Wyrzućcie je. Nie potrzebujecie takich zapisków. Znacie już przecież swoje dziecko. Sadzę, że gdy przestaniecie kurczowo trzymać się dotychczasowych procedur i zaczniecie zachęcać dziecko, by samodzielnie zrobiło siusiu do nocnika, stanie ono na wysokości zadania.

## Różnice w rzeczywistej nauce korzystania z nocnika „dzień po dniu"

Zachęcam was, by pierwsze dni nauki przebiegały tak, jak opisuję to w odpowiednim rozdziale. Istota tkwi w szybkim przeniesieniu dziecka na nocnik, gdy zaczęło już siusiać. To najważniejszy krok.

Jeżeli mieliście wcześniej do czynienia z EC, to główna różnica polega na tym, że nie chowacie nocnika, który dotychczas stał na widoku. Tak powinni robić wyłącznie rodzice, którzy pokazują dziecku nocnik, by mogło ono się z nim oswoić. Najczęściej skutkuje to tym, że maluchy zaczynają traktować nocnik jako zabawkę. Zakładam jednak, że w waszym domu dziecko korzystało z niego we właściwy sposób.

Jeżeli maluszek nasiusia na podłogę, jasno i wyraźnie powiedzcie mu, że to nie tu powinno trafić siusiu. Jego miejsce jest w nocniku. Pomijając tę różnicę, reszta procesu powinna odbywać się tak, jak już wyjaśniłam.

Jestem z was naprawdę dumna, że zdecydowaliście się na trwanie przy filozofii EC. Cieszę się, że mogę pomóc wam zakończyć ten proces. Możecie myśleć o mnie, o EC i o wszystkim, co tu napisałam, co tylko chcecie. Znam wiele mam, które są bardzo zirytowane faktem, że w EC tak mało uwagi poświęca się doprowadzeniu całego procesu do końca. Znam też wiele kobiet, które miały mi za złe moje poglądy na EC i naukę korzystania z nocnika. Nie mam zamiaru nikogo denerwować i pragnę jedynie umożliwić wam najmniej kłopotliwe przejście z jednego etapu do drugiego.

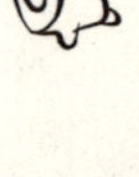

ROZDZIAŁ 15

# DZIECI MŁODSZE NIŻ DWADZIEŚCIA MIESIĘCY I STARSZE NIŻ TRZY LATA

Ten rozdział mógłby także nosić tytuł *Nauka korzystania z nocnika poza zalecanym przedziałem wiekowym.*

Zawsze radzę, by trening toaletowy zaczynać pomiędzy dwudziestym a trzydziestym miesiącem życia dziecka, ponieważ z doświadczenia wiem, że wtedy pojawiają się najbardziej sprzyjające temu okoliczności. Jednak z różnych przyczyn wiele osób będzie chciało rozpoczynać naukę wcześniej, a inni poczekają do momentu, aż maluch skończy trzydzieści miesięcy.

Jeżeli zaczynacie naukę po upływie sugerowanego przeze mnie okresu, to wiedzcie, że jest to wykonalne, ale należy pamiętać o kilku istotnych rzeczach.

## Mniej niż dwadzieścia miesięcy

Uczenie dzieci młodszych niż dwadzieścia miesięcy jest jak najbardziej możliwe. Problemy, które możecie wówczas napotkać, to między innymi:

### Brak komunikacji

Wspominałam o tym w innym rozdziale, ale warto to w tym miejscu przypomnieć. Wiecie już, że dziecko nieustannie się z wami komunikuje. Waszym zadaniem jest rozszyfrowywanie wysyłanych przez nie sygnałów. W wieku dwudziestu miesięcy jest ono zapewne na etapie pokazywania palcem i krzyczenia. To uroczy sposób przekazywania informacji, ale nie zawsze sprawdza się podczas nauki korzystania z nocnika. Najlepiej nauczyć dziecko jakiegoś znaku oznaczającego siusiu. Pozostawiam wam w tym zakresie wolny wybór – możecie użyć języka migowego albo sami coś wymyślić. Sugeruję jednak, by znakowi temu towarzyszył jakiś dźwięk, ponieważ nie zawsze patrzycie prosto w oczy malucha. Słowo „siusiu" jest wystarczająco proste z punktu widzenia dziecka. Niektóre matki stosują inne określenia lub nauczyły się rozpoznawać konkretne okrzyki. Znam matkę, która odkryła, że jej dziecko w charakterystyczny sposób klika. Stało się to sygnałem oznaczającym „muszę zrobić siusiu". Na razie nie martwcie się o słowne rozgraniczanie siusiu od kupki. Wkrótce przyjdzie na to czas.

### Ściąganie spodni i radzenie sobie z ubraniami

Tę kwestię omówiłam już w rozdziale 4: *Nastawienie*. Powinniście jak najszybciej zacząć uczyć dziecko, jak ma radzić sobie z własnymi ubrankami. Z oczywistych względów w tym wieku maluch będzie w tej kwestii nieco bardziej uzależniony od rodziców niż starsze dzieci.

### Zachęcanie

Wasza pociecha będzie was potrzebować w większym stopniu niż starsze dzieci. Zachęcajcie dzieci we wspomnianych przeze mnie wielokrotnie sytuacjach, w których łatwo o sukces. Pamiętajcie, że będziecie odpowiadać za swoje dziecko bardziej niż rodzice dwulatka. Maluch na pewno jednak zrozumie, czego od niego chcecie, i w końcu sam zacznie dreptać do nocnika, ale będzie to wymagało większej pomocy z waszej strony.

### Nauczcie dziecko prosić o pomoc

Charlene, mama, z którą niedawno pracowałam, odkryła, że jej dziewiętnastomiesięczna córka często mówi „na rączki". Charlene sądziła, że dziewczynka po prostu chce być noszona. Po części miała rację. Dziecko chciało jednak, by mama zaniosła je do nocnika. Córka musiała zsiusiać się dwa razy, zanim jej mama zrozumiała, o co jej chodzi.

### Nocnik jest niezbędny

Najlepsze nocniki oferuje firma BabyBjörn. Firmy specjalizujące się w sprzedaży akcesoriów na potrzeby EC mają w swej ofercie bardzo małe nocniki. Dzieci mogą bez problemu na nich usiąść. Posiadanie nocnika jest niezwykle ważne. Niektórzy rodzice mówią: „Nie lubimy nocników. Wolimy, by maluch od razu przyzwyczajał się do sedesu, bo przecież ostatecznie tam będzie załatwiać swoje potrzeby". Rozumiem to, ale zastanówcie się, czy na pewno chcecie, by robił to samodzielnie?

Dopóki dziecko nie nauczy się samo i bezpiecznie siadać na dużym sedesie, będzie potrzebować waszej pomocy. Myślę, że warto poświęcić niewielką kwotę pieniędzy na nocnik. Wkrótce maluch rzeczywiście przestawi się na sedes. Jeżeli jednak ma załatwiać swoje potrzeby sam, powinniśmy mu to ułatwić.

**Pamiętajcie, że młodszemu dziecku nauka zajmie więcej czasu**

Młodsze dziecko będzie uczyć się dłużej, co nie znaczy, że będzie mu trudniej. Postępy będą pojawiać się wolniej, ale to nic złego. Nie oczekujcie, że uwiniecie się ze wszystkim w tydzień. To zdarza się dość rzadko. Celem jest postęp, a nie perfekcja. Dopóki widzicie, że maluch konsekwentnie robi postępy, wszystko jest w porządku.

**Każcie spadać wszystkim doradcom**

Mówię serio. Jeżeli w głębi duszy wiecie, że wasza pociecha da sobie radę i czujecie, że wy też jesteście gotowi – nie ma na co czekać. Znajomi prawdopodobnie będą wam wmawiać, że oszaleliście. Ja tak nie uważam. Gratuluję wam dobrej intuicji! Kroczcie naprzód, mamuśki, i nie oglądajcie się za siebie.

Rozpocznijcie naukę tak, jak opisałam to w rozdziale 5: *Jak pozbyć się pieluch*. Nie zapominajcie, że przechodzimy od etapu dziecka nieświadomego do takiego, które zauważy, że zrobiło siusiu, następnie do takiego, które rozumie, że robi siusiu, a na końcu do dziecka, które wie, że musi zrobić siusiu. Każdy z tych etapów zajmie wam nieco czasu, ale dopóki widzicie postępy – wszystko jest w porządku.

Niechętnie to piszę, ale muszę to zrobić: dziecko młodsze niż dwudziestomiesięczne przez jakiś czas może nie kojarzyć faktów związanych z siusianiem, bo nie ma jeszcze odpowiednio ukształtowanej samoświadomości. Nie przeszkadza to w kontynuowaniu nauki, ale będzie ona trwała dłużej i odpowiedzialność za ewentualne wpadki będzie spoczywać na rodzicach. Jeżeli pracujecie poza domem i nie macie chętnej do współpracy opiekunki, to prawdopodobnie powinniście poczekać. Realistyczny termin przejścia przez wszystkie etapy wynosi około miesiąca. Czy uważacie, że to zbyt długo? Jeżeli tak – poczekajcie. Jeżeli nie przeszkadza wam to i cieszycie się, że już za miesiąc pozbędziecie się pieluch – działajcie.

Opowiem wam, jak wyglądało to u mojego syna. Rozpoczęłam pierwszą próbę uczenia Pascala, gdy miał osiemnaście miesięcy. Byłam wówczas (i wciąż jestem) samotną mamą, prowadziłam sklep z ubraniami, a pracownicy żłobka, do którego chodził mój syn, nie chcieli ze mną współpracować (uważali, że chłopiec jest za mały). Już po pierwszym dniu nauki wiedziałam, że nic nie świta mu w głowie. Byłam rozczarowana, bo czułam, że potrafi sobie z tym poradzić, ale na tym etapie mojego życia dalsza nauka oznaczałaby dodatkowy stres. Dałam więc sobie spokój, a gdy Pascal skończył dwadzieścia dwa miesiące, nauczyłam go korzystać z nocnika w kilka dni.

Nawet jeżeli nie jesteście pewni, jak poradzi sobie wasza pociecha, nie zaszkodzi spróbować. Jeśli w tym wieku nie wszystko pójdzie po waszej myśli, zawsze możecie wrócić do pieluch i nie przeszkodzi to w późniejszych próbach. Przed dwudziestym miesiącem w życiu dziecka zachodzą spore zmiany związane z rozwojem i być może nie posiada ono jeszcze wystarczających umiejętności do opanowania trudnej sztuki korzystania z toalety. To wspaniale, że jesteście gotowi poświęcać dziecku uwagę i pomagać mu w nauce. Nie chcę was wystraszyć ani rozczarowywać, po prostu jestem wobec was szczera.

## Uczenie dzieci starszych niż trzydziestomiesięczne

Jeżeli wasze dziecko ma ponad trzydzieści, ale mniej niż trzydzieści sześć miesięcy, to zbliżacie się do punktu krytycznego, chociaż jeszcze nie wszystko stracone. Wciąż jest nadzieja. Mamy dzieci starszych niż trzydziestomiesięczne zawsze na początku żalą się: „Czuję się winna. Czekałam zbyt długo, a teraz szansa na łatwiejszą naukę przepadła".

Po pierwsze: pozbądźcie się poczucia winy. Połóżcie je na podłodze i podepczcie. Takie uczucia nikomu nie pomogą. Ufam, że naprawdę czekaliście na odpowiedni moment. Z pewnością nie przyszła wam do głowy myśl: „E tam, olejmy naukę korzystania z toalety". Wasze wyrzuty sumienia nie są więc do niczego potrzebne. Znaleźliście się w tym miejscu i mówi się trudno. Nauka powinna przebiegać zgodnie z planem przedstawionym w rozdziale 5: *Jak pozbyć się pieluch*. Musicie zwracać uwagę głównie na zachowanie. Opór typowy dla dzieci starszych niż trzydziestomiesięczne nie jest zwykle spowodowany nauką. Chodzi raczej o to, że mówicie jedno, a dziecko automatycznie odpowiada co innego. Należy balansować między zachęcaniem a wycofywaniem się. Starsze dziecko potrzebuje więcej prywatności, więc miejcie to na uwadze. Maluchy w tym wieku chcą być też bardziej niezależne. Zachęcanie i oddalanie się sprawdza się tu najlepiej. Chodzi o to, by przypomnieć o potrzebach fizjologicznych w dość swobodny sposób, np.: „Widzę, że musisz zrobić siusiu. Tu masz nocnik". Później od razu powinniście się wycofać – zarówno fizycznie, jak i mentalnie.

Starsze dziecko będzie też pewnie mieć trudności z wypróżnianiem się. Wróćcie do rozdziału 10 zatytułowanego *Kupka* i zwróćcie uwagę na wspomniany tam przeze mnie efekt jupitera wycelowanego w dziecko. Maluchy mające ponad trzydzieści miesięcy są znacznie bardziej przyzwyczajone do aury bezpieczeństwa, jaką zapewniają im pieluchy. Najlepiej postawić na prywatność i niezależność. Jak już wspomniałam, wiek od trzydziestu do trzydziestu sześciu miesięcy nie jest jeszcze punktem krytycznym, ale pewnego rodzaju ziemią niczyją o nieco rozmytych granicach. Czas zrobić to, co do was należy, a przy tym wykazać się poświęceniem i konsekwencją w postępowaniu.

## Jeżeli dziecko jest starsze niż trzydzieści sześć miesięcy

Nie ma co owijać w bawełnę. Według mnie taki wiek to już punkt krytyczny. Są tacy, którzy uważają, że to nowy optymalny moment na naukę korzystania z toalety. Z mojego doświadczenia wynika jednak, że jest to wówczas znacznie trudniejsze.

Raz jeszcze powtarzam – nie czas na wyrzuty sumienia. Znaleźliście się w tej konkretnej sytuacji i nic tego nie zmieni. Zapewne „czekaliście, aż dziecko będzie gotowe", ale teraz nie widać już żadnych oznak tej gotowości. Prawdopodobnie niedługo musicie posłać dziecko do przedszkola albo po prostu uświadomiliście sobie, że nareszcie nadszedł czas uporać się z tym tu i teraz.

Niezależnie od motywu czas wziąć się w garść i zrobić, co należy. W wypadku dzieci trzyletnich i starszych nauki związanej z korzystaniem z toalety nie ma zbyt wiele. Szczerze wątpię, że wasz maluch jest w tej dziedzinie niedoświadczony. Większość dzieci w tym wieku najczęściej okazuje sprzeciw poprzez histerię lub uporczywe, choć bardziej dyskretne, siusianie w majtki. Nie zważając na błędy popełnione w przeszłości, musicie rozpocząć teraz cały proces, który opisałam w rozdziale 5: *Jak pozbyć się pieluch*. Zacznijcie od zera, nawet jeżeli odnotowaliście już na tym polu jakieś sukcesy.

Jedna z moich klientek, Mary, zwróciła się do mnie o pomoc, ponieważ jej syn Dillon był już w wieku trzydziestu ośmiu miesięcy, a nie przyjęto go do przedszkola, gdyż nie potrafił samodzielnie korzystać z toalety. Chłopiec przeważnie samodzielnie robił siusiu, ale miał częste kłopoty z kupką. Czasami wypróżniał się w majtki, a czasami do sedesu. Wciąż też zdarzały mu się wpadki z siusianiem. Niekiedy stanowczo opierał się przed korzystaniem z toalety, a innym razem szedł tam bez sprzeciwu. Sytuacja wyglądała nieciekawie, a Mary odchodziła od zmysłów z powodu problemów z przedszkolem.

Poleciłam kobiecie, by ponownie rozpoczęła naukę od pierwszego dnia, w którym dziecko ma chodzić bez ubrań. Nie spodobał jej się ten pomysł, bo nie uważała, że musi zaczynać od zera. Jej zdaniem zrobiła z synem tyle postępów, że nie powinna teraz się cofać.

W takim przypadku, a być może i w waszym przypadku, musimy wiedzieć, co się nie udało. Nie da się wszystkiego naprawić, jeżeli nie wiemy, co się zepsuło, a widać było wyraźnie, że coś jest nie tak. W takiej sytuacji musicie wrócić do początku i zaliczyć wszystkie etapy po kolei. Jeżeli na którymś z nich natraficie na przeszkodę, trzeba ją będzie pokonać.

Mary rozpoczęła proces od nowa i przeszła z dzieckiem przez wszystkie opisane przeze mnie fazy. Dillon w końcu „załapał". Nigdy nie dowiedzieliśmy się, jaki błąd został popełniony przy pierwszym podejściu. Jednak dzięki powtórce udało się pomóc dziecku w osiągnięciu sukcesu.

Najlepsza analogia, jaka przychodzi mi na myśl, to sytuacja, w której dziecko nauczyło się dwudziestu liter alfabetu. To przecież całkiem spora część, prawda? Mimo to są one bezużyteczne bez znajomości pozostałych liter. Na tym etapie nie da się jednak pokazać dziecku brakujących liter i oczekiwać, że ułoży sobie wszystko w głowie. Musimy rozpocząć od A, później przejść do B i po drodze wstawiać brakujące litery. Wiemy, że maluch zna zarówno literę A, jak i B, ale bez powtórki nie będzie miał punktu odniesienia dla pozostałych liter.

To samo dotyczy ewentualnych problemów z nauką korzystania z toalety. Nie mam pojęcia, w którym miejscu popełniliście błąd i zapewne wy też tego nie wiecie. Trzeba więc zacząć od początku. Etapy, które dziecko już opanowało, będą miały jedynie charakter powtórki. Poza tym, tak jak w wypadku Mary, nie skupiałabym się na poszukiwaniu tego konkretnego elementu, który poprzednim razem się nie udał. Uczyłam tysiące dzieci i dobrze wiem, że taka metoda się sprawdza.

Oto wasze pierwsze zadanie. Zacznijcie od punktu wyjścia. Przypuszczalnie nie dowiecie się, co wcześniej nie poszło zgodnie z planem, ale może się zdarzyć, że jednak coś zauważycie, na przykład zbyt częste zachęcanie dziecka albo niedawanie mu okazji do wykazania się samodzielnością. Najczęstsze problemy u dzieci po trzecim roku życia są związane z zachowaniem. Moim zdaniem właśnie w tym okresie rozpoczyna się proces indywidualizacji. To etap, podczas którego dziecko zaczyna się od was oddzielać, a jego oznaką jest stawianie oporu czy testowanie granic. To wszystko jest typowe i jak najbardziej pożądane, ale gdy dorzucimy do równania siusiu i kupkę, to pojawia się walka o dominację na niespotykaną dotąd skalę. Zapewne już o tym wiecie. Nie piszę tego, by przypominać wam o porażce. Po prostu dobrze jest czasem wiedzieć, z czym się zmagamy.

Najlepszym sposobem na zakończenie wspomnianych przepychanek jest puszczenie swojego końca liny. No dobra, Jamie, ale jak to, u licha, zrobić? Należy przekazać dziecku odpowiedzialność za naukę. Nie wolno się z nim kłócić. Nie wolno się do niego przymilać, by nakłonić je do czegoś, co powinno zrobić. Nie wolno błagać ani negocjować. Oprócz tego nigdy, przenigdy nie wolno pokazać dziecku, że się boimy.

Pierwszy dzień dobrze jest rozpocząć, mówiąc dziecku: „Nauka korzystania z toalety nie poszła nam zbyt dobrze, więc pomogę ci nauczyć się wszystkiego jeszcze raz. Ty też możesz pomóc, dając mi znać, kiedy będziesz musiał zrobić siusiu albo idąc do toalety samodzielnie. Jeżeli chcesz, możesz też skorzystać z nocnika. Wybór należy do ciebie". Większość dzieci czeka, aż wykażecie się konsekwentnością. Nie twierdzę, że zawsze tak jest, ale to częsty przypadek. Tak więc wy czekacie, aż dziecko będzie gotowe, a tymczasem okazuje się, że to dziecko czeka na was. Wiem... to przygnębiające, ale tak bywa.

Nawet jeśli tego dnia napotkacie opór, w dalszym ciągu się wycofujcie. Zachęcajcie „od niechcenia", na przykład: „Powinieneś zrobić siusiu. Tu masz nocnik". Musicie wyjść z pokoju, by maluch sam podjął odpowiednią decyzję. Może to potrwać dzień lub dwa, więc bądźcie cierpliwi. Musicie znaleźć równowagę między zachęcaniem a wycofywaniem się.

W większości przypadków ta metoda powinna wystarczyć. Bardzo często widywałam mamy zaskoczone tym, jak łatwo tym razem ich „toaletowe potwory" dały się nauczyć właściwych nawyków. Wydaje mi się, że często jest to po prostu kwestia (a) konsekwencji w postępowaniu i (b) powrotu do początku. Jeżeli dziecko nie rozumie wszystkich elementów całego procesu, to często przestaje mu zależeć na sukcesie. To coś, co nazywam wewnętrznym głosem, który mówi dziecku „chrzanić to". Maluch myśli sobie: „Nie jestem w tym dobry, więc nie zamierzam dalej próbować". Większość dzieci bowiem chce odnosić sukcesy. Chcą robić to, co należy. Musimy w to wierzyć. Starsze maluchy często się buntują, bo nie nauczyły się czegoś, co powinny umieć.

Tak samo zachowują się dzieci, które w szkole mają reputację chuligana. Garbią się, nie uważają na lekcjach, zachowują się jak klasowi klauni. Zwykle okazuje się, że takie dziecko nigdy nie nauczyło się czytać albo cierpi na zaburzenia uczenia się. W razie problemów trzeba założyć, że wasza pociecha po prostu czegoś nie zrozumiała.

Powiedzmy więc, że zaczęliście od początku. Minęło kilka dni i wszystko wydaje się być na dobrej drodze. Wracacie zatem do normalnego trybu życia i nagle... ups! – znowu wpadka. Zalecam wyciągnięcie niewielkich, ale natychmiastowych konsekwencji. Nie chodzi o karę, lecz o sprawdzenie, czy odpowiednio zmotywowane dziecko potrafi poprawnie korzystać z nocnika czy sedesu. Musimy wiedzieć, czy maluchowi zwyczajnie nie zależy albo jest zbyt leniwy, czy może naprawdę nie potrafi tego kontrolować. Dowiemy się, czy potrafi zrobić to, o co go prosimy, gdy dodamy zewnętrzny czynnik motywujący. Konsekwencje powinny dotyczyć czegoś, na czym dziecku zależy, ale nie należy z nimi przesadzać. Według mnie ma to być po prostu szybka, nieinwazyjna metoda na ustalenie, czy wasze problemy wiążą się z zachowaniem dziecka, czy z czymś zupełnie innym.

Dobrze jest umieć odróżnić postawę dziecka podczas nauki korzystania z toalety od jego typowego, codziennego zachowania w innych sytuacjach. Jeżeli maluch nie siada, gdy go o to prosimy, to mamy do czynienia z nieodpowiednim zachowaniem. Skoro jesteście przekonani, że dziecko potrafi korzystać z nocnika, bo już kiedyś to robiło, ale czasami najzwyczajniej mu się nie chce – to niewątpliwie jest to wina zachowania. Z powodu złego zachowania zawsze powinniście wyciągać konsekwencje. Często moi klienci protestują przeciw temu, mówiąc, że nie powinno się wyciągać konsekwencji, gdy mamy do czynienia z problemami dotyczącymi załatwiania potrzeb fizjologicznych. Tak jak pisałam w jednym z poprzednich rozdziałów, w takim wypadku zachęcam rodziców do spojrzenia na reakcje dziecka w innym kontekście. Jeżeli wasza pociecha nie chce jeść kolacji, bierze swój talerz i rzuca go na podłogę, to co robicie? Starsze dziecko, które nie ma zamiaru siadać na nocniku, by zrobić kupkę, zachowuje się dokładnie w ten sam sposób. „Nie, dziękuję. Zrobię kupę w majtki, a wy możecie po mnie posprzątać".

Z doświadczenia wiem, że rodzice sami czują, kiedy należy wyciągnąć konsekwencje. Macie wtedy wrażenie, że dziecko arogancko z was drwi. Czujecie się wykorzystywani.

Jeżeli maluchowi wciąż zdarzają się wpadki, ale nic nie wskazuje na to, że chodzi o nieodpowiednie zachowanie, to być może powodem jest dość powszechny ostatnio problem: coraz więcej dzieci, zwłaszcza powyżej trzeciego roku życia, cierpi na zaparcia. Może tak być nawet wówczas, gdy maluch robi kupkę trzy razy dziennie. Niewydalony stolec może znacznie utrudniać dziecku zadanie. Wiem, że brzmi to niedorzecznie, ale to prawda. Najszybszym sposobem ustalenia, czy ta dolegliwość dotyczy dziecka, jest zrobienie zdjęcia rentgenowskiego. Lekarz ustali, czy rzeczywiście maluch cierpi na zaparcia i ewentualnie przepisze odpowiednie środki przeczyszczające. To najbardziej typowy scenariusz. Nie chciałabym was martwić, ale takie problemy zdarzają się coraz częściej i trudno powiedzieć, co jest tego przyczyną.

Najwyraźniejszym znakiem świadczącym o problemach z zaparciami jest to, że wasze dziecko ma ponad trzy lata i bardzo się stara. Mam na myśli długotrwałe (a nie kilkudniowe) sukcesy i autentyczny żal z powodu ewentualnych wpadek. Dzieci usiłują dotrzeć do nocnika czy sedesu na czas, ale kupka pojawia się za szybko. Czasem wydaje się, że to przypadek decyduje, czy maluch zdąży do toalety. Zauważyłam, że ten sprzeczny z intuicją efekt uboczny zaparć potrafi naprawdę zakłócić zdolność dziecka do wyczucia zbliżającej się kupki. Jeżeli wasza pociecha ma ponad trzy lata i stara się zdążyć do nocnika, ale nie zawsze jej się to udaje, to zrobienie zdjęcia rentgenowskiego pomoże rozwiązać ten problem, zanim sprawy ulegną pogorszeniu. Istnieje też specjalnie opracowany program zwany Soiling Solutions, który jest przeznaczony właśnie dla dzieci w wieku powyżej trzech i pół roku. Słyszałam o nim wiele dobrego i chociaż osobiście nie mam z nim żadnych doświadczeń, z czystym sumieniem mogę wam go polecić.

Jest jeszcze odmienny typ starszych dzieci, które potrafią przysporzyć rodzicom problemów. Chodzi o maluchy szczególnie oporne. Takie, które będą patrzeć wam prosto w oczy, siusiając na podłogę. Jeżeli trafi się wam takie dziecko, na pewno będziecie o tym wiedzieć. Relacje z nim bywają bardzo agresywne i poczujecie się, jakbyście byli jego zakładnikiem. Należy stanowczo stawić czoła takiemu zachowaniu. To nie jest zabawne i w przyszłości może doprowadzić do poważnych problemów. Pamiętajcie, że należy to traktować wyłącznie w kategoriach zachowań. Reagujcie tak, jakby dziecko spojrzało wam w oczy i powiedziało „P****** się". W gruncie rzeczy tak właśnie jest. W takiej sytuacji radzę szybko skontaktować się z terapeutą rodzinnym, gdyż na pewno nie ma to żadnego związku z nauką korzystania z toalety. Uważam jednak, że sprawa jest poważna i powinniście poszukać specjalisty. Nie lekceważcie tego.

Podsumowując: gdy wasze dziecko ma ponad trzy lata, naukę korzystania z nocnika czy sedesu należy potraktować bardzo stanowczo. Trzeba to załatwić jak najszybciej i niemal za wszelką cenę. W przypadku tak dużego dziecka istnieje o wiele większe ryzyko pojawienia się poważniejszych kłopotów. Wiem, że wielu dorosłych obawia się łatki „surowych rodziców" i nie chce, by ich pociecha nabawiła się traumy. Naprawdę to rozumiem. Ja też nie chcę nikogo krzywdzić. Jednak moim zdaniem konieczność wypisania dziecka z przedszkola z powodu niewykazywania samodzielności to o wiele bardziej traumatyczne przeżycie niż kontakt ze srogimi rodzicami.

ROZDZIAŁ 16

# RESET

Terminem „reset" określam sytuacje, w których z jakiegoś powodu nauka korzystania z toalety zupełnie się rozsypała, więc konieczny jest ponowny start i wymazanie dotychczasowych procedur.

Reset można zastosować tylko raz. Jeżeli spróbujecie wykonać go po raz kolejny, nie przyniesie pożądanego skutku. Po podjęciu decyzji o resecie ponownie zakładamy dziecku pieluchę i zostawiamy wszystko, co wiązało się z nauką. Optymalny czas trwania resetu wynosi od dwóch do czterech tygodni. Krótszy okres nie wystarczy, a dłuższy może wywołać „uzależnienie" od pieluch.

Reset okaże się konieczny, gdy dojdziecie do wniosku, że jesteście już u kresu sił. Nie mam jednak na myśli normalnego wyczerpania i frustracji towarzyszących pierwszym dniom nauki. Reset jest przeznaczony wyłącznie dla osób, które dały z siebie wszystko (naprawdę wszystko) i nie doczekały się postępów ze strony dziecka. Tak, chciałabym, żeby wasze dziecko samodzielnie załatwiało swoje potrzeby fizjologiczne. Chciałabym też jednak, żebyście nie oszaleli i aby wasz dom wciąż był przyjaznym środowiskiem, pełnym harmonii. Jeżeli jesteście wycieńczeni, odchodzicie od zmysłów i od ponad dwóch tygodni zmywacie mocz z podłogi, to powinniście rozważyć reset. Jeżeli cały wasz świat obraca się wokół pilnowania dziecka i myślicie wyłącznie o nauce korzystania z toalety, to warto tego spróbować.

Reset można wykonać w dwóch istotnych momentach.

1. Przed zastosowaniem rad zamieszczonych w niniejszej książce. Próbowaliście w jakiś sposób nauczyć dziecko siusiać do nocnika, ale skończyło się to porażką albo wręcz katastrofą. Usłyszeliście więc od znajomych o mojej książce i pobiegliście do komputera, by jak najszybciej ją zamówić. Nie możecie się doczekać rozpoczęcia nauki, ale wciąż musicie uporać się z bałaganem, którego narobiliście. RESET.
2. Po zakupie mojej książki i usilnych staraniach pokonania wszystkich etapów. Wasze dziecko nigdy nie zrozumiało, o co w tym wszystkim chodzi, a teraz jego zachowanie uległo pogorszeniu i na każdą wzmiankę o nocniku czy sedesie wpada w szał. Panuje wszechobecny chaos, a wy nie macie pojęcia, gdzie popełniliście błąd. RESET.

Resetu nie wolno stosować w wypadku dzieci starszych niż trzy lata. Jeżeli zajrzycie do rozdziału 15: *Dzieci młodsze niż dwadzieścia miesięcy i starsze niż trzy lata,* dowiecie się, że prawie każde dziecko, które sprawia wrażenie nieświadomego, w gruncie rzeczy demonstruje nieodpowiednie zachowanie, a nie braki w nauce.

Reset ma kilka uzasadnień, a głównym z nich jest fakt, że zarówno wy, jak i pozostała część rodziny będziecie mogli nieco odetchnąć. Jeżeli chcecie być skuteczni, musicie zachować przytomność umysłu. Płacz z powodu niepowodzeń w żaden sposób nie pomoże wykazać się stanowczością ani konsekwentnością. Wręcz przeciwnie – zaczniecie skłaniać się ku przekupywaniu dziecka i negocjacjom. Wiem coś o tym. Dziecko złamie was niczym gałązkę. Będziecie zdezorganizowani, a wasz maluch zobaczy, że nie panujecie nad sytuacją. Jeżeli zaś nie panujecie nad sytuacją, to pałeczkę dowodzenia przejmuje wasze dziecko, co jest dla niego niebezpieczne.

Drugim celem resetu jest chęć dania dziecku okazji do „pozbierania się" poprzez powrót do dobrze znanego mu status quo (czyli pieluch). Nauka korzystania z toalety to dla dziecka poważne zadanie. Jeżeli stawia ono opór, to znaczy, że wpada w rutynę. Podobnie jak przy okazji histerii, niczego się wówczas nie nauczy (próbowaliście kiedyś przemówić do rozsądku histeryzującemu maluchowi?). Nie ma sensu kontynuować nauki z dzieckiem, które popadło w rutynę. Dni pełne kłótni nie liczą się jako czas nauki korzystania z toalety. Dziecko się niczego nie uczy.

Reset pozwala też waszemu dziecku w pewnym sensie „wygrać", co ma swoje plusy. W takiej sytuacji maluch trochę się uspokaja, co sprawia, że kolejna próba będzie przebiegać znacznie łagodniej. Zwyciężył w pierwszej walce, więc wy możecie wygrać w kolejnej. Wiem, że brzmi to osobliwie, ale to prawda.

Należy również wziąć pod uwagę taką możliwość, że wasze dziecko wcale nie demonstruje buntu, lecz po prostu pokazuje niezrozumienie całej sytuacji z nocnikowym treningiem. Wskutek tego być może zastanawiacie się, czy w takim razie reset w ogóle jest zasadny. Decyzja należy do was. Całkowita nieświadomość utrzymująca się ponad tydzień to coś, czego nigdy nie widziałam u dziecka starszego niż dwadzieścia cztery miesiące. Zetknęłam się z dziećmi, które nie chciały zbliżać się do nocnika albo udawały, że on nie istnieje, ale to nie jest nieświadomość. To pasywny opór, który da się pokonać. O dzieciach młodszych niż dwudziestoczteromiesięczne wspomnę za chwilę.

Jak zastosować reset?

Po pierwsze – musicie ponownie zacząć nakładać dziecku pieluchy. Lepiej zacząć wieczorem, tuż przed snem, i kontynuować rano. Postarajcie się jednak unikać powrotu do pieluszek tuż po awanturze z okazującym sprzeciw dzieckiem. Gdy będzie ono krzyczało, a wy powiecie: „No dobrze! Zakładaj pieluchę!", dziecko poczuje się triumfatorem (nie mam tu na myśli „dobrego zwycięstwa", o którym pisałam chwilę wcześniej). Taka reakcja to nieodpowiedni sygnał.

W tym momencie dziecko powinno zrozumieć sytuację. Możecie mu o tym powiedzieć, używając dokładnie tych słów: „Nie korzystasz z nocnika tak, jak należy, więc założę ci znów pieluszkę, byśmy wszyscy mogli się nieco uspokoić". Nie traktujemy tego jako kary czy porażki, lecz jako przegrupowanie.

Po drugie, chowamy nocnik i ani słowem nie wspominamy o nauce. Możemy oczekiwać następujących rodzajów reakcji:

- Cisza. Dziecko nie będzie o tym mówić i faktycznie zauważymy, że odczuwa ono ulgę.
- Dziecko będzie pytać o naukę, ale nie będzie chciało korzystać z nocnika. Możecie powiedzieć mu to, co napisałam wcześniej, a później szybko zmienić temat. To nie jest odpowiedni moment na wykład poświęcony nieodpowiedniemu korzystaniu z nocnika.
- Wasza pociecha ni stąd, ni zowąd po raz pierwszy sama poprosi o nocnik. Tę sytuację wyjaśnię nieco później.

Po trzecie, po raz pierwszy od dawna będziecie mogli odetchnąć. Prawdopodobnie poczujecie, jakby ktoś „zwrócił wam wasze dziecko". Korzystajcie z tych chwil. Nie rozpamiętujcie przeszłości i nie obawiajcie się tego, co będzie jutro. Jest jak jest, a ten okres jest poświęcony wyłącznie na przegrupowanie i odzyskanie harmonii.

Po czwarte – ustalcie nową datę. Jak już pisałam, najlepiej ponownie zacząć po upływie czterech tygodni od daty resetu. W głowie dziecka wciąż będą tkwić myśli związane z nauką. Zapewniam was, że nie zapomni o wszystkim, czego je uczyliście. Pamiętajcie o wyznaczonej dacie i możecie nawet wspomnieć o niej swojemu maluszkowi: „Nie korzystałeś/aś z nocnika jak należy, więc go odstawiliśmy. Nie martw się, spróbujemy jeszcze raz w poniedziałek (czy w inny dzień)". Pamiętajcie, by powiedzieć to swobodnym tonem. Dziecko powinno wiedzieć, co je czeka, ale nie powinno się tego bać.

Jeżeli natomiast dziecko poprosi o możliwość skorzystania z nocnika czy sedesu i będzie się wydawało, że wie, co robi, to możecie dać mu jedną szansę. W razie udanej próby, powiedzcie: „Dziękuję. Zostawiam nocnik, ale jeśli nie będziesz z niego korzystać, to znowu schowam go na jakiś czas". Jeżeli maluch choć raz postanowi nie skorzystać z nocnika, to powinniście kontynuować reset niezależnie od tego, co powie. Ten proces nie może zmienić się w zabawę. Albo korzystamy z toalety, albo nie. Jeżeli dziecko obróci to w grę, znowu okaże się, że to ono rządzi, a to nie jest bezpieczne z psychologicznego punktu widzenia.

Pora na kilka zdań na temat wieku dziecka. Jak wspomniałam, jeżeli wasza pociecha ma ponad trzy lata, to nie powinniście decydować się na reset. Koniec, kropka. Jeżeli jednak ma mniej niż dwadzieścia dwa miesiące, możecie zastosować taką przerwę, ale wówczas będzie ona wyglądać nieco inaczej. W przypadku dziecka w takim wieku istnieje prawdopodobieństwo, że naprawdę nie rozumie ono, czego od niego chcemy. W tym okresie maluch bardzo szybko się rozwija i być może okaże się, że wybraliście nieodpowiedni moment. Nie traktujcie tego jako wymówki. Znam dzieci, które bez problemu nauczyły się korzystać z nocnika w wieku szesnastu miesięcy. Jeśli chcecie uczyć dziecko pomiędzy szesnastym a dwudziestym drugim miesiącem życia, to doskonale. Być może maluszek dał wam jakiś sygnał, że jest to możliwe. Zaufajcie swojej intuicji. Powinniście zauważyć postępy. Jeżeli ich nie ma, to zastanówcie się nad zastosowaniem resetu.

W wypadku dziecka w młodszym wieku nie ma potrzeby chowania nocnika. Jeżeli da wam ono znać, że chce z niego skorzystać, to powinno tak zrobić. Dzieci w tym przedziale wiekowym zwykle nie przejawiają problemów z zachowaniem lub są to dość błahe kłopoty. Szesnastomiesięczny maluszek naprawdę może nie rozumieć, o co wam chodzi. Mimo to powinniście ustalić nowy termin rozpoczęcia nauki, być może nieco później niż za cztery tygodnie. Pamiętajcie o swoim postanowieniu, by nie przyzwyczaić się zbytnio do pieluszek.

Szczerze mówiąc, wiek od dwudziestu dwóch do dwudziestu czterech miesięcy to dość niejasny okres. Niekiedy dziecko jest naprawdę nieświadome, a czasami wręcz przeciwnie. Sami musicie to określić. Moim zdaniem powinniście przyjrzeć się jego pozostałym umiejętnościom i sprawdzić, czy pojawiły się na czas, czy z opóźnieniem. Zwykle jest to najlepszym wyznacznikiem tego, czy można rozpocząć naukę korzystania z nocnika.

Rodzice czytający niniejszy rozdział lub zastanawiający się nad resetem reagują dwojako. Nieraz kontaktują się ze mną osoby, które odchodzą od zmysłów już drugiego dnia nauki i chcą wiedzieć, czy mogą przerwać naukę. Nie chcę być dla was surowa, ale to trochę za krótko, by stracić siły i cierpliwość. Wasze dziecko uczy się nowej umiejętności, a przecież żadna inna zdolność nie została przez nie opanowana tak szybko. Czas więc wydorośleć i stanąć na wysokości zadania. To wasze dziecko i to wy znacie je najlepiej. Dostosujcie metody nauczania, bądźcie kreatywni, zastanówcie się, gdzie mogliście popełnić błąd. Musicie naprawdę dobrze to wszystko przemyśleć. Nie chcę się znowu powtarzać, ale to wy jesteście ekspertami od własnych dzieci.

Druga reakcja, z jaką się spotykam, to zdecydowany opór przed resetem. Rodzicom wydaje się, że taki zabieg byłby krokiem wstecz. Przywołują wtedy ten jeden raz w ciągu ostatnich trzech dni, kiedy dziecku udało się zrobić siusiu do nocnika. „Przecież raz się udało!". Odpowiadam wówczas: „W większości przypadków faktycznie uważam, że najlepszym sposobem na naukę korzystania z toalety jest przezwyciężanie ewentualnych problemów. Ale jedno jedyne siusiu na trzy dni po dwóch tygodniach nauki to nie postęp. Utknęliście w martwym punkcie. Jedyną radą jest coś zmienić".

Einstein powiedział kiedyś: „Definicją szaleństwa jest powtarzanie tego samego w kółko, a jednocześnie oczekiwanie przy tym całkiem innych rezultatów".

Prawdopodobnie jeżeli zastanawiacie się nad resetem, to znaczy, że próbowaliście już wielu różnych rzeczy. Z jakiegoś powodu nic nie skutkuje. Pewnie nigdy nie dowiemy się, dlaczego. Musimy jednak wprowadzić jakieś zmiany i przekonać się, co przyniesie reset. Po krótkiej fazie chaosu wszystko się uspokoi. Gdy zastanawiacie się, gdzie popełniliście błąd lub co można zmienić, a jednocześnie wciąż uczycie dziecko korzystania z nocnika i wciąż musicie zmywać siusiu z podłogi, to w końcu oszalejecie. A szalone mamy to marne nauczycielki.

Jak wspomniałam na początku rozdziału, reset powinno się wykonywać przed przeczytaniem tej książki lub po jej lekturze. Nie róbcie jednego i drugiego. Załóżmy więc, że macie dziecko w wieku dwudziestu ośmiu miesięcy. Usiłowaliście je nauczyć siusiania do nocnika bez pomocy mojej książki, ale okazało się, że... dziecko nie potrafi samodzielnie korzystać z toalety. To jeszcze nie jest katastrofa. Kupiliście moją książkę, by doprowadzić sprawy do końca. W takim przypadku proponowałabym zacząć już tego samego dnia. Często słyszę od rodziców: „Wydaje mi się, że moja pociecha tylko czekała, aż pozbędę się pieluch". Ewentualnie możecie wyznaczyć datę ponownego rozpoczęcia nauki i do tego czasu zakładać dziecku pieluszki.

Jeżeli natomiast moja książka ma pomóc w naprawie beznadziejnej sytuacji, to zdecydowanie zalecam wykonanie resetu, zanim ponownie zaczniecie naukę.

Nie potrafię opisać każdej konkretnej sytuacji. Ufam waszej intuicji i wy również powinniście jej zaufać. Nikt nie zna waszego dziecka lepiej od was. Rozważcie wszystkie opcje i zdecydujcie się na wyjście, które wydaje się wam najodpowiedniejsze.

Reset naprawdę spełnia swoje zadanie tylko raz. W przeciwnym razie nauczycie swoją pociechę, że jeżeli zrobi wystarczająco dużą awanturę, to ugniecie się pod jej żądaniami. Chyba przyznacie, że to przepis na prawdziwą katastrofę.

ROZDZIAŁ 17

# WYJĄTKOWE OKOLICZNOŚCI

## Ekstremalny strach przez nocnikiem

Jak pisałam w rozdziałach 7: *Niepowodzenia pierwszej fazy* i 8: *Dylematy drugiej i trzeciej fazy*, może się okazać, że wasze dziecko panicznie boi się nocnika. Taka sytuacja zdarza się rzadko. W ciągu całej mojej kariery zetknęłam się jedynie z jedenastoma takimi przypadkami.

Po pierwsze musicie ustalić, czy na pewno chodzi o strach, a nie opór, i czy nie są to niewielkie obawy typowe dla dzieci próbujących czegoś nowego. Jedna z mam porównała „prawdziwy strach" z reakcją kota wpychanego do wiadra z wodą. Jeżeli wasze dziecko zachowuje się właśnie tak, to strach jest prawdziwy i towarzyszy maluchowi od samego początku. Często wydaje się, że takie dzieci boją się nocnika czy sedesu, ale może to być też lęk przed robieniem siusiu czy kupki. Czasem do końca nie wiadomo, który z tych aspektów korzystania z toalety jest źródłem obaw (bywa, że oba). Dziecku odczuwającemu autentyczny strach nie przemówimy do rozsądku i nie ma to nic wspólnego z kłopotliwym zachowaniem.

Trzeba pamiętać, że dziecko niczego się nie nauczy, dopóki będzie się bać. Jeżeli okaże się, że macie naprawdę strachliwe dziecko (ustalicie to w ciągu kilku kolejnych dni), to zalecam trochę inne podejście do nauki. Proces będzie się odbywać dużo wolniej i wbrew temu, co pisałam dotychczas, zastosujecie nieco bardziej swobodne podejście.

„Luźna" nauka korzystania z nocnika czy sedesu jest możliwa. Jednak w większości przypadków zaczynamy coraz bardziej skłaniać się ku pieluchom i wkrótce okazuje się, że na dobrą sprawę dziecko niczego się nie uczy. Jeżeli wasz maluszek naprawdę się boi, to musicie zwolnić tempo, ale nauka w dalszym ciągu powinna się odbywać. Na początku trzeba jednak przezwyciężyć strach.

Nocnik powinien stać na widoku, najlepiej w łazience, i powinien przynajmniej przypominać nocniki produkowane przez firmę BabyBjörn. Wolałabym, żebyście nie używali nocników, które mogą pełnić funkcję np. schodków, ani produktów, które można pomylić z czymkolwiek innym. Zabierajcie dziecko ze sobą do łazienki tak często, jak to możliwe. Jeśli chce, może siadać na nocniku, nawet gdy ma na sobie majtki. Możecie mimochodem zaproponować, by z niego skorzystało. W tym wypadku jest to dozwolone, bo tym razem akurat potrzebujemy zgody dziecka. To rzadki przypadek, kiedy dziecko naprawdę musi oswoić się z nocnikiem. Spróbujcie je namówić, by zrobiło do niego siusiu przed kąpielą lub rano, gdy się ubiera. Idźcie do przodu powoli. Jeżeli maluch odmówi, odpowiedzcie: „W porządku. Może jutro". Nie poddawajcie się. Bądźcie uparci, ale nie napastliwi.

Spotkałam się zaledwie z jedenastoma przypadkami autentycznego strachu przed nocnikiem, więc nie uznaję się za eksperta od tego typu sytuacji. Mimo to powolne postępy i tempo nauki dostosowane do potrzeb dziecka sprawdziły się w przypadku tej jedenastki. Cały proces trwał dwa miesiące i wszystkie dzieci udało się pomyślnie nauczyć samodzielnego korzystania z toalety. Jeżeli strach nie ustępuje, a postępy w nauce nie nadchodzą, to radzę sprawdzić, czy źródło obaw nie leży gdzieś indziej. Zaburzenia lękowe diagnozuje się obecnie u coraz większej liczby dzieci. Jeżeli macie wrażenie, że wasza pociecha za bardzo się czegoś boi, należy szukać pomocy u specjalisty. Nie chcę was straszyć, ale najlepszym lekarstwem jest odpowiednio wczesna interwencja. Jak pisałam w rozdziale 10: *Kupka*, wydaje mi się, że za strach u naszych dzieci odpowiada ogólny stan współczesnego świata, a nie wasze konkretne działania.

## Wcześniaki

Jeżeli wasz maluszek był wcześniakiem i urodził się ponad cztery tygodnie przed terminem, a potem spędził dłuższy czas na oddziale intensywnej terapii dla noworodków lub miał utrudniony kontakt z matką, to naukę korzystania z nocnika można nieco opóźnić. Nie jest to jednak reguła i pisząc „opóźnić", mam na myśli naukę w wieku trzydziestu, zamiast dwudziestu dwóch miesięcy. Nie każę wam czekać, aż dziecko skończy trzy i pół roku. Wcześniaki nieco odstają na tle swoich rówieśników w różnych dziedzinach. Polecam przyjrzeć się innym ważnym etapom rozwoju. Jeżeli były one nieco opóźnione, to powinniście uwzględnić to przy okazji nauki korzystania z nocnika. Nie traktujcie tego jednak jako wymówki i nie zwlekajcie zbyt długo – wasze dziecko po prostu potrzebuje nieco więcej czasu. Większość takich dzieci, które miałam okazję uczyć, dogoniły w rozwoju swoich rówieśników w wieku dwudziestu czterech miesięcy.

## Adopcja

Jeżeli adoptowaliście dziecko, zwłaszcza pochodzące z innego kraju, powinniście skupić się na wytworzeniu z nim więzi, zanim zaczniecie je uczyć. Na moje zajęcia przyszła kiedyś mama, której córeczka trafiła do niej mocno poobijana. Z powodu braków w personelu sierocińca opiekunki przywiązywały dzieci do nocników, aż te zrobiły to, czego od nich oczekiwano. Z oczywistych względów w tym przypadku z nauką trzeba było poczekać. Nigdy nie widziałam, by adoptowane dziecko miało jakieś trudności z nauką korzystania z toalety, więc nie radziłabym się zbytnio nad tym zastanawiać – z wyjątkiem uwagi, by nie przyspieszać na siłę procesu nauki. Jeżeli adoptowaliście bardzo małe dziecko, to możecie normalnie postępować według moich wskazówek.

Gdy po raz pierwszy spotkałam Monę, właśnie adoptowała dwunastomiesięcznego chłopca. Był on bardzo bystry i wydawał się gotowy do rozpoczęcia nauki. Razem z Moną podejrzewałyśmy, że w jego rodzimym kraju ktoś już rozpoczął z nim naukę. Tym razem jednak przedsięwzięcie nie powiodło się, a po kilku dniach maluch zaczął bać się nocnika. Obie zdecydowałyśmy, że wziąwszy pod uwagę olbrzymie zmiany w jego życiu, najlepiej będzie zacząć zgodnie z wytycznymi dotyczącymi „ekstremalnego strachu" (podanymi na stronie 273). Po miesiącu chłopiec opanował potrzebne umiejętności. Mona była zachwycona, bo chociaż proces trwał dłużej niż zakładała, świadomość posiadania dziecka, które potrafi samodzielnie korzystać z nocnika, była czymś wspaniałym. Natura adopcji polega zwykle na tym, że trafiając do was, dziecko znajduje lepszy dom. Mimo to mamy do czynienia z olbrzymią zmianą, podobnie jak w wypadku nauki korzystania z toalety. Zaufajcie przeczuciom i matczynej intuicji.

## Opóźnienia rozwoju ogólnego i emocjonalnego

Jeżeli u waszego dziecka zdiagnozowano opóźnienie emocjonalne lub ogólnorozwojowe, to naukę korzystania z toalety również można odsunąć w czasie. Piszę „zdiagnozowano", ponieważ w zasadzie każde dziecko rozwija się inaczej i chociaż czasami może wydawać się, że coś nie jest w porządku, to wcale nie znaczy, że istotnie mamy do czynienia z opóźnieniem. Znam dzieci, które nie mówiły ani słowa do momentu ukończenia trzech lat, a później nagle zaczęły prowadzić normalne rozmowy z innymi osobami. Czasami rodzice wykorzystują to jako wymówkę: „No cóż, dziecko nie jest może opóźnione, ale nie robi tego i tamtego... nie wiem, czy jest gotowe na naukę nawyków toaletowych". Dlatego jeżeli chcecie opóźniać naukę, potrzebna wam będzie diagnoza lekarska. Z oczywistych powodów charakter opóźnienia będzie miał wpływ na to, kiedy powinno się rozpocząć odzwyczajanie dziecka od pieluch. Najlepiej przedyskutować to z pediatrą. Możecie zapytać: „Czy u naszego maluszka istnieją jakieś przeciwwskazania do rozpoczęcia nauki korzystania z nocnika?". Jeżeli na przykład mamy do czynienia z opóźnieniem dotyczącym mowy, to nie ma przeszkód, by zacząć trening nocnikowy. Jeśli jednak w grę wchodzi opóźnienie związane z przetwarzaniem informacji, może się okazać, że trzeba będzie trochę poczekać.

To, że wasze dziecko jest opóźnione, nie znaczy wcale, że powinniście rezygnować z nauki korzystania z nocnika. Kiedy myślę o dzieciach specjalnej troski, przypomina mi się pewien odcinek programu *Supernanny*[**] (nie ukrywam, że lubię ten program). Występował w nim pięcioletni chłopiec cierpiący na cukrzycę typu 1. Był on tyranem i rządził całym domem. Wszystko, co robił, uchodziło mu na sucho, ponieważ rodzice bardzo bali się o jego życie. Gdy na miejscu pojawiła się superniania: (a) przedstawiła rodzicom listę znanych osób cierpiących na cukrzycę typu 1 oraz (b) pokazała im, w jaki sposób strach przeszkadza im wyznaczać dziecku odpowiednie granice i być dobrymi rodzicami. Gdy nareszcie przejęli kontrolę, zachowanie chłopca nie tylko się poprawiło, ale był im wdzięczny za to, że jest traktowany normalnie. Dzięki temu mniej obawiał się śmierci.

Niezależnie od tego, co dzieje się wokół, wasze dziecko zasługuje na zdrowe i normalne dzieciństwo. Spróbujcie się zastanowić, jak zachowalibyście się w sytuacji, gdyby rozwijało się ono prawidłowo. Nie traktujcie przypadłości malucha jako wymówki do zaniechania nauki. Najlepiej omówić konkretne sytuacje z pediatrą, by dowiedzieć się, w jaki sposób dane ograniczenia wpływają na dziecko. Uważajcie jednak, bo z doświadczenia wiem, że niezależnie od opóźnienia dzieci radzą sobie tym lepiej, im wcześniej rozpoczną naukę. Być może będziecie musieli podjąć decyzję, czym zająć się w pierwszej kolejności, a co zostawić na później. Naukę korzystania z toalety niestety często odkłada się tak długo, aż zostaje nam pięciolatek, który wciąż chodzi w pieluchach. Oczywiście należy zadbać o to, by dziecko zostało poddane terapii logopedycznej czy zajęciowej, ale nie można dopuścić, aby nauka korzystania z nocnika została zepchnięta na boczny tor, gdyż z każdym kolejnym rokiem będzie ona trudniejsza.

* Polska edycja tego brytyjskiego programu znana jest pod nazwą Superniania – przyp. tłum.

Zwróciła się do mnie Megan, matka dwóch chłopców cierpiących na zaburzenia przetwarzania sensorycznego. To już z natury skomplikowana diagnoza. Jej starszy syn rozpoczął naukę korzystania z toalety w wieku trzech lat. Proces ten zajął mu rok, co wydaje się normalne, zważywszy na charakter zaburzenia. Kobieta intuicyjnie wyczuwała, że powinna rozpocząć naukę z młodszym synem, gdy ten miał dwadzieścia cztery miesiące, choć liczyła się z podobnymi problemami. Tak się jednak nie stało. Chłopiec miał trudności ze zdejmowaniem ubrań przed robieniem kupki, ale jego mamie to nie przeszkadzało. Była zachwycona tym, że nauka trwała o wiele krócej niż poprzednio. Megan uważała, że sukces to moja zasługa, ale wydaje mi się, że to nieprawda. Sądzę, że po prostu zaczęła w odpowiednim momencie.

Niezależnie od tego, z jaką diagnozą żyje wasza pociecha, najlepiej jest oceniać jej krzywą uczenia się na podstawie innych osiągnięć. Dzieci z zaburzeniami autystycznymi naprawdę kiepsko znoszą wszelkiego rodzaju zmiany. A że zrezygnowanie z pieluch to jedna z większych zmian, toteż nauka może przebiegać podobnie jak u dziecka z objawami skrajnego lęku przed nocnikiem. W zależności od konkretnej sytuacji możecie skorzystać zarówno z porad prywatnego specjalisty do spraw nauki korzystania z toalety, jak i odpowiedniego terapeuty.

## Regresja i duże zmiany

O regresji wspominałam w rozdziale 3: *Mity i błędne przekonania*, ale aspekt ten zasługuje na szerszą wzmiankę. Regresja to krok wstecz. W przypadku nauki korzystania z nocnika chodzi o to, że dziecko, któremu już nie zdarzały się wpadki, nagle zaczyna je miewać. O regresji najczęściej słyszy się w sytuacji, gdy rodzina spodziewa się drugiego dziecka, ale w gruncie rzeczy każda większa zmiana może spowodować powrót do dawnych zachowań.

W przypadku wszystkich sporych zmian, zwłaszcza takich, jak pojawienie się w domu nowego dziecka, wasz maluch będzie domagać się uwagi. Przy nowym członku rodziny większość dzieci zaczyna się zachowywać nieodpowiednio. Jeżeli nie jest to regresja przy nauce korzystania z nocnika, to może to być bicie, gryzienie czy po prostu ignorowanie noworodka. Nowe dziecko jest przytulane, brane na ręce i nigdy nie robi nic złego. Starsze zaś ciągle słyszy: „nie", „nie rób tego", „przestań". Nie da się tego uniknąć – poświęcacie noworodkowi więcej uwagi, bo nie macie innego wyjścia – maluszek się jej domaga. Starsze dziecko postanawia więc „zapomnieć" o kilku rzeczach, których się nauczyło. Pamiętajcie, że w oczach dziecka przyciągnięcie uwagi rodziców, nawet w negatywnym kontekście, jest lepsze niż jej brak.

To, w jaki sposób rozwiążecie problem starszego dziecka domagającego się uwagi, zależy od was. Rodzice często specjalnie wyznaczają sobie czas tylko dla malucha. Osobiście polecam, by jak najczęściej powtarzać mu, jak bardzo kochacie wszystkie swoje dzieci. Może się to wydawać oczywiste, bo jesteśmy przekonani, że nasze dzieci doskonale wiedzą, jaką miłością je darzymy. Mimo to wciąż trzeba im to powtarzać. Muszą wiedzieć, że w naszym sercu jest dość miejsca dla wszystkich członków rodziny.

Polecam też jak najczęściej przypominać starszemu dziecku o rzeczach, których noworodek nie umie: „Brawo! Umiesz sam jeździć na rowerku. Twoja siostrzyczka jeszcze długo nie będzie tego potrafiła!" albo „To wspaniale, że potrafisz już robić siusiu do nocnika. Twoja siostra wciąż musi nosić pieluszki. Na pewno ona też ucieszy się, gdy już nauczy się korzystać z nocnika. Pokaż jej, jak to się robi".

Pamiętajcie, że wszystko to ma na celu przezwyciężenie fazy regresji. Nie chcemy podsycać nieustającej rywalizacji pomiędzy rodzeństwem. Dziecko powinno wiedzieć, że doceniamy jego umiejętności i że ma przewagę nad nowym, słodkim intruzem. Duma to potężne narzędzie pomagające w nauce korzystania z nocnika.

Nie zapominajcie też, że noworodek i potrzeba zwrócenia na siebie uwagi to nie jedyne czynniki, które mogą wywołać regresję. Zmienił się cały model funkcjonowania rodziny. Kiedyś było was troje, a teraz jest czworo. Wszystko się pomieszało. Świat waszego malucha stanął na głowie, choć pozornie może się wydawać (rzadko), że nic się nie zmieniło.

Dzieci są jak zbiorniki na paliwo. Czasem zapala się „rezerwa". Gdy w domu pojawia się nowy członek rodziny, wszyscy niemal „jadą na oparach". Pamiętajcie, że niewiele trzeba, by napełnić pusty bak. Wciąż mnie to zadziwia. Przez kilka dni Pascal potrafi powoli skłaniać się ku nieodpowiedniemu zachowaniu – staje się wówczas bardziej wymagający, trochę marudny i zrzędliwy. Później jednak uświadamiam sobie, że ostatnio nie grałam z nim w żadne gry i nie poświęcałam mu zbyt wiele czasu. Gdy tylko znajduję dla niego chwilę, złe zachowanie natychmiast znika. Zmiana jest błyskawiczna. Nasze maluchy nie potrzebują od nas aż tak wiele uwagi, ale musimy umieć im ją okazywać. Zagrajcie czasem z dzieckiem w planszówkę albo skupcie się na wspólnym budowaniu torów dla ciuchci. Po raz kolejny.

Wszystko, co robimy jako rodzice, robimy dla naszych pociech. Całe nasze życie obraca się wokół nich. Myślimy więc sobie: *Jakim cudem mam mu poświęcać jeszcze więcej uwagi*? Ja również czasami odnoszę wrażenie, że gdy choć trochę skoncentrujemy się na dziecku, ono od razu przyklei się do nas i nie będzie chciało puścić. Na ogół jednak dzieci nie potrzebują wiele. Musimy jednak poświęcać się im w całości. No tak, znowu zaczynam pisać o latach 90. i przewadze jakości nad ilością. Ale to wszystko prawda. Gdy siadam obok dziecka i gram z nim w Uno – naprawdę gram i nie sprawdzam w tym czasie smsów, e-maili ani nie zajmuję się niczym innym – Pascal napełnia swój bak. Gotowe – niewłaściwe zachowanie znika i po chwili chłopiec znów bawi się sam. Zawsze mnie to zachwyca. Nie wymyślajcie więc jakichś sztucznych chwil z dzieckiem, bo gdzieś o tym wyczytaliście. Pobawcie się z nim i napełnijcie jego bak uwagą. Będzie znacznie bardziej wyrozumiałe, gdy okaże się, że musicie na chwilę je zostawić, by nakarmić noworodka.

Regresje istotnie się zdarzają, ale nie jest to reguła. Zauważyłam, że gdy nastawicie się, że coś się zdarzy, wtedy zazwyczaj to coś faktycznie nastąpi. Nie pozwólcie, by strach przed regresją odwiódł was od uczenia dziecka korzystania z nocnika, kiedy spodziewacie się następnego potomka. Takie opóźnienie nie będzie dla was korzystne. O wiele prościej jest się przegrupować i wrócić do gry po ewentualnej regresji, niż zaczynać od zera. Przypomina to ćwiczenia fizyczne. Gdy nabierzecie formy i wykształcicie odpowiednie nawyki, to nawet jeśli na jakiś czas zrobicie sobie przerwę, później będzie wam łatwiej zacząć ponownie. Wiecie już, co trzeba robić, a wasze mięśnie też mają pamięć. Lepiej jest wdrażać u dziecka nawyki toaletowe przed urodzeniem się kolejnego potomka. Później maluch szybko przypomni sobie, czego już się nauczył.

Chciałabym zaznaczyć, że nigdy nie zetknęłam się ze szczególnie dużą regresją. Wielu dzieciom zdarza się miewać wpadki, ale czasem trudno określić, czy wynikają one z problemów z zachowaniem, czy z tego, że rodzice zanadto skupiają się na noworodku, zamiast na pilnowaniu nocnikowego treningu starszego dziecka.

Warto wspomnieć o czymś jeszcze: jeżeli któraś z was jest teraz w ciąży i zastanawia się, czy powinna uczyć dziecko teraz czy po porodzie, to może nikt wam tego nie powiedział, ale jedno dziecko plus drugie dziecko równa się chaos porównywalny z piątką potomstwa. Co najmniej przez dwa miesiące po porodzie nie będziecie miały nawet chwili na złapanie oddechu. Być może mi nie wierzycie, ale uczciwie was uprzedzam. Nie łudźcie się, że zdołacie rozpocząć naukę dwa tygodnie po urodzeniu dziecka. To nierealne. Zazwyczaj przychodzą do mnie mamy około siódmego miesiąca ciąży. Ich starsze dziecko ma dwadzieścia cztery miesiące, a kobiety zastanawiają się, czy powinny zaczynać naukę teraz, czy po porodzie. Na korzyść pierwszej opcji przemawia fakt, że macie jeszcze dwa miesiące na rozpoczęcie i zakończenie całego procesu. Jeżeli się ich nie wykorzysta, to miną dwa miesiące do porodu, a potem dwa kolejne na złapanie oddechu. Następnie jeszcze dwa, zanim mama poczuje się w miarę normalnie. Realnie mowa tu więc o uczeniu dziecka w wieku trzydziestu miesięcy, podczas gdy trzeba też zajmować się czteromiesięcznym maluszkiem. Uwierzcie mi: lepiej zacząć uczyć dziecko przed porodem. Jeżeli przegapicie tę okazję, potem wszystko będzie trudniejsze.

Również inne istotne zmiany potrafią wywołać regresję. Na przykład przeprowadzka czy rozwód. Tego typu sytuacje zawsze są stresujące i to niezależnie od tego, jak bardzo jesteście pewni siebie. Nie lekceważcie swojego dziecka. Ono wyczuwa wasz stres. Z pewnością odczuwa napięcie panujące w domu, nawet jeżeli wydaje się wam, że nic przy nim nie mówicie lub w żaden sposób nie wyrażacie negatywnych emocji. Dzieci mają silną intuicję. Oddychają i żyją naszą energią.

Stresu i napięć nie da się uniknąć i najlepiej jest wytłumaczyć dziecku wszystko w taki sposób, by zrozumiało. Powiedzcie: „Wiesz, że mama i tata mają teraz problemy. Wyczuwasz to, prawda? Ustalimy, co będzie dla nas wszystkich najlepsze" lub „Sam widzisz, jak bardzo denerwuję się tą przeprowadzką. Byłam taka zajęta pakowaniem się i przygotowaniami, że być może spędzałam z tobą za mało czasu. Pobawmy się razem".

W trakcie takich rozmów nie wspominajcie o regresji. Dziecko odbierze to tak, jakby jego wpadki były przyczyną całego problemu. Chodzi nam o wyjaśnienie czegoś, o czym nikt nie chce mówić, a nie o zwróceniu uwagi na objawy, których się spodziewacie.

## Słuchajcie swojego dziecka!

To okazja, by pozwolić dziecku wyrazić swoje uczucia. Gdy otworzycie te drzwi, zadziwi was, co potrafią powiedzieć maluchy. Wystarczy poświęcić nieco uwagi ważnym problemom, by zapobiec wielu dalszym wpadkom i innym przykładom nieodpowiedniego zachowania. Nie składajcie jednak obietnic bez pokrycia. Rozmawiajcie i zadawajcie pytania nawet wówczas, gdy wydaje się wam, że dziecko jest za małe, by wszystko zrozumieć. Możecie być pewni, że wszystkie informacje do niego docierają.

Ostatnia uwaga dotycząca regresji: nie wracajcie do pieluch! Wiem, że powtarzam to po raz tysięczny, ale to bardzo ważne. Gdy nauka się już rozpoczęła i jesteście choćby w pierwszych fazach, założenie dziecku pieluchy daje bardzo wyraźny przekaz: „Nie ufam ci. Codziennie powtarzam, że sobie poradzisz i że w ciebie wierzę, ale tak naprawdę ci nie ufam". To bardzo szkodliwe dla całego procesu. Jeżeli wy nie zaufacie dziecku, ono nigdy nie zaufa sobie.

I ponownie – cały proces nauki jest napędzany przez waszą energię, wasze nastawienie i sygnały niewerbalne. Bądźcie zatem pewni siebie i opanowani.

ROZDZIAŁ 18

# OSTATECZNE ODPOWIEDZI

W niniejszym rozdziale zamieszczam odpowiedzi na pytania, które często słyszę. W teorii nie ma czegoś takiego jak głupie pytania, ale... no cóż.

Gwoli ścisłości, odpowiedzi, które znajdziecie poniżej, zostały już udzielone we wcześniejszych rozdziałach książki, ale skoro i tak wszyscy ciągle mnie o to pytają, to postanowiłam zwięźle i jednoznacznie przedstawić je raz jeszcze, zgromadzone w jednym miejscu.

### *Czy naprawdę potrzebny mi nocnik?*

To naturalnie zależy tylko od was. Moja ostateczna odpowiedź brzmi: TAK. Jeżeli chcecie kształtować w dziecku samodzielność, to przyda się wam nocnik. Co więcej, wymusza on pozycję kuczną ułatwiającą wydalanie. Większość rodziców, którzy postanawiają uczyć dziecko bez pomocy nocnika, już po pierwszym dniu nauki szuka go po nocach w sklepie. O wiele prościej jest zacząć, mając nocnik pod ręką.

*Czy mogę spróbować założyć dziecku majtki? Boję się, że...*

Ostateczna odpowiedź brzmi: TAK. Zawsze możecie spróbować. Jeżeli uważacie, że paradowanie dziecka bez bielizny jest wstydliwe, a nawet odrażające, to możecie sprawdzić, jak wam pójdzie. Słyszałam, że niektórzy boją się infekcji. Nigdy w życiu nie spotkałam się z takim przypadkiem. Zalecam nie zakładać dziecku majtek przez co najmniej pierwsze dwa tygodnie. Jeżeli jednak chcecie spróbować, decyzja należy do was. Nie mówcie, że nie ostrzegałam. Jeżeli dziecko się zmoczy, nie przywiązujcie się zbytnio do ubrań – po prostu je wyrzućcie.

*Czy można w jakiś sposób przekonać się, że dziecko jest gotowe do rozpoczęcia nauki?*

Moja ostateczna odpowiedź: NIE. Napisałam tę książkę. Mówiono mi, że jest mądrze napisana. Nie potrafię przekonać was, że wasza pociecha jest gotowa do nauki. Jeżeli jednak wy w to wątpicie, to czeka was katastrofa. Skoro nie macie pewności, to dziecko też nie będzie jej miało. A wówczas czeka was sporo sprzątania.

*Czy mogę spróbować swoich sił z systemem nagród? U mojej sąsiadki/przyjaciółki/siostry to się sprawdziło...*

Moja ostateczna odpowiedź brzmi: to zależy od was. Nie obchodzi mnie, jaką taktykę przyjmiecie. Nie pomogę wam posprzątać bałaganu, jakiego narobicie, oferując dziecku nagrody. Jeżeli to wszystko skończy się wielką walką o dominację, nie będzie to moja wina. Nie chodzi jedynie o naukę korzystania z nocnika. Nagrody są źródłem katastrof także w innych aspektach życia dziecka. Jeżeli naprawdę chcecie, to proszę bardzo. Ostrzegałam was.

*Zaczęłam już naukę i stosuję system nagród. Jak mogę to przerwać?*

Moja odpowiedź: po prostu przestańcie. Możecie wyjaśnić wszystko dziecku albo powiedzieć wprost: „Nie. Już tak nie robimy. Mama i tata robią siusiu i kupkę do sedesu. Tak to się robi. Nie dajemy już nagród".

*Nie potrafię wstawać w środku nocy, by sadzać dziecko na nocniku. Co mam robić?*

Moja odpowiedź brzmi: kupić więcej pieluch. Nie chcę, by zabrzmiało to brutalnie... choć właściwie to chcę. Nie mogę nic więcej powiedzieć na ten temat. Jeżeli jesteście absolutnie pewni, że nie dacie rady uczyć dziecka w nocy, to po prostu tego nie róbcie. Poczekajcie, aż poczujecie się na siłach. W końcu jednak będziecie się musieli tym zająć.

*Nie czuję się komfortowo, wyciągając konsekwencje wobec dziecka z powodu zachowań związanych z nauką korzystania z nocnika. Czy istnieje jakieś inne wyjście?*

Ostateczna odpowiedź brzmi: nie bardzo. Jeżeli ustaliliście, że naprawdę macie do czynienia ze złym zachowaniem, a nie z problemami z nauką, to musicie coś z tym zrobić (upewnijcie się, proszę, że wasze dziecko nie potrzebuje więcej czasu na naukę). Zakładam, że skłaniacie się ku konsekwencjom, ponieważ próbowaliście już wszystkiego. Jak już pisałam, wyciąganie konsekwencji jest pomocne, gdy chcemy się przekonać, czy dziecko faktycznie potrafi to, czego od niego wymagamy. Konsekwencje często bywają opacznie pojmowane. Nie sugeruję, byście wyżywali się na waszym maluchu, jakby co najmniej spaliło dom. Chodzi raczej o zabranie mu ulubionej zabawki. Nie musi to być przeprowadzone w szczególnie okrutny czy dramatyczny sposób. Celem jest po prostu uświadomienie dziecku istnienia przyczyny i skutku. Jeżeli nie stosujecie żadnych procedur opartych na konsekwencjach czy dyscyplinie (poza nauką korzystania z toalety), to pora się nad tym zastanowić.

Nawet wśród moich znajomych wielu rodziców myśli, że wyciąganie konsekwencji w nauce korzystania z toalety wydaje się czymś nieodpowiednim i nie jest konieczne w przypadku dwulatka. Powiem wam prawdę: wkrótce wasz dwulatek będzie pięciolatkiem. Nie możecie zacząć reagować w takim wieku. Możecie próbować, ale to dość trudne. Znam dwoje ludzi, z którymi musiałam się rozstać, ponieważ nie wierzyli oni w dyscyplinę ani konsekwencje pod żadną postacią. Teraz muszą radzić sobie z maniakalnymi pięciolatkami, którzy nie dają się w żaden sposób kontrolować. To ostrzeżenie dla was. Powtarzam po raz enty – dyscyplina nie jest równoznaczna z okrucieństwem. Chodzi wyłącznie o granice i konsekwentność.

### *Nasz dom jest beznadziejnie rozplanowany i łazienka jest bardzo daleko od pokoju dziecka... co robić?*

Ostateczna odpowiedź: przeprowadźcie się. Trochę żartuję, a trochę mówię serio. To wy zdecydujcie. Nie mogę zmienić układu pomieszczeń w waszym domu. Możecie rozmieścić wszędzie małe nocniki, a nawet porozstawiać po pokojach plastikowe kubki. Bądźcie kreatywni. To w końcu wasz dom.

### *Mam wrażenie, że moje dziecko jest gotowe, ale wszyscy odradzają mi rozpoczęcie nauki. Nie chciałabym naciskać dziecka.*

Moja ostateczna odpowiedź: p******ć wszystkich. To wy jesteście rodzicami. To wy jesteście ekspertami od własnego dziecka. Jeżeli intuicja podpowiada wam, że jest ono gotowe, to nie dajcie sobie wmówić niczego innego. Nie powinniście też rozpisywać się na ten temat na Facebooku. Nie mogę dać wam odwagi – sami musicie ją w sobie odnaleźć. Wierzę w was i waszą intuicję. To tyle.

*Mamy do dyspozycji jedynie cztery dni, a później przez całe lato będziemy w podróży. Jeżeli jednak zaczekamy, to obawiam się, że stracimy najdogodniejszą okazję.*

Moja ostateczna odpowiedź: jeżeli w danym okresie dziecko będzie miało trzy lata lub więcej, to musicie przerwać podróż i zająć się tym jak najszybciej. Jeżeli jednak maluch ma mniej niż trzydzieści miesięcy, można poczekać. Cztery dni na pewno nie wystarczą, by uporać się z nauką.

Otrzymuję wiele podobnych pytań. Powtarzam raz jeszcze... nie zmienię waszego grafiku. Mogę wam jedynie powiedzieć, że nauka korzystania z nocnika to proces. Im większa presja, by osiągnąć sukces, tym większe ryzyko porażki. Jeżeli nieświadomie będziecie naciskać na dziecko, to sytuacja szybko się skomplikuje.

*Moje dziecko nienawidzi chodzić nago. Co robić?*

Moja ostateczna odpowiedź: dziecko powinno być nagie co najmniej od pasa w dół. Nie złapiecie siusiu, dopóki nie zobaczycie, jak dziecko zaczyna je robić. Gdy mocz przesiąknie przez materiał, pęcherz malucha będzie już pusty, a szansa na lekcję – stracona.

*Tu, gdzie mieszkamy, jest bardzo zimno. Czy w czasie nauki dziecko naprawdę musi być nago?*

Moja ostateczna odpowiedź: patrz poprzedni punkt. Na dzień lub dwa podkręćcie ogrzewanie.

*Mieszkamy u moich teściów i nie chcę, by dziecko siusiało im na podłogę...*

Moja ostateczna odpowiedź: gdy zdejmujecie pieluszkę, wypadki są nieuniknione. Nie mogę wam zagwarantować, że maluch nigdy nie zasika podłogi. W waszej sytuacji będziecie skłonni reagować bardziej żywiołowo na takie wpadki, co dodatkowo zaburza proces nauki. Nie jestem w stanie zmienić niczyjej sytuacji życiowej. Być może będziecie zmuszeni poczekać, aż wasza sytuacja mieszkaniowa ulegnie zmianie.

*Moje dziecko musi dostać na noc butelkę mleka. Jeżeli mu jej nie dam, wpada w szał. Co mogę zrobić w tej sytuacji?*

Moja ostateczna odpowiedź: to wy rządzicie w waszym domu. Zabierzcie butelkę. Jeżeli nie myjecie dziecku zębów tuż po tym, jak skończy pić, to przyczyniacie się do próchnicy zębów. Tak, nawet dając mu mleko. Jeżeli chcecie dalej tak robić, proszę bardzo. Nauka nocna będzie coraz trudniejsza, bo dziecko nie będzie mogło tak długo utrzymać moczu. Tak wynika z mojego doświadczenia. Może wasze dziecko jest inne. Jest tylko jeden sposób, by się o tym przekonać.

Przepraszam za moją opryskliwość, ale to celowe. Nie potrafię zmienić waszego życia i nie umiem pozbyć się waszych problemów za pomocą czarodziejskiej różdżki (choć chciałabym). Musicie wykazać się kreatywnością i samodzielnie ocenić sytuację, jeżeli nie jest ona „normalna". Jeśli wystarczająco uważnie przyjrzycie się swojemu problemowi, na pewno uda wam się znaleźć rozwiązanie.

ROZDZIAŁ 19

# PORADY I PYTANIA

## Porady przydatne podczas nauki

W ciągu lat pracy odkryłam parę sposobów, które niezmiernie wspomagają naukę nawyków toaletowych. Na ogół warto jednak trzymać się sprawdzonych przez siebie metod i nie zważać na porady „życzliwych", o które nie prosiliście.

**Niech pluszaki, lalki, resoraki, pociągi czy inne ulubione zabawki „obserwują" dziecko podczas korzystania z nocnika.** Przez pierwsze tygodnie ta metoda sprawdza się doskonale. Dzieci uwielbiają popisywać się przed publicznością złożoną z zabawek. To również dobry sposób na malucha, który nie lubi przerywać zabawy. Niestety „atrakcyjność" zabawkowych towarzyszy jest w pewnym stopniu ograniczona i magia zanika po upływie około miesiąca (lub w momencie, gdy dziecko przejrzy na wylot waszą strategię).

**Zawsze dawajcie dziecku wybór.** To sprawdza się we wszystkich aspektach rodzicielstwa. Chcesz skorzystać z nocnika czy sedesu? Chcesz iść do toalety przed tatą czy po nim? Po pierwsze, sytuacja wyboru daje dziecku pewną dozę kontroli nad swoim położeniem, co maluchy wprost uwielbiają. Po drugie, jest tu ukryty przekaz, bo o cokolwiek je prosicie, i tak zrobią to, co chcemy. W ramach tych granic dziecko ma jednak jakiś wybór i władzę. Po trzecie nasza pociecha uczy się znaczenia pojęć „przed" i „po". Zaoferowanie dziecku możliwości wyboru to dobra metoda zachęcania: „Chodź, czas zrobić siusiu. Chcesz iść do toalety jako pierwszy czy jako drugi?". Wybory to as w rękawie rodziców – sztuczka, która ułatwia wiele problematycznych spraw, na przykład nakłonienie dziecka, by się ubrało. W tym wieku należy mu jednak dawać wybór wyłącznie między dwiema opcjami. Zbyt wiele możliwości może być bowiem dla malucha dezorientujące.

**Blisko nocnika lub sedesu miejcie specjalną „książkę toaletową", którą będziecie czytać tylko podczas robienia kupki.** Sama książeczka wcale nie musi być właśnie o tym. Powód jest dwojaki. Po pierwsze rozwiązuje to problem typu „przeczytałam już wszystkie książki w całym domu". Po drugie – jest to pewnego rodzaju zachęta, podobnie jak płyta audio z bajkami czy kołysankami na dobranoc. (Jeżeli nie korzystacie jeszcze z takiej płyty, by nakłonić dziecko do spania, to możecie spróbować. Na dobranoc odtwarzajcie tylko jedną lub dwie wybrane płyty, które będą służyć wyłącznie w tej sytuacji. Wkrótce znajome dźwięki staną się dla dziecka sygnałem do snu. Maluchy zwykle zasypiają już po kilku piosenkach. Sztuczka ta jednak nie zadziała, jeśli tę samą płytę będziecie odtwarzać podczas tańczenia w ciągu dnia). Ponadto w grę wchodzą powtarzalność i rutyna – książka toaletowa to sygnał do zrobienia kupki. Wkrótce się przekonacie, że dziecko załatwi swoje potrzeby już po przeczytaniu kilku stron. Nie żartuję. To niezwykłe, ale bardzo skuteczne.

Dodatkowa korzyść polega na tym, że robienie kupki wymaga skupienia, a czytanie dziecku w toalecie coraz to nowych książek może sprawić, że będzie się ono koncentrować na ich treści, a nie na swoich potrzebach fizjologicznych. Znana książka pozwoli mu jednak skupić uwagę na tym, co ważne. Po jakimś czasie zapewne nauczycie się tej książki na pamięć i będziecie mogli recytować ją podczas korzystania z toalety nawet poza waszym domem.

Jak pisałam, książka niekoniecznie musi być o kupce, ale dzieci zdają się uwielbiać te pozycje, w których występują Elmo i sedes. To samo zresztą dotyczy filmów o podobnej tematyce. Nie wydaje mi się, że powinno się dziecku siedzącemu na nocniku odtwarzać filmy, ale jeżeli potraficie coś takiego przecierpieć, to możecie spróbować. Ogólnie Elmo działa na małe dzieci jak narkotyk, ale to zapewne już wiecie.

**Szanujcie prywatność dziecka.** W miarę nauki korzystania z toalety wasze dziecko będzie domagać się coraz więcej prywatności. Nawet w początkowych fazach, gdy wciąż jeszcze chodzicie z dzieckiem do toalety, nie bądźcie zbyt wścibscy. Nie zaglądajcie maluchowi między nogi ani nie podnoście mu pupy, by zobaczyć, co tam się dzieje. Możecie towarzyszyć dziecku dyskretnie, na przykład czytając mu książkę. Wcale nie ma potrzeby skupiać się na samym procesie wydalania. Czasami wręcz odwrócenie wzroku czy gwizdanie (jakbyśmy nie mieli pojęcia, co się dzieje) okazuje się bardzo pomocne.

**Zawsze gdy znajdziecie się z dzieckiem w nowym miejscu, pokazujcie mu, gdzie jest toaleta. Dotyczy to nie tylko mieszkań znajomych, ale także sklepów.** Wystarczy coś tak prostego: „O, jesteśmy teraz w hipermarkecie. Wiesz, że tam z tyłu jest toaleta? Jakbyś musiał z niej skorzystać, daj mi znać". Gdy to możliwe, powiedzcie dziecku, kto może mu pomóc. To sprawdza się na przykład podczas zabawy w domu koleżanki czy kolegi. Małe dzieci łatwo zdezorientować – mogą wiedzieć, że jesteśmy dorośli, ale nie muszą zdawać sobie sprawy, że mama Pascala to też osoba dorosła i również może pomóc. A już „status społeczny" nastolatków jest dla maluchów zupełnie niejasny. Jeżeli znajdujecie się w towarzystwie młodzieży chętnej do pomocy, to wyjaśnijcie wszystko swojemu dziecku. To ważne, ponieważ poza domem maluchom zdarza się więcej wpadek – gdyż wasza czujność jest uśpiona oraz zbyt wiele rzeczy odwraca ich uwagę. Gdy nie jesteście u siebie, zdarza się, że czasu na dotarcie do toalety bywa znacznie mniej.

**Bądźcie odpowiednio przygotowani na wyprawy w ekscytujące dla dziecka miejsca.** Sklepy z zabawkami, karuzele, dworce kolejowe – miejsca, które fascynują dziecko – mogą sprawić, że szybko zachce mu się siusiu lub kupkę. Pamiętajcie, że zwieracze często otwierają się pod wpływem emocji.

**Żeby ułatwić dziecku zdrowe wypróżnianie, zadbajcie o to, by przyjmowało ono wystarczającą ilość płynów.** Zachęcajcie dziecko do picia wody zamiast mleka czy soku. Taki nawyk będzie dla was bardzo korzystny. Zwracajcie uwagę na to, czy obawiając się wpadki, nie ograniczacie przypadkiem maluchowi dostępu do płynów.

**Bądźcie kreatywni i improwizujcie.** To, co sprawdza się dziś, niekoniecznie musi być skuteczne jutro. Wymyślajcie nowe rozwiązania. Jeżeli wpadniecie na oryginalny pomysł, który sprawdza się u was, choć nigdy nie słyszeliście, by ktokolwiek inny go stosował – nie wahajcie się go zastosować! Każde dziecko jest inne i każda sytuacja jest wyjątkowa. Improwizujcie. Pamiętam moją klientkę Diane, która miała problemy z nauczeniem swojego syna Luka siusiania do nocnika. Maluch kochał papier toaletowy. Pod wpływem impulsu kobieta położyła skrawek papieru toaletowego na dno nocnika, a jej synek zrobił tam siusiu! O tym właśnie mówię. Wielu rodziców bardzo się denerwuje i postępuje ściśle według zasad przedstawionych w książkach. Tymczasem nie ma nic złego w wykorzystywaniu własnych pomysłów. Jeżeli nie robicie czegoś szczególnie dziwacznego, a maluch reaguje pozytywnie, to znaczy, że pomysł był udany. Określenie tego, co jest „szczególnie dziwaczne" pozostawiam wam.

**Odpuśćcie!** Wiem, że cały ten instruktaż może was przytłoczyć. Nie martwcie się. Wszystkie te informacje wkrótce wejdą wam w krew. Wy i wasze dziecko odniesiecie w końcu sukces. Ofiarujcie mu dar w postaci odpowiedzialności za własne potrzeby i stańcie nieco z boku. Istnieje subtelna granica między obserwowaniem dziecka a wiszeniem nad nim. Nauczcie się odróżniać te dwie postawy.

## Pozostałe kwestie

### Ząbkowanie

Strzeżcie się drugich zębów trzonowych, które wychodzą w wieku dwóch lat. Jeżeli dziecko nagle zaczyna miewać wpadki, to być może chodzi o ząbkowanie. Według moich obserwacji proces wyrzynania się drugich dolnych i górnych zębów trzonowych to prawdziwe piekło. Zanim to nastąpi, pojawiają się różne objawy zwiastujące. Dla dziecka najgorszy etap to moment, gdy zęby zaczynają przebijać się przez dziąsła. Mogą temu towarzyszyć gorączka, biegunka i inne nietypowe zachowania. Róbcie, co się da, by uśmierzyć ból, ale jednocześnie zachować status quo.

## Choroba po kilku dniach nauki

Zdumiewające, że niekiedy już po kilku dniach treningu nocnikowego maluchy zaczynają chorować. Jeżeli to tylko lekkie przeziębienie lub inna niegroźna dolegliwość, to nie przerywajcie nauki, choć nie wymagajcie też od dziecka zbyt wiele. Natomiast jeśli to coś poważniejszego, a dziecko jest ospałe lub przykute do łóżka, możecie założyć mu ponownie pieluszki i zacząć naukę raz jeszcze, gdy maluch wyzdrowieje. Chore dziecko i tak się niczego nie nauczy, więc ten okres praktycznie się nie liczy. W takich warunkach ponowne zakładanie pieluch nie wpływa negatywnie na cały proces. Dzieci zwykle rozumieją, że podczas choroby mogą sobie nie poradzić. Chcemy, by w tym momencie wasza pociecha skupiała się raczej na odpoczynku i powrocie do zdrowia, a nie na nauce.

## Podróże we wczesnym etapie nauki korzystania z nocnika

Zdarza się, że rodzice tuż po rozpoczęciu nauki muszą udać się w podróż lub żyją na odludziu, skąd podróż do np. najbliższego sklepu trwa długo. W zależności od tego, jak radzi sobie wasza pociecha – a można to ustalić po około tygodniu nauki – będziecie mieli kilka wyjść. Możecie wyłożyć siedzisko fotelika specjalną wkładką (np. firmy Chux). Są to bardzo chłonne duże kwadratowe plastikowe chusty – coś na kształt cienkiej jednorazowej pieluchy. Można też wykorzystać ją jako „pieluchę podróżną". Właściwie dobrze jest ją tak nazywać, by dziecko zrozumiało, że to nie będzie norma, a jedynie ochrona „na wszelki wypadek". Jeżeli zdecydujecie się użyć pieluchy podróżnej, zakładajcie ją w ostatniej chwili - tuż przed wyruszeniem - i zdejmujcie, gdy tylko dotrzecie na miejsce. Powinniście też w miarę możliwości niezwłocznie reagować na wszelkie sygnały o tym, że dziecko chce siusiu, nawet gdy ma założoną pieluchę. Pielucha podróżna przydaje się zwłaszcza przy długich lotach samolotem. Już sama podróż z małym dzieckiem jest stresująca, a co dopiero, gdy trzeba jeszcze pilnować jego potrzeb fizjologicznych. Wszystko, ale to wszystko lepiej się układa, gdy poziom stresu u mamy nie przekracza dopuszczalnych norm.

### Zatrudnianie pomocy do nauki

Nie bójcie się prosić o pomoc innych osób. Pewna mama brała udział w moich zajęciach, a potem spotkałam ją miesiąc później. Zapytałam, jak przebiega nauka, na co ona odparła: „Fantastycznie. Zatrudniłam do tego celu opiekunkę. Moja córka jest już nauczona". Jeżeli chcecie, możecie zrobić to samo! W większości przypadków to się sprawdza, gdyż inni ludzie nie są tak emocjonalnie zaangażowani jak my - rodzice. Korzystanie z pomocy innych nie jest niczym nagannym.

### Pieluszki do pływania

Ten typ pieluch jest dopuszczalny na wczesnym etapie nauki korzystania z nocnika. Okoliczności związane z pływaniem są na tyle wyjątkowe, że zastosowanie specjalnej pieluszki nie dezorientuje dziecka i nie szkodzi nauce. Prawdziwie szkodliwa byłaby sytuacja, w której dziecko zrobiłoby kupkę do basenu, wszyscy musieliby wychodzić, a wszystkie oczy zwrócone byłyby na was... Zakładajcie pieluszkę podczas wkładania stroju kąpielowego i upewnijcie się, że dziecko siusiało przed wejściem do basenu i po wyjściu z niego.

Te same zasady dotyczą pobytów na plaży czy nad jeziorem. Rozsądnie oceńcie sytuację. Jeżeli macie domek przy plaży i spędzacie osiem godzin nad wodą, to maluch nie powinien cały czas być w pieluszce do pływania. Powinniście zachęcać go do wychodzenia z wody, gdy poczuje, że musi zrobić siusiu czy kupkę. Traktujcie poważnie wszelkie sygnały – tak jakby dziecko nie miało na sobie pieluchy. Wiem, że to kłopotliwe, ale nie korzystacie przecież z pieluchy dla wygody. Chodzi o to, by spora wpadka nie zepsuła wam całego dnia.

### Mój pediatra powiedział, by poczekać, aż dziecko będzie gotowe

Wśród moich klientów jest paru pediatrów. Kilka lat temu poprosili mnie o zgodę na skserowanie mojej książki, by móc ją wyłożyć w poczekalniach swoich gabinetów. Tak naprawdę właśnie w ten sposób ludzie się o mnie dowiedzieli. Kiedy wypełniałam formularz rejestracji do nowego pediatry mojego syna, lekarka zwróciła uwagę na mój adres e-mail i zapytała o szczegóły mojej działalności. Później poprosiła o ulotki i broszury, dodając: „Chciałabym móc polecać pani usługi moim pacjentom. Ja nie zajmuję się uczeniem dzieci, jak korzystać z nocnika".

To zrozumiałe. Przez lata słyszałam od klientów, że lekarze ucinali wszelkie próby dyskusji na temat nauki korzystania z toalety, mówiąc: „Poczekajcie, aż dziecko będzie gotowe". To dobra rada, ale wcale się nie przydaje, kiedy już wiemy, że nasze dziecko jest gotowe i potrzebujemy konkretnych wskazówek, jak zacząć lub w jaki sposób poradzić sobie z ewentualnymi problemami.

Powiem krótko i bez ogródek: zawsze słuchajcie rad swojego lekarza. Pediatrzy jednak dostają pieniądze za szukanie problemów zdrowotnych u waszych dzieci. Pomagają chorym dzieciom wyzdrowieć i leczą złamane kości. Znajdują infekcje uszu i szumy w sercu. Praktycznie rzecz biorąc, nie mają czasu wysłuchiwać skarg na problemy z uczeniem dziecka korzystania z toalety. Nie mam do nich o to żalu.

Po części za taki stan rzeczy jest odpowiedzialny nasz system opieki zdrowotnej i ustalony czas, jaki przeznacza się na wizytę pacjenta. Poza tym lekarze często uważają mamy za wariatki. Spójrzmy prawdzie w oczy: czasami w gabinetach lekarskich trochę wariujemy. Przynajmniej ja.

Oto kilka fragmentów moich rozmów z pediatrą Pascala:

– Jak dziecko jada? – lekarka chce ogólnych odpowiedzi, a nie szczegółowego opisu, który chciałabym jej przedstawić.

– Jak wygląda stolec? – doktor chciałaby się dowiedzieć, czy jest stały, czy rzadki albo czy szary, czy brązowy. Nie chce słuchać moich dokładnych sprawozdań toaletowych.

– Lubi przedszkole? – mam odpowiedzieć, że wszystko jest w porządku, a nie snuć opowiastki o codziennych błahostkach i wrażeniach mojego syna. Tak więc, gdy pediatra pyta was, czy uczycie dziecko samodzielnie siadać na nocnik, to znaczy, że powinniście o tym pomyśleć. Lekarz nie chce oglądać waszego zeszyciku kupek. Ani nie jest to jego obszar specjalizacji, ani nie ma on ochoty tego robić. Przeciętny pediatra nie uczył dzieci takich rzeczy. Nie zrozumcie mnie źle – jeżeli podejrzewacie, że problemy z nauką mają u waszego dziecka podłoże medyczne, to pytajcie pediatrę, o co tylko chcecie! Nie spodziewajcie się jednak rozwiązań problemów niezwiązanych z medycyną. Mówiąc krótko: wasz pediatra jest zajęty dbaniem o zdrowie waszej pociechy. Nie oczekujcie, że będzie wiedział wszystko o wszystkim.

## Penis i nauka korzystania z nocnika

Tytuł mówi sam za siebie. Bardzo często słyszę pytania dotyczące penisa i jego związku z nauką korzystania z toalety.

*Siusianie na stojąco*

W którym momencie chłopcy zaczynają siusiać na stojąco? Najlepiej zacząć, gdy dziecko będzie na tyle wysokie, by bez kłopotu oddać mocz do muszli klozetowej. Podczas pierwszych etapów nauki jest to jeszcze zazwyczaj niemożliwe. Nie warto eksperymentować ze schodkami, małym dzieckiem i muszlą. Na początku nauki niech chłopiec siedzi na nocniku lub nakładce na sedes. W sklepach często są oferowane nakładki ze specjalnymi osłonkami zapobiegającymi siusianiu poza sedes, ale nie słyszałam, żeby kiedykolwiek spełniły one swoją funkcję. Najlepiej jest po prostu powiedzieć dziecku „przytrzymaj swojego siusiaka". Możecie delikatnie złączyć chłopcu nogi, by ułatwić mu zadanie. Większość maluchów nie ma oporów przed dotykaniem swojego penisa, więc nie powinno być z tym problemu. Gdy wprowadzicie ten zwyczaj, szybko wejdzie on dziecku w nawyk.

Kiedy wasze dziecko będzie już na tyle wysokie, by na stojąco dosięgnąć siusiakiem do muszli, możecie powiedzieć mu, by przytrzymał skórę na podbrzuszu tuż nad penisem, zamiast trzymać go w ręku. To pozwoli mu łatwiej celować, ponieważ będzie miał więcej kontroli. Oprócz tego unikniemy problemu związanego z „trzymaniem w ręku naładowanego pistoletu". Gdy chłopcy zrozumieją, że potrafią kierować strumieniem, siusianie szybko staje się dla nich zabawą, więc im szybciej wyeliminujecie takie zachowania, tym lepiej dla was. Wiem, że niektórzy rodzice proponują wrzucanie do muszli płatków śniadaniowych, by zachęcić dzieci do nauki celowania, ale uważam, że to może skończyć się niezłym bałaganem. Poza tym mowa tu o siusianiu. Czy naprawdę chcecie zamieniać to w zabawę? Decyzja należy do was.

Często słyszę: „Ale on chce siusiać tak jak tatuś". Nie obraźcie się, ale to kiepski argument. Tatuś robi mnóstwo rzeczy, których jego synek jeszcze nie potrafi. Możecie po prostu powiedzieć:

„Kiedy trochę urośniesz, będziesz mógł siusiać jak tatuś". Nie róbcie z tego problemu, a wasza pociecha odwdzięczy się tym samym.

Jeżeli od początku uczycie dziecko, by podnosiło klapę, a jest ona wyposażona w pokrowiec z tkaniny, to uważajcie. Warstwa materiału może sprawić, że pokrywa gwałtownie się zamknie i przytrzaśnie chłopcu penisa. Taki wypadek nie pozostanie bez wpływu na dalszy przebieg nauki.

Poza tym od samego początku uczcie dziecko, że jeżeli na desce wyląduje kilka kropel moczu, to powinno ono wytrzeć je papierem toaletowym. Przyszłe pokolenia kobiet wam za to podziękują.

*Obrzezany kontra nieobrzezany*

Czy uczenie dzieci obrzezanych i nieobrzezanych czymkolwiek się różni? Odpowiedź brzmi: nie. Cały proces wygląda dokładnie tak samo. Zauważyłam, że gdy napletek jest nienaruszony, penis nieco bardziej zwisa, co z początku trochę ułatwia celowanie. Ludzie pytają mnie też, czy napletek nie działa jak mały zbiornik moczu. Informuję was, że nie. Jeżeli dziecko popuszcza czasem kilka kropel siusiu w majtki, to chodzi tu raczej o samo dziecko, a nie o jego penisa.

To tyle w sprawie penisów. Jeżeli macie jakieś pytania w tej kwestii, nie wahajcie się ich zadać. Wolałabym, żeby miały one związek z nauką korzystania z toalety, ale jestem otwarta na wszelkie pozostałe. Nie twierdzę, że jestem ekspertem w tej dziedzinie, ale...

## Kiedy mogę wstawić nocnik do łazienki?

To pytanie słyszę bardzo często. Wszystko zależy od was. Zazwyczaj dzieje się to, gdy macie już dość tego, że nocnik stoi w dużym pokoju (albo w pokoju dziecka czy w kuchni). Wiele zależy od rozmieszczenia pomieszczeń w waszym domu. W pewnym momencie zauważycie, że dziecko potrafi już samo na czas dotrzeć do łazienki albo zaczyna się domagać więcej prywatności, wreszcie – prawdopodobnie zrozumiało, że miejsce nocnika jest w łazience. Jeżeli nie jesteście pewni, czy maluch zdąży, to trzymajcie nocnik w podręcznym miejscu. Pomóżcie dziecku osiągnąć sukces – nie stawiajcie przed nim przeszkód.

### Kiedy przestawić dziecko z nocnika na sedes?

To samo dotyczy zamiany nocnika na muszlę klozetową. Z czasem, po około miesiącu od rozpoczęcia nauki, powinniście regularnie proponować dziecku skorzystanie z sedesu, a ono powinno przyzwyczajać się do załatwiania swoich potrzeb w obu miejscach. Większość maluchów w naturalny sposób zaczyna preferować sedes, gdyż czują one, że to jest właśnie odpowiednie miejsce do załatwiania potrzeb fizjologicznych. Jeżeli wasza pociecha przywiązała się do nocnika, nic nie szkodzi. W końcu ta fascynacja mija. Nigdy nie spotkałam się z pięciolatkiem, który wciąż chciałby korzystać z nocnika.

### Kiedy można pozbyć się nakładki na sedes?

Sprawa wygląda dokładnie tak samo, jak opisałam wyżej. Chodzi wyłącznie o to, kiedy wasze dziecko okaże się gotowe do zrobienia tego kroku. Nie spieszcie się z wyrzucaniem nakładki. Jeszcze przez jakiś czas pupa waszego dziecka nie będzie wystarczająco duża na sedes, a gdy maluch wpadnie do muszli, cały postęp, jaki wypracowaliście, zostanie zmarnowany.

### Kiedy moje dziecko zacznie samo wycierać sobie pupę?

Nastąpi to wtedy, kiedy pogodzicie się z faktem, że będzie to robić mało perfekcyjnie. Żartuję. A właściwie nie. To wasza decyzja. Mój syn skończył właśnie sześć lat i teraz dzielimy się tym obowiązkiem. W pewnym momencie sami dojdziecie w tej kwestii do porozumienia.

### W jaki sposób należy czyścić nocnik?

Nie stosujcie żadnych przemysłowych środków odkażających – wystarczy mokra chusteczka. Jeżeli będziecie stosować Clorox czy inne podobne płyny, to wasz maluch może dostać wysypki. Dotyczy to zwłaszcza dziewczynek, których muszelki często ocierają się o nocnik.

### Jak wygląda „sukces"? Skąd mam wiedzieć, że moje dziecko jest już nauczone?

Nie ma żadnego określonego etapu wyznaczającego koniec nauki korzystania z toalety. Większość dzieci miewa wpadki nawet rok czy dwa po „zakończeniu" nauki. Często słyszę jednak o dzieciach, które po nauczeniu się nie siusiały już nigdy więcej w majtki. Dzieci to tylko ludzie. Bywają niepewne siebie, przestraszone, poruszone, nadmiernie podekscytowane – i w takich sytuacjach zdarzają się wpadki. Dziecko może ząbkować, mieć gorączkę, cierpieć z powodu infekcji ucha czy być wyczerpane. Wpadki się zdarzają. Według mnie koniec nauki to moment, w którym zlewa się ona z waszym codziennym życiem. Co jakiś czas będziecie zmuszeni zachęcić dziecko do skorzystania z toalety, czasem nawet stanowczo, a raz na jakiś czas będzie trzeba zmienić dziecku ubranie. To nie koniec świata. Dla większości mam „koniec" to sukcesy w coraz bardziej wymagających czy ekscytujących sytuacjach życiowych. Pokaz gwiazd Disneya na lodzie – brak wpadek – hurra! Trzydniowa wizyta u babci i ani jednej wpadki – hurra! Pięciogodzinna podróż samochodem i siusiu tylko podczas postojów – hurra! Podobnie jak w przypadku każdej innej umiejętności, wasze dziecko będzie radzić sobie coraz lepiej, aż przestaniecie ciągle o tym myśleć. Jeżeli natomiast waszemu maluszkowi codziennie zdarzają się wpadki, to nauki absolutnie nie można uznać za zakończoną. Zacznijcie od początku i pilnujcie etapów. Szybko przejdźcie przez wszystkie fazy nauki. Dopracujcie detale i nie pozwólcie komukolwiek dyktować sobie, co dla was i dla waszej rodzinny oznacza „koniec nauki”.

ROZDZIAŁ 20

# SŁOWO NA KONIEC – OD MAMY DO MAM

Jeżeli sprawy zaczną się psuć lub nie wszystko będzie szło po waszej myśli, spróbujcie ustalić, co dokładnie się dzieje i w którym miejscu popełniliście błąd. Większość rodziców bywa przytłoczona problemami i wmawia sobie: „Moje dziecko nie potrafi się tego nauczyć". To nieprawda. Zazwyczaj za porażkę całego procesu odpowiada jakiś jego pojedynczy element. Postarajcie się go odszukać.

Tym właśnie zajmuję się podczas konsultacji z rodzicami. Rozkładam proces nauki na czynniki pierwsze i staram się skupić na tym jednym elemencie, który wszystko zakłóca.

Przeanalizujcie, co się udało, a co poszło źle. Jeżeli zajdzie taka potrzeba, zmieńcie kolejność etapów. Tu nie obowiązują żadne sztywne reguły. Wycofujcie się lub zachęcajcie dziecko zależnie od sytuacji. Pamiętajcie też, że w tej grze nie ma mety. To nie są zawody ani sprawdzian waszych umiejętności rodzicielskich.

To tyle, moi mili. Prawdę mówiąc, to wszystko, co wiem na temat nauki korzystania z nocnika i sedesu. Polecam wam mój blog i stronę na Facebooku. Ciągle dowiaduję się nowych rzeczy i właśnie tam zamieszczam swoje przemyślenia i odkrycia.

Możecie skontaktować się ze mną osobiście, ale zanim to zrobicie, radzę poszukać odpowiedzi na dręczące was pytania właśnie tam. Zresztą wcale nie musicie zdawać się na mnie. Podobnie jak wszystko inne także nauka korzystania z toalety ma swój specyficzny rytm. Znajdźcie swoją własną drogę. Zapamiętajcie to, o czym tu pisałam, i dostosujcie wszystkie informacje do świata waszego i waszego dziecka. Wielu rodziców wpada w panikę już w pierwszym dniu nauki. Zapewniam was, że wszystko będzie dobrze – nie poddawajcie się. Być może odniesiecie wrażenie, że jesteście kiepskimi nauczycielami. Nie rezygnujcie jednak. Czasem będzie wyglądać na to, że wasz maluszek stroi sobie z was żarty. Nie poddawajcie się. To tylko kolejny krok w rozwoju dziecka – jeszcze jedna umiejętność, którą wasza pociecha musi posiąść.

Na pożegnanie dodam, że choć przedstawiłam wam program nauczania, to w istocie WY JESTEŚCIE EKSPERTAMI OD SWOICH DZIECI. To wy znacie przepis na sukces. Wiem, że dacie sobie radę i jestem pewna, że wasze dziecko sprosta wyzwaniom. Głęboko w was wierzę.

Nie poddawajcie się!

# ŚCIĄGA DLA TATUSIÓW

Raz jeszcze chcę podkreślić, że nie mam zamiaru umniejszać roli ojców angażujących się w uczenie dziecka, jak korzystać z toalety. Wiem, że macie sporo na głowie, więc poniżej przedstawiam krótką listę.

Hej, tatusiowie! Słuchajcie. Prędzej czy później trzeba zająć się nauką korzystania z nocnika czy sedesu. Im wcześniej, tym lepiej. Wiem, że prawdopodobnie nie macie ochoty się z tym zmagać, kiedy zmęczeni wracacie wieczorem do domu. Domyślam się też, że wasza partnerka przez kilka dni zapewne zachowywała się jak szalona.

Trudno. To wszystko minie. Wasze dziecko będzie z siebie bardzo dumne, gdy w końcu mu się uda. Wy również będziecie z niego dumni i nie wydacie już ani grosza więcej na pieluchy. Hurra! Proszę was więc, byście jak tylko się da pomogli maluchowi w nauce.

Oto najważniejsze informacje, które należy zapamiętać:

- Na obecnym etapie nie możecie ufać dziecku. Nie należy pytać dziecka, czy chce iść do toalety, bo powie po prostu „nie" (to jego ulubione słowo), a wy będziecie mieć przechlapane.

- Nie pytajcie. Koniec, kropka. Nigdy nie pytajcie dziecka, czy chce zrobić siusiu. Powiedzcie mu, co trzeba, i zaprowadźcie malucha do nocnika. Jeżeli widzicie lub wiecie, że zbliża się siusiu czy kupka (dziecko w charakterystyczny sposób „tańczy" lub okazuje dyskomfort), powiedzcie po prostu: „Chodź, czas na siusiu".
- Wykorzystajcie swoją ojcowską pozycję. Wasze pociechy kochają was w wyjątkowy sposób, więc zróbcie z tego użytek. Spędzajcie wspólnie czas, tak jak dziecko lubi, ale najpierw powiedzcie mu, że musi zrobić siusiu.
- Gry wideo, zapasy, oglądanie telewizji... ale najpierw siusiu. Mówcie: „Najpierw zrób siusiu, a potem...".
- Nie udawajcie bezradności. Znacie swoje dziecko tak samo dobrze, jak wasze partnerki, ale w nieco inny sposób.
- Uważnie wypatrujcie sygnałów świadczących o tym, że dziecko chce siusiu.
- Nie stójcie nad dzieckiem i nie namawiajcie go na siusiu co dwie sekundy. Wyobrażacie sobie coś gorszego niż osobę sterczącą nad wami i pytającą o siusiu, podczas gdy wam się po prostu nie chce?
- Zachowajcie zimną krew. Prawdopodobnie mężczyźni tak mają. Możecie podchodzić do nauki swobodnie i nonszalancko – udawać „dobrego gliniarza", ale wciąż uważnie wypatrywać sygnałów.
- Wasze partnerki wkrótce odejdą od zmysłów. Obiecuję jednak, że wszystko wróci do normy. Możecie je upić. Nic nie zaszkodzi.
- Pomagajcie, jak tylko możecie, nawet jeżeli nie macie na to ochoty. To po prostu trzeba zrobić i najlepiej zrobić to teraz.
- Wasza rola jest równie istotna, jak rola mamy. Może nawet bardziej. Wszyscy wiedzą, że tatusiowie to czarodzieje.

# ŚCIĄGA DLA RODZICÓW:

## Co robić, a czego nie robić na poszczególnych etapach nauki

### Faza pierwsza: robienie siusiu i kupki na nocniku, bez ubrania, po zachęceniu lub spontanicznie

To najtrudniejsze i najbardziej wyczerpujące dni nauki. Oto kilka rad:

- Nie przywiązujcie się do okresu trwania poszczególnych etapów. Zwykle na każdy z nich potrzeba od jednego do trzech dni, ale to nie jest reguła.
- Dążcie do postępów, a nie do perfekcji!
- Nie pytajcie dziecka, czy chce siusiu. Zachęćcie go słowami: „Chodź, czas usiąść na nocniku".

- Obserwujcie dziecko, ale nie krążcie nad nim. Nie przesadzajcie z zachęcaniem. Kiedy dziecko poczuje presję, zacznie stawiać opór.
- Nie dotykajcie telefonu.
- Wykorzystajcie momenty, w których najłatwiej o siusiu (po przebudzeniu, przed i po dłuższym siedzeniu, jedzeniu, podróży samochodem, przed drzemką i przed nocnym spoczynkiem).
- To po prostu kolejna umiejętność, którą wasze dziecko musi opanować. Bądźcie pewni siebie, podchodźcie do sprawy na luzie i wykażcie się kreatywnością.
- Nie zamieszczajcie wiadomości o przebiegu nauki na Facebooku. To jedynie nadszarpnie waszą pewność siebie.
- Nie bójcie się stosować sztuczki z czerwonym kubkiem (patrz rozdział 8).
- Nie oczekujcie, że dziecko samo powie wam, że chce do toalety. Jeżeli coś takiego się zdarzy, to wspaniale, ale nie będzie w tym konsekwentności, więc nie powinniście na tym polegać.
- Cały proces polega na przeprowadzeniu dziecka przez kolejne etapy – od „nieświadomości", poprzez „zrobiłem/am siusiu", a następnie „robię siusiu", po „muszę zrobić siusiu". Zwracajcie uwagę na postępy w tym aspekcie.
- Nie przekupujcie ani nie przekonujcie dziecka, że powinno korzystać z nocnika czy sedesu. Łączcie wizytę w toalecie z innymi zadaniami, mówiąc: „Posprzątamy klocki, pójdziemy na nocnik, potem umyjemy ręce i zjemy obiad".

## Faza druga: robienie siusiu i kupki na nocniku, w ubraniach (bez bielizny), po zachęceniu lub spontanicznie

Pamiętajcie, że faza druga to sedno całej nauki korzystania z toalety. Większość maluchów dobrze radzi sobie nago; dopiero w ubraniach zaczynają się problemy. Niektóre dzieci muszą zamoczyć kilka par majtek, zanim zrozumieją, co się dzieje.

- Zakładajcie dziecku spodenki na elastycznej gumce, które zapewnią mu więcej niezależności, ponieważ szybko można je zdjąć.
- Nie ma przeciwwskazań, by przez kilka dni „kursować" między fazą pierwszą a drugą. Poczekajcie, aż uda wam się złapać siusiu do nocnika, a później - na próbę - załóżcie dziecku spodnie.
- Jeżeli maluch robi kupkę w spodnie, to należy wrócić do fazy pierwszej.
- Dziewczynkom można nałożyć sukienkę (chłopcom też, jeżeli chcą).
- Jeżeli wychwycicie sygnał, możecie sami zdjąć dziecku spodnie.
- Nawet jeżeli wasz maluch zaczyna sam zgłaszać swoje potrzeby, to i tak powinniście go zachęcać do siadania na nocniku. Nie należy oczekiwać od niego konsekwentnego powiadamiania was o zamiarze zrobienia siusiu.
- Jeżeli dziecko stawia opór, to pora trochę się wycofać. Najprawdopodobniej za bardzo sterczycie nad dzieckiem lub zbyt często je zachęcacie.
- Zachęcajcie nonszalancko; przypominajcie dziecku, by samo sobie przypomniało. „Tutaj masz nocnik. Daj znać, jak będziesz potrzebować pomocy".

- Mówcie: „Jak zrobisz siusiu, to będziemy mogli...". Nie pozwólcie jednak, by przerodziło się to w przekupstwo. To spora różnica.

## Faza trzecia: robienie siusiu i kupki na nocniku, w różnych sytuacjach, po zachęcaniu lub bez niego

Hurra. Faza trzecia polega przede wszystkim na wyjściu z domu! Toalety publiczne to czasem straszne miejsca! Zawsze załatwiajcie czynności fizjologiczne przed wyjściem. Niech stanie się to dla was rytuałem. Na początku nauki rezerwujcie tyle czasu, by móc dać dziecku kilka chwil na zrobienie siusiu.

- Noście w torebce kartki samoprzylepne, by móc zaklejać nimi automatyczne spłuczki.
- Zabierajcie do samochodu nocnik, by maluszek mógł skorzystać z niego, gdy za bardzo przestraszy się publicznej toalety.
- Zawsze miejcie przy sobie foliową nakładkę na sedes, by móc wykorzystać ją w publicznej toalecie.
- Jeżeli dziecko przestraszy się po wejściu do publicznej toalety, przerwijcie misję i zaproponujcie mu skorzystanie z nocnika. Nie naciskajcie.
- Zarówno w miejscach publicznych, jak i w domach przyjaciół zawsze pokazujcie dziecku, gdzie jest toaleta. Bądźcie czujni na dziecięcych przyjęciach. Podniecenie, cukier i większa niż zwykle ilość płynów oznaczają, że należy baczniej obserwować dziecko (nie zachowujcie się jednak jak wariaci).
- Jeżeli wasz maluch potrafi wytrzymać do powrotu do domu i nie zdarzają mu się wpadki, to świetnie. Wiele dorosłych

osób również nie potrafi załatwiać swoich potrzeb fizjologicznych poza domem.

- Zabierajcie ze sobą zapasowe ubrania. Trzymajcie je na przykład w samochodzie. Wpadka może przytrafić się każdemu.
- Niech siusianie po przybyciu na miejscu oraz/lub przed wyjściem wejdzie dziecku w nawyk.

## Faza czwarta: Robienie siusiu i kupki na nocniku, przy założonej bieliźnie

Jeżeli chcecie, możecie w dowolnym momencie założyć dziecku majtki. Zwykle przywierają one ciasno do tych samych mięśni, do których przylegała pieluszka, wskutek czego mogą uaktywnić pamięć mięśniową.

- Jeżeli w pierwszym dniu noszenia majtek zauważyliście sporo wpadek, a wcześniej nie było ich wcale, to możecie poczekać z tym jeszcze kilka dni.
- Majtki to doskonały sposób na przedstawienie dziecku naturalnych konsekwencji. Jeżeli maluch je zmoczy, to w ramach nauki będzie musiał dalej chodzić „na komandosa". Chęć uniknięcia tego może być dla niego dodatkową motywacją, więc nie bójcie się tego wykorzystać.
- Kupcie majtki o rozmiar większe, by nie przylegały tak ciasno jak pieluszka.
- Nie ma nic złego w tym, by dziecko przez dłuższy czas chodziło w spodenkach, ale bez bielizny. Wielu dorosłych także nie nosi bielizny. Jeżeli wasz maluch dobrze sobie radzi, gdy jest tak ubrany, to można kontynuować ten trend.
- Bokserki bardzo dobrze spełniają swoją funkcję.

## Faza piąta: konsekwentne samodzielne zgłaszanie potrzeb

Samodzielne zgłaszanie potrzeb to coś, czego rodzice oczekują najbardziej. Maluch w naturalny sposób potrzebuje waszej pomocy w nauce korzystania z toalety. Zachęcanie pomaga mu w osiąganiu sukcesów na tym polu, więc nie rezygnujcie z tego zbyt szybko.

- Samodzielne konsekwentne zgłaszanie potrzeb pojawia się zwykle po około trzech tygodniach od rozpoczęcia nauki.
- Może to jednak wymagać nieco więcej czasu. Nie stresujcie się tym, chyba że po roku nauki wciąż musicie zachęcać maluszka, by zrobił siusiu.
- To, że wasza pociecha raz zgłosiła swoją potrzebę, nie znaczy, że będzie to robić za każdym razem. Bądźcie świadomi sygnałów, jakie wysyła dziecko, i nie bójcie się go zachęcać, gdy zajdzie taka potrzeba.

## Faza szósta: ćwiczenia w nocy/podczas drzemki (chyba że uczycie dziecka obu aspektów jednocześnie)

Trening nocny to najmniej naukowy proces na świecie. Pamiętajcie, że na początku zwykle będzie trzeba budzić dziecko w nocy co najmniej raz, ponieważ dziesięć czy dwanaście godzin bez opróżniania pęcherza to zbyt długo dla małego dziecka.

- Odsyłam was do rozdziału 6: *Ćwiczenia nocne*, a zwłaszcza do sekcji zatytułowanej *Czy ćwiczenia nocne są konieczne?*

- Zanim zaczniecie nocne ćwiczenia, zastosujcie odwróconą piramidę przyjmowania płynów. Gdy będziecie kontrolować ilości napojów, które wypiło dziecko, być może zacznie ono przesypiać całe noce bez wpadek.
- Można przeprowadzać ćwiczenia nocne z dzieckiem śpiącym w kołysce, ale znacznie łatwiej jest, gdy maluch śpi w łóżku.
- Zakładajcie dziecku dwuczęściowe piżamy! Śpiworki do spania bardzo utrudniają robienie siusiu w środku nocy.
- Jeżeli to możliwe, zostawcie nocnik przy łóżku dziecka. Chcemy dać mu jak największą szansę na to, by w razie potrzeby mogło poradzić sobie samo.
- Nie ścigajcie się z czasem. Jeżeli robicie, co w waszej mocy, ale wciąż nie dostrzegacie żadnego schematu związanego z porą i częstotliwością robienia siusiu, to możecie zacząć ponownie zakładać dziecku pieluchę na noc przez kolejny miesiąc lub dwa. Może się okazać, że będzie trzeba dopasować czas pobudek malucha, ale nie marnujcie na to całej nocy. W miarę możliwości postarajcie się ustalić jakiś schemat zachowań dziecka.
- Problemy z siusianiem w nocy nigdy nie wynikają z nieodpowiedniego zachowania. Siusiając do łóżka w środku nocy, dziecko z całą pewnością nie manipuluje wami.

## Faza siódma: konieczność dalszego zachęcania „od czasu do czasu"

To trochę żart, a trochę nie. Jeszcze przez kilka następnych lat będziecie musieli przypominać dziecku o konieczności zrobienia siusiu i zachęcać je do udania się do toalety. Jednak w którymś momencie proces ten złączy się z waszym normalnym codziennym życiem. Nauka korzystania z nocnika nie ma żadnego jasno określonego końca. Powiem tak: jeżeli pomyślicie kolejno o pięciu rzeczach, które nie są w żaden sposób związane z siusianiem czy robieniem kupki, to znaczy, że wasza pociecha radzi sobie doskonale.

Wypadki się zdarzają. Ząbkowanie, małe lub duże zmiany, czas letni i zimowy... wszystko potrafi odbić się na nauce. Jeżeli macie problemy, to szybko raz jeszcze przebrnijcie przez wszystkie fazy.

# DWANAŚCIE NAJCZĘŚCIEJ ZADAWANYCH PRZEZ RODZICÓW PYTAŃ

**1.** Twoja książka jest skierowana głównie do mam. Co z nami, ojcami wychowującymi (niekiedy samotnie) swoje dzieci? Czy my się nie liczymy?

Bardzo się cieszę, że są tatusiowie, którzy aktywnie lub wręcz samodzielnie zajmują się tym kamieniem milowym w rozwoju dziecka. To wspaniałe. Rzeczywistość wygląda jednak tak, że nawet w dzisiejszych czasach 95% rodziców uczących dzieci korzystania z nocnika wciąż stanowią mamy. W bardzo wielu domach to ojciec zarabia na utrzymanie rodziny i często nie ma go w domu. Jestem zachwycona, że ojcowie też się tym zajmują, ale czułam, że powinnam zwracać się do większości, czyli do kobiet. Nie poddawajcie się jednak i nie ustawajcie w miłości do waszego dziecka.

**2.** **Jak zmusić dziecko do siedzenia na nocniku czy sedesie? Ono po prostu nie wytrzymuje wystarczająco długo, by zrobić siusiu.**

Problem ten dotyczy głównie pierwszych kilku dni nauki – tak zwanej fazy pierwszej. Zwykle najlepszym rozwiązaniem jest cierpliwość. Wasze dziecko po prostu nie skojarzyło jeszcze siedzenia z siusianiem. Pamiętajcie, że nie dalej jak wczoraj czy dwa dni temu maluszek mógł siusiać, gdzie tylko chciał. Delikatnie przytrzymajcie go w miejscu, śpiewając mu piosenkę lub czytając książkę. Nie zmuszajcie go jednak do siedzenia. Możecie powiedzieć: „O, o... nie wstawaj, bo leci siusiu". Zorganizujcie niewielki kącik toaletowy z książeczkami, ulubionymi zabawkami dziecka i grami. W takich sytuacjach przydaje się „słoik spokoju", recytowanie alfabetu lub liczenie. Wykorzystajcie wszystko, co odwróci uwagę dziecka na tyle, by posiedziało nieco dłużej na nocniku. Nie jestem zwolenniczką używania urządzeń multimedialnych podczas korzystania z toalety, ale jeżeli wasz maluch naprawdę nie może usiedzieć w miejscu, to możecie odtworzyć mu krótki film z serwisu YouTube. Gdy dzieci zaczynają kojarzyć sygnały o zbliżającym się siusiu, zwykle siedzą tak długo, aż skończą.

**3.** **Robienie siusiu idzie nam wspaniale. Co z kupką? Dziecko nieustannie załatwia się w spodnie.**

Robienie kupki w majtki jest typowe dla początkowych faz nauki, ponieważ materiał przypomina dziecku o prywatności, jaką zapewniała pielucha. Nie ma to większego sensu, bo malucha i tak trzeba przebrać, ale jemu wydaje się, że ma wówczas więcej prywatności niż gdyby robił kupkę z gołą pupą. To samo dotyczy sytuacji, gdy dziecko jest w spodenkach, ale bez bielizny. W przypadku wpadek należy ponownie zdjąć dziecku dolną część garderoby i pozwolić, by biegało po mieszkaniu bez majtek przez jakiś czas, może nawet około tygodnia. Polecam podawać dziecku do picia łagodne koktajle kokosowe, które wspomogą regularne wypróżnianie. Większość dzieci nie zrobi kupki na podłogę, gdy nie będzie miało na sobie majtek ani spodenek. Pamiętajcie, że chodzi tu o nawyki. Przez ponad dwa lata maluch załatwiał się w pieluchę, a więc pewien rodzaj majtek. Musimy zmienić to przyzwyczajenie. Tak należy to postrzegać. Gdy uda wam się sprawić, by dziecko kilka razy zrobiło kupkę do nocnika, zaczynacie tworzyć nowy nawyk. Najpierw jednak usuńcie wszelkie przeszkody utrudniające mu osiągnięcie sukcesu. Często są nimi właśnie spodenki.

### 4. Moje dziecko było już całkowicie nauczone i nagle przytrafiło mu się osiem wpadek z rzędu. Co się dzieje?

Nagła regresja może mieć wiele źródeł. Przeważnie chodzi o duże zmiany w życiu dziecka: przeprowadzka, separacja rodziców, pojawienie się nowego członka rodziny. Czasem coś, co jest dość błahe z waszego punktu widzenia, dla dziecka będzie bardzo ważne: nowy kolega z przedszkola, nowa nauczycielka, kolejne codzienne czynności. Naukę korzystania z nocnika mogą utrudnić także zmiany w rozwoju fizycznym lub umysłowym albo wyrzynający się ząb. Okres szybkiego rozwoju bywa źródłem komplikacji. Jeżeli wasza pociecha zaczyna zdobywać inne nowe umiejętności, to nauka korzystania z nocnika czy sedesu może na kilka dni stanąć w miejscu. Być może dziecko ma zwyczajnie gorszy dzień. Po pierwsze ustalcie, czy macie do czynienia ze schematem zachowań. Czy wpadki zdarzają się codziennie? O tej samej porze? Spróbujcie dotrzeć do sedna wspomnianego schematu. Prawie zawsze problem taki można rozwiązać poprzez ponowne zrealizowanie wszystkich etapów nauki. Jak już wspomniałam, przy okazji kupki musicie zlikwidować wszystkie potencjalne przeszkody na drodze dziecka. Powtórzcie wszystkie etapy i przypomnijcie dziecku, o co w tym wszystkim chodzi.

**5. Spotykam się z oporem ze strony dziecka już na samo wspomnienie o nocniku czy sedesie. Co mam robić, gdy maluch krzyczy na każdą wzmiankę o toalecie?**

Gdy dziecko naprawdę zaciekle stawia opór, zwykle przyczyną jest zbyt wielka presja z waszej strony. Być może za często zachęcacie je do skorzystania z toalety, wpatrujecie się w nie, gdy siusia, lub zbyt długo stoicie nad nim w oczekiwaniu na rezultaty. Na temat zachęcania pisałam w rozdziale 5: *Jak pozbyć się pieluch*. Musicie nieco ustąpić pola i pozwolić dziecku: (a) popełniać błędy oraz (b) mieć kontrolę nad procesem nauki. Wiem, że to niełatwe, ponieważ trzeba znaleźć delikatną równowagę pomiędzy czujnością a wywieraniem presji na dziecko. Typowym błędem jest sterczenie nad dzieckiem po zachęceniu go do skorzystania z nocnika. Rodzice najpierw tylko proponują, a potem tak długo nękają malucha, aż załatwi swoją potrzebę. Zachęcanie jest oczywiście potrzebne, ale musicie być gotowi spasować na pewien czas, jeśli maluch powie „nie". Wyobrażam sobie, że zachęcanie do zrobienia siusiu, gdy nie czujemy potrzeby, jest niezwykle irytujące. W takiej sytuacji z pomocą przychodzi kuchenny minutnik. Zwykle dziecko sprzeciwia się nie tyle nauce korzystania z nocnika, co rodzicowi. Ustawcie alarm na czas, w którym zgodnie z waszymi przewidywaniami dziecku może zachcieć się siusiu, albo nastawcie urządzenie na kilka minut, gdy uznacie, że maluch wysyła sygnały świadczące o potrzebie udania się do toalety.

**6. Moje dziecko popuszcza siusiu małymi, krótkimi strużkami. Trwa to przez cały dzień. To nie są zwykłe wpadki. Jak je przed tym powstrzymać?**

Tego typu siusianie jest zupełnie normalne i dość powszechne. Miejcie na uwadze, jak znaczną kontrolę nad swoim pęcherzem wykazują takie dzieci. Zaczynają robić siusiu, ale szybko przestają, by móc dotrzeć do nocnika. To wspaniale! Takie zachowanie zwykle świadczy o tym, że dziecko czeka, chcąc przekonać się, jak długo potrafi wstrzymywać siusiu, co również stanowi istotny element procesu nauki. To w końcu minie, a tymczasem możecie kupić stare, dobre nieprzepuszczalne majtki wzmocnione grubszą warstwą materiału w kroku. Pamiętajcie, by dostrzegać nie tylko negatywne, ale i pozytywne aspekty całego wydarzenia: „O, jak dobrze, że większość siusiu trafiła do nocnika. Troszkę zamoczyłeś/aś majtki. Następnym razem biegnij szybko do nocnika, kiedy poczujesz, że musisz zrobić siusiu". Jeżeli to możliwe, poproście malucha, by sam przebrał się w suche ubrania i nie róbcie zbyt wielkiego problemu z tego typu małych wpadek.

**7. Dziecko długo siedzi na nocniku, ale kupka się nie pojawia. Dziesięć minut później, gdy jest już ubrane, przytrafia się wypadek. Jak sprawić, by maluch zrobił kupkę do nocnika?**

Mam dla was dobre wieści. Zawsze najpierw skupiam się na pozytywach. Oboje z dzieckiem w pełni zdajecie sobie sprawę z odczucia towarzyszącego potrzebie zrobienia kupki. To cudownie! Dobrze, że maluch siedzi, ale prawdopodobnie ma problem z uwolnieniem kupki. Można to naprawić, pokazując mu sztuczkę z ciastoliną (w książce lub na YouTube). Czasami dzieciaki po prostu potrzebują pokazu, który uświadomi im, co się dzieje. Możecie też zacząć używać słów określających rozluźnianie mięśni zwieracza. Większość dzieci dobrze reaguje na określenie „otworzyć kupkową bramę". Powiedzcie „otwórz swoją kupkową bramę i pozwól kupce się wydostać". Stosujcie obojętnie nacechowane słowa, takie jak „wydostać się", zamiast negatywnych, takich jak „wypchnąć". Odpowiednie słownictwo daje dziecku do zrozumienia, że cały proces pozostaje pod kontrolą dziecka, a to dla niego bardzo pomocna wiadomość.

**8.** Po lekturze twojej książki odnoszę wrażenie, że uczenie dziecka po trzecim roku życia będzie koszmarem. Bałam się, że zwlekałam zbyt długo, ale gdy próbowałam je nauczyć wcześniej, po prostu się nie udawało. Po przeczytaniu twoich porad nauka poszła jak z płatka! Dlaczego dajesz ludziom do zrozumienia, że w przypadku dzieci trzyletnich i starszych nauka korzystania z nocnika to coś okropnego?

Bardzo się cieszę, że wszystko poszło gładko. Przedstawiam tak późne nauczanie jako koszmar, ponieważ z doświadczenia wiem, że tak właśnie jest. Trzeci rok życia to okres niezwykle szybkiego rozwoju w życiu maluchów. Właśnie wówczas zaczyna się proces indywidualizacji, co znaczy, że dzieci zaczynają pojmować własną odrębność wobec rodziców. Pojawiają się wtedy bardzo dobitne przykłady demonstrowania „wolnej woli", przybierające postać histerii i coraz częstszego mówienia „nie". To prawda, że trzylatek będzie miał bogatsze słownictwo i będzie więcej rozumiał, co może w pewnym sensie ułatwić opanowanie właściwych nawyków toaletowych. Wiedzcie jednak, że to samo dziecko będzie też znacznie lepiej wiedziało, jak wami manipulować. Jeżeli kłócicie się z waszym trzylatkiem o to, które buty ma włożyć, to wyobraźcie sobie, jakie czekają was potyczki w sytuacji, gdy wasza pociecha faktycznie będzie panem sytuacji. Behawioralny aspekt nauki korzystania z nocnika czy sedesu ma potencjał do stworzenia bardzo nieprzyjemnych sytuacji. Widziałam to na własne oczy. Moje ostrzeganie nie ma na celu wzbudzenia w was poczucia winy z powodu przegapienia najlepszego momentu do rozpoczęcia nauki. Chcę jedynie, byście wiedzieli, że albo zaczniecie naukę jak najszybciej, albo przygotujcie się na problemy z zachowaniem ze strony dziecka. Jeżeli nic takiego się nie wydarzy, tym lepiej.

**9. Jestem zbyt zestresowana, by jednocześnie z nauką dzienną rozpocząć ćwiczenia nocne, ale zastanawiam się nad zajęciem się kwestią drzemek. Czy możesz doradzić, jak pozbyć się pieluch podczas drzemek?**

Wiem, że na pierwszy rzut oka nauka nocna może się wam wydawać przerażająca i podziwiam was, jeżeli umiecie przyznać się przed sobą, że nie jesteście jeszcze na to gotowi. Na moim blogu zamieściłam wiele artykułów dotyczących ćwiczeń nocnych. Nie da się jednak nauczyć dziecka samodzielności w czasie drzemki. Nie możemy mu w żaden sposób pomóc (w nocy możemy co najmniej raz je budzić). Nie można przecież obudzić dziecka, które odbywa drzemkę. Najlepiej jest po prostu ograniczyć ilość spożywanych przez nie napojów (z pomocą schematu odwróconej piramidy przyjmowania płynów), namówić dziecko do zrobienia siusiu tuż przed drzemką i przekonać się, czy się nie zmoczy. Jeżeli maluch będzie suchy przez kilka dni z rzędu, można nie zakładać już pieluch na czas drzemki. Poza tym nie ma innego sposobu na uczenie dziecka wyłącznie w czasie drzemki.

**10. Jestem wrakiem człowieka. Uczymy dziecko, jak ma korzystać z nocnika w nocy. Próbowałam już wszystkiego. Przeczytałam całą twoją książkę i wciąż raz się udaje, a raz nie. Nikt z nas się nie wysypia. Co jeszcze mogę zrobić?**

Nie ma problemu w ponownym zakładaniu pieluch na czas ćwiczeń nocnych. Pamiętajcie, że sen jest ważniejszy niż nauka. Jeżeli naprawdę uczciwie podeszliście do kwestii ćwiczeń nocnych i wciąż nie widać sukcesów, to zróbcie sobie przerwę. Wyczerpani rodzice i zmęczone dziecko to przepis na rodzinny kryzys. Musicie wiedzieć, że wpadki nocne nigdy nie są rezultatem nieodpowiedniego zachowania; maluch na pewno nie będzie się z wami drażnił w środku nocy. Zawsze możecie spróbować ponownie za miesiąc lub dwa. Tymczasem jednak zasługujecie na odpoczynek.

## 11. Jakie akcesoria polecasz?

Polecam nocniki BabyBjörn ze względu na ich prostotę i nisko umieszczone siedzisko sprzyjające odpowiedniej pozycji. Nie polecam natomiast nocników wyposażonych w najróżniejszego rodzaju gadżety. To nie zabawka, tylko toaleta. Stabilny schodek lub najlepiej podstawka do pozycji kucznej pomogą dziecku w samodzielnym korzystaniu z toalety. Jeżeli chodzi o nocniki podróżne, to najlepsze są produkty firmy Potette. Zaopatrzcie się również w dowolnego rodzaju chłonne i nieprzepuszczalne podkładki na siedzenia samochodowe i łóżka. Wiele mam poleca nieprzepuszczalne prześcieradła firmy Brolly Sheets. Zarówno do użytku domowego, jak i w podróż polecam składaną nakładkę na sedes. Na rynku istnieją niezliczone odmiany wspomnianych produktów. Krótkie poszukiwania w serwisie Google pomogą wam znaleźć artykuły najlepiej dopasowane do waszych potrzeb. Zawsze polecam produkty proste i funkcjonalne, gdyż dzięki nim cały proces nauki staje się nieco bardziej normalny. Nie zapominajcie też o dwuczęściowych piżamach.

## 12. Od którego momentu chłopcy mogą siusiać na stojąco?

Według niepisanej reguły maluch musi być wystarczająco wysoki, by jego penis mógł dosięgnąć do muszli klozetowej. Nie da się siusiać na stojąco do nocnika, ponieważ mocz się rozpryskuje. Dopóki dziecko nie podrośnie, będzie mogło korzystać ze schodka, ale jest to niebezpieczne, bo trzymający w ręku swojego siusiaka maluszek stojący na schodku przy porcelanowym sedesie nie będzie raczej skupiał się na utrzymaniu równowagi. Możecie mu pomóc, ale gorąco zachęcam, byście zapewnili dziecku jak najwięcej niezależności. W związku z tym najlepszym rozwiązaniem jest, aby przez jakiś czas maluch siusiał na siedząco.